简明自然科学向导丛书

长寿之道

主　编　王天瑞

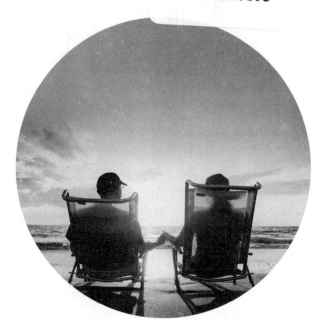

山东科学技术出版社

主　　　编　王天瑞

副　主　编　高海青　于富华　邵建华

编写组组长　高海青

编写组委员　李新钢　赵家军　张　传　徐爱强

学术秘书　左　毅　王　敏

编　　　者　（按章节顺序）

高海青	刘向群	钟敬泉	钟　明	张红雨
邢艳秋	由倍安	肖　伟	郑春燕	徐立升
周生余	李　昊	李延青	王　凯	钟　宁
王　敏	胡　昭	杨向东	夏　青	侯明玲
刘传芳	赵川莉	赵家军	程　梅	许爱芬
李兴福	舒　强	单培彦	秦延江	刘爱宾
麻　琳	李　牧	聂　林	李建民	颜廷东
姜剑军	李振峰	李新钢	李　刚	苏万军
王东海	王德江	田　辉	胡三元	刘凤海
戴　勇	刘玉强	史本康	王新鹏	崔新洁
张友忠	董白桦	马玉燕	孙若良	刘心芹
杨君莉	李保敏	吴欣怡	潘新霞	史窦阳
刘　洁	王　勇	王　磊	孙明翠	李春忠
谈万业	董作青	张晓英	卞　荣	刘慧华
张宪君	王秀问	程玉峰	马　敏	侯胜红
陈玉国	李瑞建	刘远萍	王希荣	商　琳
张　红	孙亚芳	张朝林	聂　爽	李　旭
王福芳	马祥兵	程晓明	王茜忠	姜开军
李传福	马振兴	李彩霞	王玉英	李开伟
徐爱强	钱跃强	王显军	房仁忠	冯　张
张　丽	王　昆	王志志	李	
肖作奎		刘　新		
刘海瑜				

前言

　　人人都希望健康长寿,希望过幸福愉快的生活。有关生命与健康的话题历久不衰,永远引人瞩目。富兰克林说过:"保持健康,这是对自己的义务,甚至是对社会的义务。"医学之父希波克拉底也有一句名言:"患者的本能就是患者的医生,而医生只是助其本能。"所以,医生应该调动患者的自身的本能,让他们自己关爱自己。如果医生都能做到这一点,我国国民的体质将大大提高。健康面前人人平等,遵循健康规律,关爱自己,就是关爱家庭、关爱祖国。治疗和健康教育这两项事业是我们医务工作者的两大天职。

　　健康传播理论认为,人们的行为改变过程一般分为四个层次:"知晓健康信息—健康信息认同—态度改变—采纳健康行为。"由此可见,通常情况下,在健康行为的形成过程中,知识是基础,信念、态度是动力。我们编写本书的目的,就是将医学科普知识传播给人们,促进、维护人类的健康。编写的重点即是以浅显生动的语言讲述现代医学科技成果。我们充分发挥高等院校、综合医院的优势,整合利用各级智力资源,依托我们的医学专家、教授、青中年医疗卫生技术骨干及学科带头人,完成了本书的编写任务。

　　走进新世纪,人们越来越关注科学以及由于科学发现而引发的经济革命,人们对于科学的期望值明显增加。科学普及由简单的传播知识转向如何提高公众的科学素养和提高公众对真伪科学的识别能力。各种媒体对科学传播所发挥的巨大作用,使人们更多地关心生命的价值。医学科普的基本任务是传播医学科学知识,揭露伪科学。在编写过程中,我们力求做到以深入浅出、生动形象的语言传达信息,以引人入胜、活泼生动的拟人方式讲解医学知识,倡导健康行为。尽管如此,仍难免有不尽详细通俗之处,敬请广大读者谅解。在本书的编写启动及具体实施过程中,山东省科协、山东省卫生厅给与大力的支持;山东大学齐鲁医院、山东中医药大学附属医院、山东省立医院及山东省疾病控制中心的专家教授和医疗卫生工作者付出了辛勤的劳动;齐鲁医院组织协调,保证了编写工作的顺利进行。在此我们表示深深的感谢!

科学发展观要求我们为公众特别是广大青少年提供具有科学性、知识性和可读性、趣味性的系列科普读物,以使公众增强科学观念,掌握科学方法,提高科学文化素质,自觉运用科学知识和科学精神武装头脑,并转化为认识自然和改造自然的强大动力,为"文明山东"与和谐社会建设贡献力量。这也是我们编写《长寿之道》的目的。

一、防治内科疾病

二、防治外科疾病

十三、中医疗法概述

十四、中药药膳

一、防治内科疾病

人体的心血管系统

心血管系统由心脏、动脉、毛细血管和静脉组成。其主要功能是为全身组织器官运输血液,通过血液将氧、营养物质和激素等供给组织,并将组织代谢废物运走,以保证人体正常新陈代谢的进行。

心脏位于纵隔内,外形近似前后略扁的长圆锥体,其尖向左前下方,底向右后上方,长轴与身体正中线成45°角。心脏分为右心房、右心室、左心房和左心室4个腔。左右心房间、左右心室间互不相通,分别被房间隔、室间隔分隔。中隔将心脏分为左、右两半,临床习惯称左心和右心。右心内容静脉血,左心内容动脉血。同侧心房与心室之间有房室口相通,左、右房室口分别由二尖瓣和三尖瓣关启,左心室的出口为主动脉,其间有半月形的主动脉瓣,右心室的出口为肺动脉,其间为肺动脉瓣。

心脏每收缩和舒张一次即构成一个心动周期,完成一次心跳。正常成年人安静状态时的心跳频率即心率,为每分钟60~100次,可因年龄、性别和其他生理情况的不同而有显著的差异。心室每收缩一次搏出的血量为每搏输出量,成人静息状态下为60~80毫升。每分钟心室输出的血量为每分输出量,成人为5~6升。

动脉是输送血液离开心室的血管,在行程中不断分支,越分越细,最后延续为毛细血管。毛细血管是连接小动脉和小静脉末梢之间的微细管道,彼此吻合成网,遍布全身各处,是血液与组织液进行物质交换的场所。静脉是引导血液回心的血管,起自毛细血管,在向心流动过程中,逐级汇合成大静脉,最后注入心房。

心脏作为一个中空的肌性动力性器官,是心血管系统的枢纽。通过其有节律的收缩和舒张,将来自上、下腔静脉的静脉血经右心泵入肺循环进行气体交换,而肺静脉流回的氧合血又经左心泵至全身而完成血液循环。

心力衰竭

心力衰竭简称心衰,是临床上极为常见的心血管综合征,是多数器质性心脏病患者几乎不可避免的结局。目前我国心力衰竭的患病率为0.9%,其中男性为0.7%,女性为1.0%,据此估算我国现有心力衰竭患者400万人,其中75%是65岁以上的老年人。心脏病患者一旦出现心力衰竭,其一年死亡率为43%,五年死亡率达75%,其预后并不优于恶性肿瘤。

在绝大多数情况下,心力衰竭是指心肌收缩力下降使心排血量不能满足机体代谢的需要,从而导致器官、组织血液灌注不足,同时出现肺循环和(或)体循环淤血的表现。在少数情况下,心肌收缩力尚可使心排血量维持正常,但由于异常增高的左心室充盈压,使肺静脉回流受阻,从而导致肺循环淤血。依据衰竭的心腔不同可将心力衰竭分为左心衰、右心衰和全心衰;依据心衰发生的急缓可分为急性心衰和慢性心衰;依据心排血量是否正常可分为收缩性心衰和舒张性心衰。

心力衰竭的基本病因有两大类。一类是心肌本身的原发性损害,如冠心病心肌缺血和心肌梗死、病毒性心肌炎、原发性扩张型心肌病、糖尿病心肌病等;另一类是由于心脏负荷过重导致的心肌损害,包括压力负荷过重和容量负荷过重,前者常见于高血压、肺动脉高压、主动脉瓣狭窄、肺动脉狭窄等,后者常见于心脏瓣膜关闭不全以及左、右心或动静脉分流性先天性心脏病。

有基础心脏病的患者,其心力衰竭症状往往由一些增加心脏负荷的因素所诱发,这些诱发因素称为诱因。心力衰竭的诱因主要有劳累、心律失常、呼吸道感染、情绪激动、气候变化、排尿困难、血压不稳定等。

心力衰竭的临床表现多种多样。左心衰竭可表现为程度不同的呼吸困难以及咳嗽、咳痰甚至咯血,这是由于肺淤血所致,其中劳力性呼吸困难是左心衰竭最早出现的症状。同时,由于左心衰竭时心排血量降低,患者可出现乏力、疲倦、头晕、心慌，甚至少尿等症状。右心衰竭则以体循环淤血的表现为主，可出现食欲不振、恶心、呕吐等胃肠道及肝脏淤血症状，重者可出现身体最低垂部位的对称性可压陷性水肿、肝脏肿大以及颈静脉充盈、怒张。

心力衰竭的治疗目的有两个：① 缓解症状，改善生活质量；② 降低死亡率。具体治疗措施包括去除或缓解基本病因，避免诱发因素以及药物治疗。目前肯定有效的治疗药物有血管紧张素转换酶抑制剂、利尿剂、β 受体阻滞剂和洋地黄制剂等四大类。对于心肌状况已至终末状态的不可逆心力衰竭患者，惟一的出路是心脏移植。心脏移植患者 5 年存活率已达 60％以上。

心律失常

心律是心脏跳动的节律，正常人心脏的跳动是有规律的，像钟摆一样"滴答"、"滴答"，按照一定的节律跳动。正常成人心跳的次数为每分钟 60～100 次。如果心脏跳动的节律失去规则性，则称为心律失常。由于人们习惯了心脏有条不紊地跳动，因此，一般不会感觉到心脏的跳动。但一旦心脏跳动失去了原有的规律，人们就会感到不舒服，有的感到有东西突然冲击胸部，有的感到一过性胸痛，有的则觉得"心脏快跳到喉咙里了"，更多的是觉得心里慌乱或者活动后乏力。这些都是心律失常的表现。但不同的人有不同的感觉，这是因为心律有很多不同的类型。

如果心跳的次数低于每分钟 60 次，就叫心动过缓，严重的心动过缓可导致晕厥。如果心跳的次数超过每分钟 100 次，称之为心动过速。最常见的心律失常为过早搏动和心房颤动。早搏指的是在规律的心脏搏动中出现提前的搏动。如果这个提前的搏动起源于心房，就叫做房早，起源于心室的提前搏动就是室早。连续 3 个以上的房早和室早分别称之为房速和室速。心房颤动是由于心房内发生的没有规律且频率极快（350～600 次/分钟）的跳动造成的心室也没有规律的跳动，只不过由于有位于心房和心室之间的房室结使得部分激动不能够下传到心室才使得心室频率不至于太快。如果这种没有规律且频率极快的冲动发生于心室内就成为心室颤动，这时心室就会发生没有任何规律的收缩和舒张，心脏就不能射血，如不及时抢救，患者会很快死亡。心房颤动和心室颤动是医学界没有攻克的几个最后堡垒之一。科学家们正在从基础到临床寻找攻克这一难关的方法，在心房颤动的射频

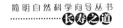
消融治疗方面已取得令人鼓舞的成绩。

不同类型的心律失常治疗方法也不同。治疗目的:① 减轻或消除症状:多数心律失常的患者有一定的症状。如果得到及时治疗,上述症状减轻或消失,对提高患者生活质量是有效的。② 维持正常或接近正常的血液循环状态:如果心房收缩功能失常如房颤,能使心排血量下降10%~30%,引起患者心悸、胸闷、无力等症状。根据病情和心律失常的种类,采用不同的治疗方法,如药物、电除颤、射频消融或安装起搏器等,纠正了心律失常,便可维持正常或接近于正常的血液循环状态。③ 预防猝死:美国每年有30万~60万人发生心源性猝死,占全部心脏病死亡人数的40%~50%。猝死的病例中,有80%~90%的患者死于快速型室性心律失常并发室颤。其余10%~20%是缓慢型心律失常和电机械分离(心电图显示电活动,但听不到心音,多为心脏破裂造成)。因此抗心律失常治疗是十分必要的,对预防猝死有一定的作用。

心脏骤停与心脏性猝死

心脏骤停指心脏射血功能的突然终止。心脏骤停的病理生理机制最常见的是心室颤动,其次为缓慢性心律失常或心室停顿、快速性持续性室动过速,较少见为无脉搏性电活动。心脏性猝死是指由于心脏原因引起的无法预料的自然死亡。国内心脏性猝死的发生率为5%~10%。心脏骤停是人类最危险的急症。就其紧急程度和危险程度而言,世界上没有任何一种疾病能够与之相比。

80%的心脏性猝死患者是由冠心病及其并发症引起,另外如心肌病、心衰、心瓣膜病、先天性心脏病以及严重心律失常等也可导致猝死。如果患者出现知觉丧失,高声呼唤其姓名或摇动其身体无反应,呼吸停止,大动脉搏动消失,血压测不到,脉搏触不到,就可诊断为心脏性猝死。多数心脏骤停发生在医院外的不同场合,因此开展群众性的心脏复苏知识与技术普及教育、建立完善的社会急救体系显得格外重要。一般人的最佳黄金抢救时间为4~6分钟,如果在4分钟之内得不到抢救,患者随即进入生物学死亡阶段,生还希望就极为渺茫。

患者一旦心脏骤停,应立即对其进行捶击复律或咳嗽复律,捶击部位为胸骨中下 1/3 交界处,捶击 1～2 次后,部分患者可立即复律。如患者意识并未丧失,仍处清醒状态,可嘱患者用力咳嗽。这是因为用力咳嗽能够增加胸腔内负压,使得回心血量增多,冠状动脉灌注压因而增加,从而能够恢复有效的血液循环。

如果捶击无效,应立即改为胸外心脏按压和人工呼吸。胸外心脏按压方法见图 1-1:患者躺在地上或硬板床上,或垫木板于其背下,施术者将左手掌放在患者胸骨中下端 1/3 处,右手掌重叠于左手背上,两手十字形交叉,两臂伸直,借体重力量加压,每分钟有节奏地挤压 60～80 次,以可摸到动脉搏动为有效,注意不要用力过猛,以免肋骨骨折。人工呼吸方法:如患者自主呼吸已停止,应迅速做人工呼吸,以口对口人工呼吸(见图 1-1)最好。抢救者以拇指与食指捏紧患者鼻孔,然后深吸一口气,紧贴患者口唇做深而快地用力吹气,吹毕再用两手按压患者胸部,协助呼气。人工呼吸常与胸外心脏按压同时进行,可每按压胸部 5 次吹气 1 次;如果急救者只有一人,同时兼做人工呼吸与胸外心脏按压,则每按压 15 次吹气 1 次。近年来开发和应用的新技术如体内埋藏是人工自动除颤器、体外双相除颤器、主动性心肺复苏仪以及单向阈值阀门,为临床复苏成功率的进一步提高带来了希望。

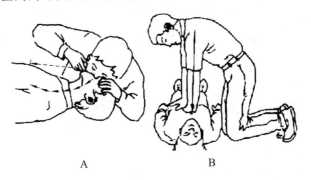

A B

图 1-1 A. 口对口人工呼吸 B. 人工体外心脏按压

先天性心脏病

先天性心脏病(简称先心病)是由于胎儿的心脏在母体内发育有缺陷或部分发育停顿所造成的畸形。顾名思义,指小孩出生前在母体内就已存在的心脏病。先天性心血管畸形种类很多,是最常见的先天性畸形之一。先心病的发病率在国内外相似,每千个活产婴儿约有 7～10 个婴儿患有不同类型的先心病。

为什么会患先心病呢?先心病的病因目前还不十分清楚,可能是多方面的,包括遗传、感染、营养不良、怀孕期服某些药品、接触某些化学物质或放射线等。妊娠早期(怀孕后前 3 个月)是胎儿心脏发育极易受损的时间,在这段时间内孕妇如果有上述情况出现,都可以导致胎儿先心病的形成。

先心病主要有哪些症状?先心病的症状轻重主要取决于心脏畸形的位置和病变程度。病情轻者,可以没有任何临床症状,但多数先天性心脏病患儿的生长发育较同龄儿稍差,容易出现以下不同的症状:如易患上呼吸道感染、活动后气短、喜欢下蹲姿势、可能口唇及皮肤黏膜青紫、活动受限,甚至呼吸困难、咯血、杵状指(趾)等。先心病的种类很多,有些严重的患儿出生后即不能成活,或短时间内不经过手术治疗也不能存活。

临床上常见的先心病主要有:房间隔缺损(发病率占先心病 10％～15％)、室间隔缺损(占 25％～30％)、动脉导管未闭(占 17％～20％)、肺动脉瓣狭窄(占 5％～7％)、法洛四联症(占 8％～15％)、大血管移位(占 8％～10％)。

目前先心病的诊断有哪些方法?临床上依据心脏杂音、心电图、胸片、超声心动图,绝大部分可以做出正确诊断,少部分可行心导管检查进一步确定病情。

极少数的小室缺、动脉导管能自行愈合。绝大多数先天性心脏病只有通过手术或心血管介入治疗才能使畸形得到纠正和根治。药物治疗对心血管畸形并无任何根治作用,但术前常用强心、利尿、扩血管等抗心衰药物治疗,以提高患者对手术的耐受性。按现代心脏外科手术水平,手术的可能已不受年龄限制。不能立即进行纠治手术的重危患者可先进行减状手术,待日后再进行纠治手术。如果病情不严重,也没有并发症,在经常随访病情的条件下,左向左分流型先心病在 5～6 岁,发绀型先心病在 2～3 岁择期手术。相对而言,年龄大一些,对手术的耐受程度也高一些。

高血压

高血压病是我国最常见的心血管疾病,也是最常见的流行病之一,可引

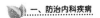

起心、脑、肾等脏器并发症,严重危害着人类的健康。高血压病的发病原因尚未明确,根据目前认识水平,可能与以下因素有关:遗传、性别、年龄、肥胖、饮食习惯及精神紧张等。

超重肥胖、高盐饮食、过量饮酒是高血压发生的主要危险因素。随着我国经济的发展、人民生活水平的提高、饮食结构和生活方式的改变,我国高血压的患病率呈现明显上升趋势。与 1991 年相比,2002 年我国高血压患病率上升了 31%。根据 2002 年中国居民营养与健康状况调查结果显示,中国成年人高血压的患病率为 18.8%,即全国约有 1.6 亿高血压患者,每 5 个成人就有一人患高血压。流行病学调查显示,目前我国农村高血压患病率正在快速上升,"城乡差别"明显减少;我国年轻人高血压患病率上升趋势比老年人更为明显,出现高血压发病低龄化;女性在更年期和更年期后高血压、动脉粥样硬化和冠心病的发病率显著增高;儿童高血压也不少见,而且知晓率极低,往往被忽视;我国 65 岁以上人群,高血压的患病率在 50% 左右。若不加强防治,高血压将危害每一个人的健康。但是我国人群高血压知晓率只有 30.2%,治疗率为 24.7%,控制率仅为 6.1%,虽然与 1991 年比有所提高,但仍处于较差水平。

在介绍高血压病的定义之前,先了解一下什么是血压。所谓血压是指血液在血管内流动,对血管壁产生的侧压力。平时说的血压包含收缩压和舒张压。收缩压是指心脏在收缩时,血液对血管壁的侧压力;舒张压是指心脏在舒张时,血管壁上的侧压力。医生记录血压时,如为 120/80 mmHg,则 120 mmHg 为收缩压,80 mmHg 为舒张压。2005 年《中国高血压防治指南》中指出,非同日 3 次收缩压水平均大于 140 mmHg 和/或舒张压大于 90 mmHg 者,可确诊为高血压。并且根据血压水平进一步分为正常、正常高值血压和 1、2、3 级高血压。

不同的生活和工作环境都可以影响血压的波动。因此,医学上规定,受检查者应平静休息 10 分钟左右,用袖带血压计(亦可以用数字显示血压计)测量血压,采取坐位测量右上肢血压,至少连续测量两次,取其平均值。仅一次血压升高者不能确诊,尚需随访观察。仅一次测量血压正常者并不代替以后血压正常,因此亦应定期测量血压。有高血压病家族史、超重或肥胖、习惯高盐饮食以及缺乏体力活动者是高血压的易患人群,更应定期测量血压。健康成人的正常血压水平应该小于 120/80 mmHg,如果发现血压水平超过 140/90 mmHg,应到医院做进一步的诊治。

非药物治疗包括选择健康生活方式、消除不利于心理和身体健康的行为和习惯。研究证实,健康生活方式可以有效降低血压:肥胖者减重 10 kg 可降低收缩压 5～20 mmHg;合理膳食可降低收缩压 8～14 mmHg;限盐可降低收缩压 2～8 mmHg;规律体育锻炼可降低收缩压 4～9 mmHg;限酒可降低收缩压 2～4 mmHg。具体内容包括:① 减轻体重;② 采用合理膳食:减少钠盐和脂肪摄入、注意补充钾和钙、多吃蔬菜和水果、限制饮酒;③ 增加体力活动:运动强度必须因人而异,体力活动按科学锻炼的要求进行;④ 减轻精神压力,保持心理平衡。

治疗高血压病的药物主要有以下 5 类,即利尿药、β 受体阻滞剂、血管紧张素转换酶抑制剂(ACEI)、血管紧张素 Ⅱ 受体阻滞剂(ARB)、钙拮抗剂。它们都可以作为降压治疗的起始用药和维持用药。降压药的具体选用应根据治疗对象的个体状况,药物的作用、代谢、不良反应和药物的相互作用来综合考虑。

高血压病的治疗应采取以下原则:① 对 1、2 级高血压,任何药物开始治疗时应从小剂量开始,以减少副作用。② 尽量应用每日一次,作用持续 24 小时的长效药物。③ 合理选择联合用药以达到最大的降压效应、最少的副作用,一般情况下宁可联合应用非同类的第二个药物,而不增加第一药物的剂量。④ 贵在坚持服药。⑤ 降压目标为降至正常或"理想"水平,保护心脑肾等重要靶器官;改善生活质量;避免或减少心脑血管病发生危险、延长寿命。

任何有降压作用的药物都不可能没有副作用。在症状方面,例如利尿剂可引致多尿、疲乏;β 受体阻滞剂可引致怠倦、性功能下降;钙离子拮抗剂可引起头胀、面红、潮热、心悸;血管紧张素转换酶抑制剂引起干咳等。

高血压病治疗是一个长期过程,特别在中度以上高血压病,要终生接受药物治疗。治疗高血压病的药物种类、服药方式都必须在医生指导下进行选择应用。特别在治疗效果不理想时,必须要求有经验的医生指导。坚持服药是治疗成功的重要因素。

简而言之,健康的生活方式是高血压病防治的基石,持之以恒将终身受益。合理选择、长期坚持、规律服用治疗高血压药物,是持续平稳有效降压的基本保证。因此,我们应做到全社会共同参与,构筑高血压防治的全面战线,努力提高我国人群的高血压病知晓率、治疗率和控制率。

动脉粥样硬化与冠心病

动脉硬化是指动脉管壁增厚变硬,管腔缩小,失去弹性。动脉粥样硬化是动脉硬化这类血管疾病中最常见最重要的一种,主要特点是动脉内膜的局部有脂质、纤维组织、复合糖、钙沉积,平滑肌细胞增生及巨噬细胞游移。由于在动脉内膜积聚的脂质外观呈黄色粥样,因此称为动脉粥样硬化。

造成动脉粥样硬化的最主要的危险因素是脂质代谢异常,也就是我们常说的高脂血症,其中以低密度脂蛋白对血管造成的损伤最大;年龄与性别也有影响,本病多发生于 40 岁以上的中老年人,49 岁后进展增快,女性发病低于男性;高血压病、糖尿病患者比正常人高 3～4 倍;吸烟者与不吸烟者比较,本病的发病率和病死率高 2～6 倍;此外肥胖、活动量减少、西式饮食、遗传因素等对本病均有一定的影响,动脉粥样硬化可以发生于主动脉、冠状动脉、脑动脉、肢体各动脉、肾动脉和肠系膜动脉。其中冠状动脉和脑动脉粥样硬化的发病率最高,对人体的影响也最大。因为受累动脉不同,本病的临床表现也各异,且要经过很长的无症状期,所以早期诊断很困难。一般老年患者如检查血脂异常,造影或 B 超提示血管狭窄,应首先考虑本病。

预防本病主要是尽量减少各种危险因素包括饮食控制、限制热量、减少胆固醇的入量、适量、增加活动量、戒烟等各种措施。在此基础之上,应考虑调脂药物的应用。高胆固醇血症应选用他汀类的药物,高甘油三酯血症一般用贝特类药物,两类药物最好不要合用,以免引起严重的并发症。

冠心病是冠状动脉粥样硬化性心脏病的简称,是指冠状动脉粥样硬化使血管狭窄或阻塞,或(和)因冠状动脉功能性改变(痉挛)导致心肌缺血缺氧或坏死而引起的心脏病。冠心病分 5 型:① 无症状型 ② 心绞痛型 ③ 心肌梗死型 ④ 缺血性心肌病型 ⑤ 猝死型。

冠心病是动脉粥样硬化导致器官病变的最常见类型,也是严重危害人民健康的常见病,近年来在我国的发病率持续上升,全社会对此均应有足够的认识。

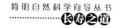
心绞痛

心绞痛是冠状动脉供血不足，心肌急剧地、暂时地缺血与缺氧的临床综合征。典型的心绞痛有 5 个特点：① 突然发作的胸痛，常位于胸骨体中段或上段之后，可波及心前区，常放射至左肩、左臂内侧至无名指和小指。② 性质多为压迫感、发闷或紧缩感、烧灼感、偶有濒死感。③ 重者出汗，面色苍白，常迫使患者停止活动。④ 常有一定的诱因，如劳累、情绪激动、饱食、受寒。⑤ 发作持续时间短，常为 1～5 分钟，很少超过 10～15 分钟；休息或含服硝酸酯类药物后迅速缓解，可数天或数星期发作一次，也可一天内多次发作。不典型心绞痛是指以上 5 个特点之中某些表现不典型，如疼痛部位在下颌、上腹，但必须有数个特点是典型的。

诊断心绞痛的检查手段最常用的是心电图，静息心电图大多正常，发作时绝大多数患者可出现暂时性心肌缺血引起的 ST 段移位或 T 波改变，心电图负荷试验也称运动试验，阳性标准为 ST 段水平型或下斜型压低≥0.1 mV 持续 2 分钟。近些年放射性核素检查、冠状动脉 CT 也在无创检查中占据了一席之地。冠状动脉造影和血管内超声的应用，大大提高了诊断的准确性。

心绞痛的分型尚无统一的标准。近年"不稳定性心绞痛"一词在临床上广泛应用，并被认为是稳定性劳累性心绞痛和心肌梗死的中间状态。急性冠脉综合征常被称为心肌梗死的前奏。

心绞痛的预防即动脉粥样硬化的预防。发作时应立即休息，含服硝酸甘油或硝酸异山梨酯（消心痛），喷雾剂也可，中成药速效救心丸的效果也很肯定。焦虑的患者可以考虑应用镇静剂；缓解期应尽量避免可以引起发作的因素，口服硝酸异山梨酯缓释制剂或单硝酸异山梨酯、β 受体阻滞剂、钙通道阻滞剂、中成药制剂以预防发作。冠状动脉内支架安置术已被广泛采用，对冠状动脉多支病变的患者可实行冠脉搭桥手术。

心肌梗死

心肌梗死是在冠状动脉病变的基础之上发生的冠状动脉血供急剧减少或中断，使相应的心肌严重而持久的急性缺血，导致坏死。基础病因是冠状动脉粥样硬化，约占 95%，一般来说缺血时间超过 1 小时即可发生心肌梗死。常见发病原因可为：① 粥样斑块破裂、出血或其他原因造成的冠脉内血栓形成使管腔完全闭塞。② 冠脉持续痉挛。③ 休克、外科手术或严重的心律失常。④ 重体力活动、情绪激动或血压骤升。心肌梗死常常是在饱餐后尤其是在进食多量脂肪后，早晨 6～12 点或用力大便后发生。

50%～80%的患者有先兆症状，如烦躁、胸部不适、活动时心悸、乏力，心绞痛发作较以往频繁、持久、剧烈，硝酸甘油效果差，同时伴有恶心、呕吐、大汗，或伴有心动过速、心律失常、心功能不全，同时有心电图 ST 段抬高或压低。发现先兆及时入院治疗，有一部分患者可避免心肌梗死。心肌梗死发生时，患者的最先症状是疼痛，部位同心绞痛，但程度较重，持续时间长，常伴有出汗、烦躁或有濒死感。其他伴随症状还有发热、白细胞升高、胃肠道症状、心律失常、低血压和休克、急性左心衰竭。

典型心电图动态演变：起病数小时内，有或无高大 T 波，之后，ST 段明显抬高，弓背向上，形成单项曲线。数小时至 2 天出现病理性 Q 波，同时 R 波减低。血中血肌红蛋白、肌钙蛋白、CK-MB 增高。

治疗：① 一般性治疗：卧床休息一周；吸氧；心电血压监护；护理。② 药物治疗：止痛；发病时间小于 6 小时的可溶栓治疗；抗凝包括阿司匹林和低分子肝素的应用；β 受体阻滞剂、血管转换酶抑制剂、硝酸酯、钙通道阻滞剂、调脂药物的应用及其他抗心律失常治疗、急性左心衰的对症处理。③ 介入治疗：可行急症冠状动脉造影及冠脉内支架置入术，或 1 周后病情稳定后时再做。

预防：主要是预防动脉粥样硬化和冠心病。

冠心病的 ABCDE 预防

预防动脉硬化和冠心病，属一级预防；已有冠心病和心肌梗死病史者还应预防再次梗死及其他心血管事件，称之为二级预防。二级预防较一级预防更全面更严格。为便于记忆，我们将预防措施归纳为以 A、B、C、D、E 为符号的 5 个方面。这 5 个字母分别是药物和措施的英文的第一个字母：

A aspirin 即阿司匹林。其主要作用是抗血小板聚集。若因各种因素不能应用阿司匹林，患者可选用氯吡格雷、噻氯匹定。anti-angina 抗心绞痛，硝酸酯类药物的应用。常用药物有硝酸甘油、消心痛、鲁南欣康等。

B beta-blocker 即倍他乐克,β 受体阻断剂,能预防心律失常,减轻心脏负担。blood pressure control 即控制好血压。

C cholesterol lowing 即控制血脂水平,降低低密度脂蛋白。调脂药物主要有他汀类和贝特类。cigarettes quitting 即戒烟。

D diet control 即控制饮食。控制总热量及脂肪的摄入。diabetes treatment 即糖尿病患者一定要治疗糖尿病,血糖水平达标。

E education 即普及有关冠心病的教育,包括患者及家属。exercise 即鼓励有计划的、适当的运动锻炼。

风湿性心脏病

风湿性心脏病简称风心病,是指急性风湿性心肌炎后所遗留下来的以心脏瓣膜病变为主的一种心脏病。是我国最常见的心脏病之一,多数患者为 20～40 岁的青壮年,女性稍多。临床上以单纯二尖瓣病变最为常见,占 70%～80%。

早期轻度的二尖瓣狭窄大多没有明显的症状。及至左心衰竭时可出现呼吸困难、咳嗽、咯血、发绀等表现。右心衰竭时可出现颈静脉怒张、肝脏肿大、下肢浮肿等症状。典型的患者口唇发绀、两颧暗红,称二尖瓣面容。如在心尖部闻及舒张期隆隆样杂音,结合心脏超声显示的瓣膜结构及血流动力改变,即可诊断为二尖瓣狭窄。风心病的主要并发症有:① 呼吸道感染,长期肺淤血容易导致肺部感染。② 心力衰竭,是风心病最常见的并发症和致死的主要原因。③ 心律失常,以心房颤动较为常见。④ 亚急性感染性心内膜炎,可出现进行性贫血、持续发热、杵状指、脾脏肿大等。⑤ 栓塞,由于附壁血栓脱落而致,脑栓塞最为多见。

对风心病的患者应限制体力活动,防治链球菌感染,防止风湿复发,注意预防并发症。30 岁以下的患者,每逢冬春季节宜注射长效青霉素 120 万单位进行预防。当发生心力衰竭、心律失常、感染性心内膜炎、栓塞等并发症时,应对症治疗。可考虑行介入性治疗。经皮球囊导管瓣膜扩张成形术适用于单纯二尖瓣狭窄、中度狭窄、瓣口面积 0.8～1.2 cm^2,无明显关闭不全、无房颤与血栓的患者。外科治疗有二尖瓣分离术及瓣膜置换术。

呼吸系统解剖结构及生理功能

我们大家都知道，空气是生存的第一要素。没有空气，人类无法在这个地球上生存。而空气中的氧气是人类的生命之源，是人体生理代谢活动不可缺少的物质。呼吸系统正是主管氧气供给的系统，同时又是人体排出体内产生的废气(二氧化碳)的机构，是人体和外界交往最直接的"门户"。

呼吸系统功能与其解剖结构密切相关。呼吸系统主要包括呼吸道和肺，呼吸道由鼻腔、咽、喉、气管、支气管组成，可分为上呼吸道和下呼吸道。上呼吸道包括鼻、咽和喉。下呼吸道包括气管、支气管和不含有软骨的细支气管和终末细支气管，另外还有主管气体交换的呼吸细支气管、肺泡管、肺泡囊和肺泡。气管、支气管就像一棵倒悬的大树，医学上也叫它"支气管树"，肺泡则像这棵大树枝丫末端的树叶。

肺脏是呼吸器官中最重要的脏器，它位于密闭的胸腔内。正常情况下，胸腔内的压力较大气压为低，我们称之为胸内负压。这种负压和胸膜腔的密闭性，使肺脏保持正常的张力，使各呼吸单位能正常地工作。

肺脏包括左肺和右肺，是富有弹性的海绵状器官，质地软而轻，表面覆盖着胸膜，叶间裂将肺分隔成肺叶。左肺被分为上、下两叶；右肺被分为上、中、下三叶。肺泡是肺组织的最基本单位，也是气体交换的场所，呈薄壁囊泡状，除与呼吸性细支气管、肺泡管相通外，还与相邻的肺泡彼此紧密相连接。每侧肺大约有 3 亿个肺泡，总肺泡面积为 $40\sim80\ m^2$，这样巨大面积的肺泡与肺泡表面密切接触的肺毛细血管之间，可进行充分的氧气和二氧化碳气体的交换，以保证人体对氧气的需求，并及时排除体内产生的废气。

另外，呼吸系统还具有免疫防御功能。整个呼吸道均有净化、湿化和加湿空气的自动调节功能。空气中含有的微生物、尘埃及细小微粒，首先被鼻毛和鼻黏膜所阻挡，留下了较小的微粒则被上、下呼吸道黏膜分泌的黏液黏着，经上皮细胞管腔表面纤毛的有规律向同一方向摆动，可将黏液黏着的微生物和尘埃等运输到咽喉部，或经咳嗽、喷嚏将其排出口外或经咽部吞入胃内。另外，呼吸道还可分泌 IgA、IgG 和 IgM 等免疫球蛋白，具有抗病毒、抗细菌和抗毒素的自身免疫功能，还可以中和消灭病毒。肺内 T 淋巴细胞产生的淋巴因子能使肺内巨噬细胞、中性粒细胞向炎症部位聚集，吞噬和消化各种有害物质,甚至直接杀伤病毒和肿瘤细胞。

总之,呼吸系统不停地工作,以保证人体时刻不能离开氧气的需求和处理代谢过程中产生的"废气",防御外来细菌等微生物对机体的侵犯,使人体保持着良好的健康状态。从此可以看出呼吸系统的功能在人体生命的长河之中具有多么重要的位置。

咳嗽

咳嗽实际上是一种保护性反射动作。咳嗽动作是在深吸气之后,声门关闭,继以突然剧烈的呼气(肋间肌和膈肌收缩)冲击了狭窄的声门裂隙。当呼吸道黏膜受到异物或分泌物刺激时,就会引起咳嗽,将异物和分泌物排出。如果我们吃饭或说话时不慎将食物吸入气道,就会产生剧烈的呛咳,将误入气道的食物排出体外。因此,咳嗽是一种保护性反射动作。但当鼻、咽、喉、支气管、胸膜或其他附近脏器受到干扰、压迫或刺激时,产生频繁和持续性咳嗽,影响了休息和睡眠,那么这种咳嗽就是一种病态表现。上呼吸道黏膜内的神经末梢组成了感受各种刺激的感受器,对异物特别敏感,当呼吸道、肺及胸膜等出现炎症,组织淤血,理化因素的刺激,刺激信号经过各神经分支传导到大脑,便以反射形式引起咳嗽。咳嗽的原因很多,可从咳嗽的性质、音色、节律、出现时间及伴随的症状与体位的关系等做出初步诊断。

(1)咳嗽的性质:咳嗽而无痰或痰量甚少,医学上称为干性咳嗽,常常是急性上、下呼吸道感染最开始的表现。多见于急性咽喉炎、急性支气管炎、胸膜炎、轻型肺结核、肺淤血、咳嗽变异性哮喘等。咳嗽伴有痰液时,医学上称为湿性咳嗽,多见于慢性支气管炎、支气管扩张、肺炎、肺脓肿、空洞型肺结核。大量白色泡沫样痰是肺泡癌的特征性表现。

(2)咳嗽的音色:指咳嗽声音的变化。咳嗽声音嘶哑常见于声带发炎、喉炎、喉结核、喉息肉或肿瘤。咳嗽声调如金属声,可由于纵隔肿瘤、主动脉瘤及支气管肺癌直接压迫气管所致。咳嗽如同犬叫,称为犬吠样咳嗽,见于喉部疾患和器官受压。

(3)咳嗽出现的时间与节律:近期急性发作性咳嗽,多由于急性上呼吸道炎症及气管或支气管内异物引起,少数哮喘患者也可表现为发作性咳嗽,小儿发作性咳嗽多见于百日咳。长期的慢性咳嗽,多见于慢性支气管炎、支气管扩张和肺结核等。在清晨或夜间变换体位时咳嗽加剧和咳痰明显增多，常见于支气管扩张和肺脓肿。

有些心脏病患者也可引起咳嗽，如夜间突然阵发性咳嗽，咳粉红色泡沫样痰，应想到急性左心衰的可能。

（4）咳嗽与伴随症状：① 咳嗽伴发热：多提示急性感染存在或病变处于活动期，如麻疹、肺炎、肺脓肿、活动性肺结核、支气管扩张合并感染及胸膜炎等，也可见于肺癌所致阻塞性肺炎和结缔组织疾病。② 咳嗽伴胸痛：往往提示病变累及胸膜，可见于大叶性肺炎、胸膜炎、胸膜间皮瘤、气胸、支气管肺癌胸膜转移等。③ 咳嗽加剧与体位有关：例如胸膜炎患者一侧有胸腔积液，肺脏受压迫，故其喜卧于患侧，以减轻健侧压迫感，改变体位可使咳嗽加剧。

呼吸困难

呼吸困难既可以是患者的自觉症状、又可以是可被检查到的客观体征。呼吸困难常见于呼吸系统疾病和循环系统疾病。医学上常分为五方面的原因，分别称为肺源性、心源性、中毒性和神经精神性呼吸困难和血液病所致的呼吸困难。

引起呼吸困难最常见疾病还应是呼吸系统病变，如急性喉炎，喉头水肿，气管内进入异物，这些情况常引起急性的阻塞性呼吸困难，甚至窒息感。自发性气胸、重症肺栓塞会突然出现呼吸急促，常伴有胸痛。急性呼吸衰竭、急性肺水肿常表现为严重的缺氧、呼吸急促。一般情况下，大多数患者常常是在慢性病的基础上，由于感染、过敏等因素，出现慢性呼吸困难加重。如支气管哮喘、慢性支气管炎、阻塞性肺气肿等。支气管哮喘的患者，常由于病毒感染、吸入某一种过敏物质、吸入冷空气或参加剧烈的运动后，突然引起哮喘发作，表现为呼气性呼吸困难，双肺出现像拉风箱一样的哮鸣音，此时医生要立即采取多种治疗措施，才能挽救患者的生命。肺间质纤维化和胸腔积液表现为缓慢起病、逐渐加重的呼吸困难。

左、右心功能衰竭也可出现呼吸困难，左心衰竭所致的呼吸困难较为严重。常常是在活动时出现或加重，休息时减轻或缓解；仰卧位时加重，患者常被迫坐起，以减轻气促症状；夜间睡眠中突然憋醒，也是左心衰竭的一个特点。先天性心脏病患者,尤其是从右至左分流的先天性心脏病,例如室间隔缺损,法洛四联症等,晚期也可出现呼吸困难。

发绀常是呼吸困难症状加重的表现,此时皮肤和黏膜呈紫蓝色改变。在皮肤较薄、色素较少而血液供应充足的部位,如口唇、甲床等较为明显。当毛细血管血液中的还原血红蛋白超过 50 g/L,就出现了发绀。毛细血管内还原血红蛋白的增加,也可由于血流速度缓慢,组织耗氧量的增加,使过量的血红蛋白被还原所致。例如慢性肺心病的患者,长期缺氧,导致代偿性红细胞增多,血液黏稠度增加,血流缓慢,过多的还原血红蛋白淤积在毛细血管,使发绀加重。在病情的急性发作期,发绀的表现更为突出,危重者颜面发黑、发紫,有人描述为"像紫茄子一样的颜色",这是由于肺部感染后,痰变得又多又黏稠,使通气障碍更加严重,患者缺氧更明显所致。

胸痛

胸痛是常见的症状,呼吸系统疾病常见有以下两种疾病。

(1)胸膜病:

① 胸膜炎。这是引起胸痛最常见的原因。胸膜炎的原因有多种,结核和细菌感染最为常见。胸痛的特点是深吸气时加剧,常为刺痛或撕裂样痛。胸膜炎患者常伴有程度不等的胸腔积液形成,在疾病早期,胸水量不多,胸部疼痛剧烈,但当胸水量逐渐增多时,疼痛反倒减轻了。这是因为胸痛是由于壁层胸膜受刺激产生,因壁层胸膜有感觉神经,故有疼痛感,而包裹在肺脏表面的脏层胸膜,其表面无感觉神经,故无疼痛感。当胸水量少时,壁层与脏层胸膜由于炎性物质刺激产生了摩擦,炎性物刺激到壁层胸膜,就产生了胸痛,而胸腔积液多时两层胸膜之间的摩擦反而减少了,故胸痛会减轻或消失。

② 胸膜肿瘤。常见于胸膜间皮瘤和支气管肺癌的胸膜浸润或转移。常表现为进行性、持续性、与呼吸无关的针刺样痛或钝痛。由于疼痛严重而持续,故患者常坐卧不安、痛苦呻吟、消瘦、刺激性咳嗽、体重进行性下降及胸腔积液。胸腔积液特点:肉眼看为血性,增速很快,有抽之不尽的感觉。此种病常要借助 X 线和胸部 CT 等特殊检查,确诊往往要靠胸膜活检。

③ 自发性气胸。多见于猛力搬动或上举重物时,突然感一侧胸部剧烈

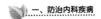

疼痛,伴呼吸困难,这种患者常表现为体型瘦高,有陈旧性肺结核或长期吸烟史。

（2）支气管与肺部疾病：急性支气管炎时的阵发性剧烈的咳嗽,常引起胸骨后的疼痛。如果有长期吸烟史的患者,经常有刺激性咳嗽,若伴有血性痰及胸痛,要警惕肺癌的发生。肺栓塞也可有胸痛,常伴有气急和咯血。

另外,许多胸壁病变也时常引起胸痛,应注意区分。例如：带状疱疹是一种病毒引起的,最常见发生于肋间的皮肤病。在疱疹尚未出现前,患者感肋间剧烈疼痛,伴发热,随后在皮肤上可出现许多小的丘疹,之后变成小水泡,渐渐自愈。此外胸壁皮下组织无菌性炎症,诸如肋间神经炎、肌炎、皮肌炎,纵隔疾病,胸部软组织损伤,胸部骨折和白血病等均可导致胸痛。

特别提醒读者应高度重视,胸痛还常常是严重心血管病的症状。阵发性心前区疼痛,休息后或含化硝酸甘油而缓解,常提示为心绞痛。剧烈而持续的胸骨后或心前区的疼痛,休息后或含化硝酸甘油不缓解,要警惕心肌梗死的可能,心肌梗死所致胸痛有时会放射到左肩、左臂,乃至头部,甚至可以表现为牙痛、上腹痛等不典型表现。此外夹层动脉瘤也可有剧烈胸痛。

腹部的病变如膈下脓肿、肝炎、胆囊炎等均可引起右下胸部牵拉性疼痛。食管炎、食管癌、食管裂孔疝等疾病也可有胸痛表现。

咯血

喉及喉部以下的呼吸道任何部位的出血,经口腔咯出称为咯血。咯血量少时仅表现为痰中带血,量大时则表现为大量血液从口鼻中涌出,严重时可造成窒息死亡。

当有血经口腔排出时,并不能肯定是咯血,必须与口腔或鼻腔的局部出血,特别是消化道出血进行鉴别。如患有胃十二指肠溃疡、肝硬化甚至胃癌等疾病,应考虑是否是消化道出血。消化道出血颜色常为暗红色甚至咖啡色,可混有食物残渣,呕血前有恶心等消化道症状；咯血常为鲜红色的,混有泡沫,并常伴有咳嗽。

咯血是呼吸系统疾病的常见症状,但也可见于循环系统等其他肺外疾病所致的肺损伤。据统计有100多种疾病可以引起咯血,其中包括许多全身性疾病。

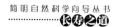

急性或慢性支气管炎是最常见的咯血原因，但咯血的量较少，常表现为痰中有血丝，许多时候不易被发觉。支气管炎症可以损伤支气管黏膜的毛细血管，或使其通透性增高，从而使血液进入气管腔内。

如果出血量大，应考虑肺结核和支气管扩张的可能。肺结核病变可以损害毛细血管表现为痰中带血，如侵蚀较大的小血管使其破裂则可引起中等量咯血，如结核空洞壁的动脉瘤破裂则可引起大咯血。支气管扩张由于支气管壁的结构破坏，常伴有支气管动脉和肺动脉终末支的扩张与吻合而形成的血管瘤，也可引起咯血。

由于肺癌发病率的上升，肺癌也逐渐成为咯血的常见原因。肿瘤组织增长迅速，有时由于营养供应不良会出现局部坏死而引起出血。

此外，心功能不全能引起肺淤血，肺泡壁或支气管内膜毛细血管破裂也可引起咯血。一些影响凝血机制的血液病，流行性出血热等传染病，血管炎等自身免疫病及支气管子宫内膜异位症等均可引起咯血。

急性上呼吸道感染

急性上呼吸道感染是鼻腔、咽或喉部急性炎症的概称，简称"上感"。常见病原体为病毒，少数是细菌。一般病情较轻，预后良好。但由于发病率高，具有一定的传染性，有时还可引起严重并发症，应积极防治。

急性上呼吸道感染全年皆可发病，可通过含有病毒的飞沫或接触传播。由于病毒种类较多，人体对各种病毒感染无法产生持久的免疫力，故一个人一年可有多次发病。在全身或呼吸道局部抵抗力降低时，如受凉、淋雨或过度劳累，原已存在于上呼吸道或从外界侵入的病毒或细菌可迅速繁殖，引起本病。

根据病因和感染部位，急性上呼吸道感染可有不同的临床表现类型，如普通感冒、流行性感冒、病毒性咽炎和喉炎及细菌性扁桃体炎等，以感冒较为常见。普通感冒俗称"伤风"，以鼻咽部症状为主要表现。起病较急，患者早期有咽干、咽痒或烧灼感，继之出现打喷嚏、鼻塞及流清水样鼻涕等症状，几天后鼻涕逐渐变稠，可伴咽痛。也可出现声音嘶哑、味觉迟钝、咳嗽等。普通感冒全身症状一般较轻，可有低热和头痛。体温增高时会有发抖。儿童感冒时症状多较成人为重，常有消化道的症状如呕吐、腹泻等。流行性感冒由流感病毒引起,起病急,全身症状较重,常有高热、头痛及全身酸痛等,而鼻咽部症状常不明显,易爆发流行。

治疗急性上呼吸道感染主要以支持和对症处理为主。患者应注意休息,房间保持温暖及空气流通,多饮水,防治细菌感染。常用的感冒药物多为复方制剂或中成药,如对乙酰氨基酸、双酚伪麻片、银翘解毒片等,可缓解流鼻涕、打喷嚏、鼻塞等症状,消除身体的疼痛。咳嗽糖浆及鼻部喷剂也能暂时缓解症状。早期应用抗病毒药物可缩短病程,如奥司他韦、抗病毒中成药。如继发细菌感染可适当应用抗菌药物。对流感患者应注意隔离。

预防急性上呼吸道感染最有效的办法是增强机体自身抗病能力。做好防寒工作,避免过度劳累。避免与感冒患者接触。在感冒流行时期,尽量少去人群拥挤、空气流通较差的公共场所。

肺炎

肺炎是指终末气道、肺泡和肺间质的炎症,可由病原微生物、理化因素、过敏等因素所致。多种病原体可引起肺炎,包括细菌、支原体、病毒等,以细菌性肺炎最为常见。

在抗生素应用之前,细菌性肺炎对人类危害极大,抗生素的出现及发展曾一度使肺炎病死亡率明显下降。但近年来,因为人口老龄化,免疫缺陷疾病如肿瘤、艾滋病的增加,抗生素的不合理应用等因素,肺炎总的病死率不再降低,甚至有所上升。

为什么会患肺炎呢?这取决于两个因素:病原体和机体的防御能力。如果病原体数量多、毒力强而机体的防御能力又差,即可发生肺炎。病原体到达肺脏有多种途径,常见的是病原体被吸入肺部而致病,但有时病原体可随血液到达肺脏,或由邻近组织的感染蔓延而至。

肺炎的临床表现变化较大,可轻可重,可以是上呼吸道感染的一种轻度并发症,也可能是一种危及生命的疾病。常见的症状是咳嗽、咳痰,或原有的呼吸道症状加重,并出现脓性痰或血痰。大部分肺炎会有发热。如果肺炎的面积较大,会出现呼吸困难、胸痛、气促的症状。在老年人、糖尿病或心、肺慢性疾病患者,重症肺炎甚至可引起昏迷、血压下降等严重症状。大部分肺炎治愈后不留瘢痕,不影响肺的结构和功能。

肺炎的诊断需要胸部 X 线检查，例如胸片，表现为正常肺组织出现云雾状的阴影（如图 1-2）。根据肺炎的累及部位可分为肺泡性肺炎、支气管肺炎及间质性肺炎。为寻找肺炎的病原体，医生往往会建议患者行痰细菌培养以确定致病菌，指导选择敏感抗生素。

一旦罹患肺炎，应在医生的指导下接受正规治疗。抗感染治疗是肺炎治疗的最主要环节。青壮年和既

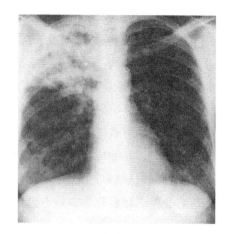

图 1-2　右肺上叶肺炎

往身体健康的肺炎患者，可在门诊治疗；老年人、合并有心、肺等基础疾病的患者应住院治疗。如治疗有效，2～3 天后患者病情会好转，表现为体温下降、咳嗽、咳痰减轻。疗程结束，病情基本好转后，可再次拍胸片看炎症是否吸收。患者在治疗期间应卧床休息，多喝开水。如果痰液很多，物理治疗会有一定的帮助。

慢性阻塞性肺疾病

慢性阻塞性肺疾病（COPD）是一种具有气流受限特征的肺部疾病，气流受限不完全可逆，呈进行性发展。慢性阻塞性肺疾病患病率和死亡率均高，严重影响患者的劳动力和生活质量。世界卫生组织资料显示，近 30 年，冠心病、高血压脑卒中的死亡率均明显下降，而慢性阻塞性肺疾病的死亡率却有逐年增加的趋势，造成巨大的社会和经济负担。

慢性阻塞性肺疾病与慢性支气管炎和肺气肿密切相关。慢性支气管炎是指支气管壁的慢性炎症。慢性支气管炎与急性支气管炎相似，主要的症状是咳嗽、咳痰，部分患者同时伴有喘息。不同的是，急性支气管炎痊愈后，症状就会消失，而慢性支气管炎的症状却时轻时重，反复发作，并且逐渐恶化。如患者每年咳嗽、咳痰 3 个月以上，连续 2 年或更长，并能除外其他已知疾病如肺癌所致者，可以诊断为慢性支气管炎。支气管的反复感染，使黏膜变厚，加上过多分泌的黏液及管腔收缩，造成支气管变窄，气流呼出受阻。

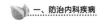

吃力的呼吸会导致肺中细支气管末端的数百万个小泡过度扩张或破裂,肺的弹性就逐渐遭到破坏而发生阻塞性肺气肿。肺气肿是指肺部远端气腔的异常扩张,伴有肺泡壁和细支气管的破坏。当慢性支气管炎和肺气肿患者出现气流受限并不完全可逆时,则诊断慢性阻塞性肺疾病。如患者只有慢性支气管炎或肺气肿,而无气流受限,则不能诊断慢性阻塞性肺疾病。

从慢性支气管炎逐渐发展到阻塞性肺疾病,是一个漫长的过程,一般经过十几年或几十年的时间。但是如果患者吸烟,这种进程可能会明显加快。慢性阻塞性肺病的最早期症状,可发生于吸烟后 5～10 年,包括咳嗽和晨起咳痰,常被吸烟者视为"正常"。受凉感冒后,咳嗽症状会明显加重,出现黄色脓痰,常伴有喘息,称为急性发作期。随年龄的增长,发作越来越频繁,并出现逐渐加重的呼吸困难。早期在劳力时出现,最后,在日常活动(如洗浴、穿衣以及煮饭)甚至休息时,亦感到气短。最后患者可能会因呼吸衰竭而死亡。

怎样诊断慢性阻塞性肺疾病?医生往往会根据患者常年的咳嗽、咳痰症状,逐渐加重的呼吸困难作出综合判断,如果是吸烟患者,那么可能性会进一步增大。但确诊的"金标准"是肺功能的检测。医生会根据肺功能的检测指标判断患者是否患有慢性阻塞性肺疾病,并对严重程度进行分级,制定相应的治疗方案。

一旦发展成慢性阻塞性肺疾病,医生可以减轻患者的症状,使其发展延缓下来,但是却无法治愈这种疾病。所以对于慢性阻塞性肺疾病,重点在防,其次是治。由于吸烟是慢性阻塞性肺疾病最重要的原因,首要的治疗应让患者戒烟。在患病过程中的任何时间戒烟均可使患者受益。尽量避免使病情加重的因素如上呼吸道感染,患者可每年接种流感疫苗,隔几年接种一次肺炎球菌疫苗。可应用支气管舒张药物如 β_2-肾上腺素受体激动剂或茶碱类药物以缓解症状。痰不易咳出者可应用化痰药物如氨溴索。长期氧疗可改善慢性阻塞性肺疾病患者活动时的呼吸困难,延长重症患者的生存期。如有条件,最好在家中配置供氧设备,例如氧气罐或制氧机,建议每天吸氧至少 12 小时。细菌或病毒感染是急性加重期的常见原因。当患者呼吸困难加重,咳嗽伴痰量增加,有脓性痰时,应积极选用抗生素治疗。

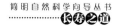
支气管哮喘

支气管哮喘,简称哮喘,是由多种细胞和细胞组分参与的气道慢性炎症性疾病。这种慢性炎症使气道对外界刺激的反应性明显增加,即在正常情况下并不引起反应的轻度刺激也会引起气道的强烈反应,称之为气道高反应性。

如果一个人在接触花粉、刺激性气味、冷空气后或在运动、感冒后出现胸闷、喘憋或咳嗽的症状,反复发生,有时可自行缓解,应考虑哮喘的可能,此时应到医院,由专科医师结合临床表现和肺功能检查明确诊断。

如果确诊为哮喘,患者也不要紧张或有压力。哮喘通过长期、适当、充分的规范治疗,完全可以得到控制。患者可以和健康人一样生活、工作、学习。因此,哮喘患者一定要到医院看医生,及时进行规范治疗。

应尽力寻找引起哮喘发作的诱因,如果可以明确过敏原并且能够脱离。这是防治哮喘最有效的办法。

治疗哮喘的药物分为两类:一类称为支气管舒张剂,主要作用为舒张支气管,用于缓解哮喘发作,通俗地说就是"治标";另一类为抗炎药,主要作用为治疗慢性气道炎症,用于控制哮喘发作,即"治本"。

支气管舒张剂包括:① β_2-肾上腺素受体激动剂是缓解哮喘发作和预防运动性哮喘的最佳药物。支气管扩张剂激动 β_2-肾上腺素受体可松弛痉挛的支气管平滑肌,使支气管扩张。以往的 β_2-肾上腺素受体激动剂在数分钟内起效,但维持时间仅为 $4\sim6$ 小时,如万托林定量气雾剂。新的长效 β_2-肾上腺素受体激动剂如奥克斯都保,作用时间可达 $10\sim12$ 小时。支气管扩张剂经口服、注射或吸入均可发挥高效。吸入疗法可使药物直接到达气道内,故起效迅速且全身副作用轻微,但需要患者配合吸入,而且当严重气道阻塞时药物则无法进入气道。支气管扩张剂经口服或注射也可以扩张阻塞的气道,但更易引起副作用,且起效较慢,仅用于吸入无效的严重哮喘或不能配合的患者。当哮喘患者需要大大高于推荐剂量的 β_2-肾上腺素受体激动剂时,应咨询医师,这时说明此时病情程度加重,且过量使用该类药物可因其心血管不良反应而导致死亡。② 抗胆碱药:如溴化异丙托品(商品名如爱全乐)等,可阻断乙酰胆碱所致的支气管平滑肌收缩和黏液分泌亢进,可和 β_2-肾上腺素受体激动剂联合应用,其不良反应较少。③ 茶碱类:如氨茶碱、喘

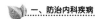

定等。由于茶碱类药物的治疗剂量和中毒剂量非常接近,所以最好在用药时可以监测其血中茶碱浓度,不能任意自行加大剂量,而且许多药物与茶碱同时应用时可以提高茶碱的血药浓度,所以在合用药物时应咨询医师。对于轻中度哮喘患者,推荐使用口服缓释茶碱,不良反应较少。对严重发作者,可静脉使用茶碱。

抗炎药包括:① 糖皮质激素:是当前控制哮喘发作最有效地药物。而激素的吸入治疗是目前推荐长期抗炎控制哮喘的最常用方法。吸入方法应用激素的全身副作用少,可长期使用,注意吸药后用水漱口可减少口腔残余。口服或静脉应用激素全身不良反应多,用于中重度哮喘发作时,症状缓解后改为吸入长期维持。② 其他抗炎药物:白三烯调节剂、色苷酸钠和酮替酚等有一定的辅助作用。

哮喘发作时应尽快缓解气道阻塞,哮喘患者常备一种可迅速发挥作用的支气管舒张剂是非常必要的,如不能控制应及时到医院就诊。

哮喘的本质是一种慢性炎症,在目前没有治愈方法的情况下,一个合理的长期治疗方案是非常重要的。应在医师的指导下,根据病情的程度分级,共同制定一个个性化的方案。然后坚持执行,而不要任意改变。

患者应学会利用峰流速仪监测病情变化,记哮喘日记,对制定与调整治疗方案有很大的用处。测定峰流速应注意白天与夜间的变化,以及用药前后峰流速的改善率。

哮喘的长期治疗中,掌握药物正确的吸入技术是非常必要的。

定量雾化吸入剂四步法:① 摇动吸入器;② 呼气至不能再有气体呼出,将吸入器放入口腔;③ 开始缓慢、深深的吸气,在吸气开始时,在吸入器顶部加压释放药物,继续吸气直到肺完全扩张;④ 屏住呼吸尽量 10 秒钟以上,然后慢慢呼气,至少 1 分钟后再重复下一次。

正确的吸入技术才能保证药物的效果,增加患者的依从性。如患者在应用定量雾化吸入器时,不能做到动作的协调,可以加用雾化罐或改用干粉吸入器。

肺结核

肺结核是由空气传播结核分枝杆菌引起的一种传染病。古时候人们只

23

能靠营养、休息和新鲜空气被动应对,自从有了抗结核药物,新发现结核病的治愈率达到 95％以上。然而,80 年代中期以来,由于艾滋病的流行、贫穷、大量移民、人口拥挤以及耐药结核菌的增多,使结核病再次成为一个严重的公共卫生问题,并且由于对现有抗结核药耐药的结核菌比例逐渐增高,使问题变得更加令人担忧。

肺结核患者的症状没有特异性,常表现为咳嗽、咳痰、咯血、胸痛、呼吸困难,午后低热、乏力、盗汗、食欲减退和体重减轻。诊断需要参考病史、影像学及实验室相关检查和结核菌素试验来综合判断。确诊则需要病原学或病理学证据。如果确诊为活动性肺结核,应立即开始治疗。

肺结核药物治疗的原则是早期、规律、全程、适量、联合。因为,抗结核药对疾病早期繁殖活跃的结核菌有更好的杀灭作用,尽早治疗有利于杀菌、促使病变吸收和降低传染性;严格按照治疗方案规律用药可以避免耐药性的产生;治疗必须按规定完成疗程,常常在患者感到完全恢复后仍需要长时间继续治疗,长期用药可以杀死生长缓慢的细菌,并减少复发;适量用药,避免耐药性和药物毒性的发生;活动性肺结核感染常含有上亿的细菌,单独给予任何一种抗结核药物不可能对所有结核菌有效,而不敏感的耐药菌也不可能同时对两种以上的抗结核药物耐药。因此,至少将两种作用机制不同的药物联合使用可以提高疗效并能防止耐药菌的产生。

肺结核的治疗需要长期口服药物,根据痰菌的情况和是否曾经接受过抗结核治疗,治疗方案规定的治疗期为 6～8 个月。在长时间的治疗过程中,如果不能坚持规律用药将会导致低治愈率、高复发率和高耐药率的严重后果。因此,世界卫生组织提出全程督导化疗,即让肺结核患者在治疗过程中每次用药都在医务人员的直接监督下进行,以保证规律用药。基层卫生单位在其中应起主要的作用。在应用抗结核药物的过程中,应注意药物的不良反应。异烟肼和利福平对肝脏有影响,应定期检查肝功能,如果发现异常,必须咨询医师,找到一种替代的方法。此外链霉素可致听力障碍和肾功能损害,乙胺丁醇可致视神经炎,异烟肼可致周围神经炎,应提高警惕。

消化系统的结构和功能

人体的消化系统由消化道和与之相连的消化腺两部分组成。消化道长

8~10米，包括口腔、咽、食管、胃、小肠（十二指肠、空肠、回肠）和大肠（盲肠、阑尾、结肠和直肠）。消化腺分为小消化腺和大消化腺两种，小消化腺主要分布于消化道各部的管壁内，大消化腺包括唾液腺（腮腺、下颌下腺及舌下腺）、肝和胰，肝脏是人体最大的消化腺，也是人体最大的器官，是机体代谢的枢纽。消化腺主要分泌消化液，每日总量可达6~8升。

消化系统的基本生理功能是摄取、转运、消化食物、吸收营养，为机体新陈代谢提供物质和能量来源，而未被消化吸收的食物残渣，最终以粪便形式排出体外。食物在口腔内经咀嚼、湿润、溶解后被吞咽，通过食管的蠕动到达胃内。胃可容纳摄入的大量食物，并对其进行研磨，使食物与胃液充分混合，即机械性和化学性消化，最后形成食糜随着胃的运动而逐渐排入小肠。小肠是消化、吸收的主要场所。食物进入小肠，在受到胰液、胆汁和小肠液的化学性消化和小肠蠕动的机械性消化后，形成小分子物质。小分子物质经消化道黏膜上皮细胞进入血液和淋巴液而被吸收。大多数营养物质（糖、脂肪和蛋白质等）在小肠被吸收，难于消化吸收的食物残渣则进入大肠。大肠没有重要的消化功能，仅有一定的吸收功能，主要是吸收水分、电解质及形成、贮存、排泄粪便。

腹痛

腹痛是临床最常见的症状之一，原因复杂，几乎涉及各科疾病。可以是腹内脏器病变，也可以是腹外病变；可以是内科疾患，也可以是外科疾患，有的起初为内科疾患，后来逐渐发展为以外科情况为主。在治疗方法上，有些急需手术，有些则不需要手术；有些腹痛最初保守治疗，之后需手术治疗。按照发病的缓急与病程长短可分为急性和慢性腹痛两类。

（1）急性腹痛：急性腹痛多起病急，变化快，病情重，需急症处理。急性腹痛发生后都应考虑哪些疾病呢？常见的疾病包括：① 腹腔脏器急性炎症如急性胃炎、急性肠炎、急性胰腺炎、急性腹膜炎、急性胆囊炎等。② 急性腹膜炎可以是胃穿孔、肠穿孔、胆囊穿孔引起的急性化脓性腹膜炎，也可以是肝硬化所致的自发性腹膜炎等。③ 脏器阻塞和扩张如胆道结石梗阻、胆道蛔虫症、肠梗阻、肠套叠、输尿管结石梗阻等。④ 脏器扭转或破裂如肠扭转、肠绞窄、肠系膜扭转、卵巢囊肿扭转、肝癌结节破裂、脾破裂、异位妊娠破裂等。⑤ 腹腔血管病变如夹层腹主动脉瘤、肠系膜动脉血栓形成、脾梗死、肾梗死等。⑥ 胸部疾病所致的牵涉痛如心绞痛、心急梗死、心包炎、肺炎、胸膜炎、食管裂孔疝等。⑦ 腹壁疾病腹壁脓肿、腹壁挫伤、腹壁带状疱疹等。⑧ 全身性疾病腹型过敏性紫癜、腹型风湿热、铅中毒等。

（2）慢性腹痛：哪些疾病可以引起慢性腹痛呢？慢性腹痛可按其腹痛的部位查找病因。① 慢性右上腹痛常见于慢性肝炎、肝脓肿、肝癌、慢性胆囊炎、胆石症及溃疡病等。② 如果慢性腹痛发生在中上腹部应该考虑食管裂孔疝、食管炎、贲门癌、胃与十二指肠溃疡、慢性胃炎、胃下垂、胃神经官能症、慢性胰腺炎及胰腺癌等。③ 左上腹部的慢性腹痛常见于慢性胃炎、慢性胰腺炎等。④ 慢性左、右腰腹痛常见于肾下垂、慢性肾盂肾炎及泌尿系结石等。⑤ 慢性右下腹痛常见于慢性阑尾炎、肠结核及右侧输卵管卵巢炎等。⑥ 慢性下腹痛常见于慢性膀胱炎、前列腺炎及慢性盆腔炎等，也可以见于慢性痢疾、慢性结肠炎、直肠与乙状结肠癌等。

黄疸

在人体新陈代谢过程中，胆红素是其中一种中间代谢产物。大部分胆红素由衰老的红细胞破坏而来，小部分来自组织中蛋白质的分解。肝脏是胆红素摄取、转化及排泄的重要器官，维持代谢过程的"收支平衡"。但是如果在这个过程的某些环节出现问题，胆红素生成过多或排泄减少，造成体内"堆积"，胆红素就会渗透到全身各处体液和组织液中，使巩膜、皮肤、黏膜染成黄色，即临床上常见的黄疸。

按病因，黄疸可分为溶血性、肝细胞性、胆汁淤积性和先天性非溶血性黄疸；按病变部位可分为肝前性、肝性和肝后性黄疸；按治疗观点又可分为内科性和外科性黄疸。下面我们逐一讲述。

溶血性黄疸是因为红细胞在体内大量破坏，产生溶血，胆红素生成过多，超过肝脏处理能力，造成大量胆红素在血液中积聚：① 先天性溶血性贫血，如遗传性球形红细胞增多症、血红蛋白病等；② 获得性溶血性贫血，如自身免疫性贫血、异型输血后溶血、新生儿溶血症、遗传性葡萄糖-6-磷酸脱氢酶缺乏（蚕豆病）、疟疾、药物或毒物如蛇毒、毒蕈引起的溶血等。

发生急性溶血性黄疸时，常有发热、腰背酸痛、尿色深，呈酱油样或浓茶水样,但皮肤不瘙痒,巩膜多见轻度黄染,呈浅柠檬色。临床检查时有脾大,骨髓增生旺盛,血清中总胆红素增高,但一般不超过 85 μmol/L。

肝细胞性黄疸发生在病毒性肝炎、肝硬化、肝癌以及钩端螺旋体病、败血症等,因肝细胞广泛损害而引起黄疸。重症肝炎几乎百分之百有黄疸,常见皮肤和巩膜呈浅黄至深金黄色,皮肤有时瘙痒;尿色深,大便颜色加深,但在疾病高峰时,大便颜色反而变浅。实验室检查可发现血清转氨酶明显增高,肝炎病毒标记物常呈阳性。

胆汁淤积性黄疸根据解剖部位可分为肝外阻塞、肝内阻塞和肝内胆汁淤积。引起肝外阻塞的有胆石症、胆道蛔虫、胆管炎、肝癌、胰腺及周围组织癌等。阻塞上端的胆管内压力不断增高,胆管逐渐扩大,最后使肝内胆管因胆汁淤积而破裂,胆汁反流入血液,使血中胆红素增高。肝内阻塞包括肝内泥沙样结石、原发性肝癌侵犯肝内胆管或形成癌栓、华支睾吸虫病等。肝内胆汁淤积见于病毒性肝炎、药物性肝病(如某些抗生素、避孕药、氯丙嗪、抗甲亢药物等所致)、原发性胆汁性肝硬化及妊娠期黄疸等。发生胆汁淤积性黄疸时,人体皮肤颜色暗黄、黄绿或绿褐色,皮肤瘙痒严重,尿色深黄,大便颜色变浅,显浅灰色或白陶土色。

先天性非溶血性黄疸是指肝细胞对胆红素的摄取、结合及排泄有先天性酶缺陷所致,大多数发病于小儿和青年期,有家族史,除极少数外,多数健康状态良好。仅仅表现为皮肤、巩膜黄染,可于感冒、劳累后加重。

还有一点需要注意的是,真性黄疸要和假性黄疸鉴别。假性黄疸见于过量进食含有胡萝卜素的胡萝卜、南瓜、西红柿、柑橘等食物。胡萝卜只引起皮肤黄染,而巩膜正常。另外有些人球结膜常有微黄色脂肪堆积,巩膜黄染不均匀,而皮肤正常。有上面这些情况的朋友完全不必大惊小怪。

反流性食管炎

反流性食管炎是较常见的食管疾病,系指胃、十二指肠内容物反流至食管引起的炎症。其发病机理主要为食管下段的食管下括约肌功能失调及食管、胃的动力障碍,导致胃、十二指肠内容物向食管反流,以致胃酸、胃蛋白酶、胆盐和胰酶等物质刺激、损伤食道黏膜,引起食管的炎症、糜烂、溃疡或狭窄。男女均可发病,40～60 岁多见,且发病随年龄增加而增加。这个疾病可与食管裂孔疝、食管癌、慢性胃炎、消化性溃疡等病并存，也可单独存在。

反流性食管炎发生后，患者常出现胃灼热、反酸、胸痛、吞咽困难等，多在弯腰、头低位仰卧、咳嗽时出现。进食酸性、高脂肪食物，服用地西泮、钙离子拮抗剂、阿司匹林等药时症状加重。内镜检查是诊断反流性食管炎的准确方法，镜下可见食管黏膜充血、水肿、糜烂。24 小时食管 pH 监测可提供是否存在酸反流的证据。另外还有食管吞钡 X 线检查、食管滴酸试验、食管测压等可作为辅助性诊断方法。

患有反流性食管炎的患者应改变生活方式和饮食习惯，避免精神刺激、忌烟、酒、浓茶、咖啡等，餐后不要立即平躺，尽量避免酸反流的发生。药物治疗可应用雷尼替丁、奥美拉唑、兰索拉唑等减少胃酸分泌，并可加用莫沙必利、多潘立酮等促进食管蠕动和胃排空，减少反流。必要时可行抗反流手术治疗。

急性胃肠炎

急性胃肠炎是指由多种不同原因，如细菌、病毒、毒素、支原体、衣原体等病原体感染及其毒素作用、大量饮酒及服用某些药物等引起的胃肠道急性、弥漫性炎症。

饮食不洁是急性胃肠炎的主要病因，多由于食入带有病原菌及其毒素的食物，如变质、腐败、受污染的主副食品，或饮食不当，如暴饮暴食、食入过量刺激性强的不易消化的食物而引起。沙门菌属是引起本病的主要病原菌。在我国多发生在夏、秋两季。男女发病率无明显差异。

这种疾病通常起病急，常在食入不干净的食物后一到两天内发病。根据病变部位不同，可分为急性胃炎、急性肠炎、急性胃肠炎三型。患有急性胃炎的患者常表现为恶心、呕吐、上腹部疼痛不适等；急性肠炎患者表现为腹痛、腹泻、腹部不适等，排便可一日数次到数十次不等，为糊状或为黄色水样便，并可附有泡沫或少量黏液，甚至呈洗肉水样，严重者可出现电解质紊乱、脱水和休克；急性胃肠炎患者同时出现急性胃炎和肠炎两者的表现。多数患者尚可有发热、恶寒、全身不适、疲乏无力等感染中毒症状。病程一般在 2～5 天。

发病前多有食入不洁饮食的病史，同食者多一起发病。人便常规检查及细菌培养、血常规检查白细胞计数升高等有助于诊断。患者应尽量卧床休息,轻者可鼓励多饮水或淡盐水,补充水容量;严重者应该静脉补液,保持水、电解质平衡,防治脱水和感染性休克。同时对症治疗,呕吐者给予止吐药,腹痛者给予解痉剂、腹泻者可给予止泻剂。选用抗菌药物,如庆大霉素、诺氟沙星、吡哌酸、黄连素、培菲康等,但应避免滥用抗生素。

慢性胃炎

慢性胃炎是临床常见病和多发病,表现为腹胀、腹痛、恶心、早饱、嗳气等消化不良症状。饮食不卫生、不规律,进食过冷、过热、粗糙坚硬、辛辣刺激性食物,饮浓茶、咖啡,长期大量地饮酒和吸烟,服用阿司匹林、地塞米松等药物均可诱发或加重病情,故慢性胃炎的自我保健就显得至关重要。

首先,保持良好而稳定的情绪是战胜一切慢性病的前提。胃肠道的分泌和运动功能,都受神经系统的支配和调节,故人的喜、怒、哀、乐等情绪变化对胃肠道功能有很大影响。人的心情舒畅,可使消化液分泌增加,胃肠蠕动增快,食欲亦随之增强,对胃黏膜炎症的消退很有益处;相反,精神紧张、心情烦躁、失眠、眩晕、心悸、健忘等,这些现象反过来又可抑制消化腺,消化液分泌减少,胃肠蠕动减慢,食欲减退,加重病情,从而形成恶性循环。所以,应该注意精神调养,消除顾虑,保持轻松愉快的心情。

其次,生活要规律,劳逸结合。可适当进行活动或体育锻炼,不必完全休息,但应避免过度劳累和受寒,保持睡眠充足。

再次,注意控制饮食。进食应坚持下面的原则:① 避免吃过冷、过热、粗糙、坚硬、不易消化、辛辣刺激性食物;② 多吃新鲜、清淡、富于营养的食物;③ 细嚼慢咽,按时进餐,忌暴饮暴食,发作时宜少吃多餐;④ 戒酒;⑤ 慢性胃炎急性发作期,宜进牛奶、稀饭、软面条等半流质饮食;⑥ 经常吃面食,少吃米饭,因面食对胃黏膜有保护作用;⑦ 油腻食物不易消化,不宜多吃。

最后,注意合理用药。慢性胃炎属于慢性病,病程长,应坚持按医嘱用药,切忌滥用药。

消化性溃疡

消化性溃疡包括胃溃疡和十二指肠溃疡。溃疡发生是胃十二指肠黏膜侵袭因素和防御因素失去平衡的结果,是一种多因素疾病,胃酸在溃疡形成中起关键作用。1983 年,澳大利亚学者 Warren 和 Marshall 首先在人的胃黏膜活检组织中分离出一种螺旋状的细菌,后来被命名为幽门螺旋杆菌,并认为这种细菌可能是引起慢性胃炎和消化性溃疡的细菌。经过十多年的大量研究,证明幽门螺旋杆菌感染是慢性胃炎和消化性溃疡的主要病因。Warren 和 Marshall 也因此获得了 2005 年诺贝尔医学奖。

基于幽门螺旋杆菌的发现,近年来消化性溃疡的药物治疗有了革命性的提高。但过去应用的制酸药和胃黏膜保护剂在溃疡病的治疗上仍有相应的地位。20 世纪 70 年代,一种抑制胃酸分泌的药物——组胺 H_2 受体拮抗剂问世,在临床上取得了良好的治疗效果,大大降低了消化性溃疡并发症的发生率,是消化性溃疡病治疗史上的一个里程碑。进入 20 世纪 80 年代,质子泵抑制剂问世,如奥美拉唑,兰索拉唑、泮托拉唑等。质子泵抑制剂的抑酸作用比组胺 H_2 受体阻滞剂更强大而且作用持久,溃疡愈合的速度更快,愈合率更高。新的胃黏膜保护剂,如前列腺素 E、麦滋林-S 颗粒等,为消化性溃疡的治疗开辟了另一条新途径。20 世纪 90 年代始开展抗幽门螺杆菌根除疗法,此方法可促进溃疡愈合及复发,从而达到治愈溃疡的目的,开创了消化性溃疡治疗的新纪元。

慢性病毒性肝炎

乙型肝炎病毒(HBV)感染呈全球性流行,全世界发病患者数为 3.5 亿~4 亿人。我国是高流行地区,HBsAg 阳性流行率为 9.75%,约 1.2 亿人携带 HBsAg;慢性乙型肝炎患者为 2 000 万~3 000 万例,其中 10%~20% 可发展为肝硬化;肝硬化患者中,每年有 1%~4% 发生肝细胞癌;慢性乙型肝炎是我国肝硬化和肝细胞癌的主要病因。每年 25 万~30 万人死于乙型肝炎相关性疾病。因此,HBV 感染是极为重要的公共卫生问题。

乙型肝炎病毒感染人体后,由于各人之间的差别,会出现不同的临床特点。大部分人表现为急性感染的特征,在 6 个月的时间内康复。而部分人则表现为时间长于 6 个月的慢性感染,我们经常所说的乙肝病毒携带者和慢性乙型肝炎是临床上最常见的两种慢性感染的形式。

乙型肝炎病毒携带者是指无症状、无体征,检查肝功能都是正常的,但检查 HBsAg 为阳性时间长于 6 个月的患者。携带者的肝脏可能没有病变,也可能有轻微的病变,这需要做肝脏活体检查来确定。携带者表面上像健康人一样,不影响工作和学习,但实际上是带毒者,具有传染性,在一定条件下可变成肝炎,并且会进一步发展成肝硬化或肝癌。携带者现在没有特殊的治疗办法,抗病毒治疗效果也不是很好,应该定期到医院去检查、观察,看有没有肝炎表现。如果有肝炎表现,我们就给予治疗。如果没有肝炎表现,可以照常工作、学习。

慢性乙型肝炎,实际上是指病程持续 6 个月以上,患者可出现厌食、恶心、呕吐、腹胀、腹泻、乏力、头晕、失眠、肝区不适、肝大压痛等诸多症状,也有一部分患者可没有任何不适,但患者肝功检查反复异常。慢性乙型肝炎治疗的目标是持续抑制 HBV 复制,从而减轻和防止肝炎病变加重和复发,减缓和预防其进展为肝硬化、肝衰竭和肝细胞癌。最终的治疗目标应是消除病毒和病变停止进展和恢复。目前治疗主要是以抗病毒为主的综合治疗法,如抗病毒、免疫调节、抗炎症、保护肝功能(日常所说的保肝治疗)。

慢性肝炎发展时间长了以后,患者出现肝脏纤维化,进一步发展成为肝硬化。许多患者就诊时,就已经发展到了肝硬化的阶段。到了这个阶段,患者由于肝功能不好,会出现厌食、恶心、乏力、易出血等症状,也可出现门静脉高压的表现,比如说患者有腹水,有食道和胃底静脉曲张,脾脏会肿大,从而会继发吐血和血小板、白细胞减少等。患者一旦发展至肝硬化情况就无法逆转。在临床治疗慢性乙肝时,减缓其进展为肝硬化是至关重要的。

乙肝主要通过血液和血液制品传播,血液及制品中只要有微量乙肝病毒即可使使用者感染;此外皮肤划痕、针灸、共用剃刀、牙刷等极易经破损的皮肤黏膜传播乙肝病毒。乙肝还可经日常生活接触传播,母婴传播及性接触传播。

乙型肝炎是可以预防的,只要掌握预防乙肝的知识并认真去做,就可以把乙肝感染的危害降到最低限度。根据国内外防治经验,采取以切断传播途径和合理使用乙肝疫苗为主的综合性预防措施,收效最大。

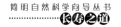

酒精性肝病

酒精性肝病是长期大量饮酒所导致的肝脏疾病,包括酒精性脂肪肝、酒精性肝炎和酒精性肝硬化三种类型。在西方国家,酒精性肝病是最常见的慢性肝病。近年来在我国的发病率也在逐年增高,应该给予足够的重视。

肝脏就像人体内的一个生物化学工厂,是重要的代谢和解毒器官。糖、蛋白质、脂肪、水、盐、维生素、激素及其他生物活性物质、药物等的代谢,都主要在肝脏进行。来自胃肠道和体内的病原微生物,如细菌、各种毒素、毒物、异物等,通过肝脏时能被清除和分解,使人体内的血液保持纯净。饮酒后,摄入体内的乙醇95%以上在肝内分解代谢。乙醇及其代谢物可引起肝细胞代谢紊乱,影响脂肪代谢的各个环节,最终导致肝内脂肪堆积,也使肝细胞变性和坏死,并发炎症反应、胶原纤维和结节性增生,最终可致肝硬化。

酒精性肝病有什么症状?酒精性脂肪肝一般无症状或仅有轻微的症状,可表现为乏力、倦怠、食欲不振、腹胀、恶心、呕吐及肝区不适等,还可有肥胖、肝脏肿大等表现。酒精性肝炎患者发病前往往短期内曾大量饮酒,临床表现除了有酒精性脂肪肝的症状外,还有发热、腹痛、腹泻等,且有明显的体重减轻。化验检查可发现肝功能异常或伴有贫血。酒精性肝硬化患者早期无症状,中后期可出现体重减轻、食欲不振、腹痛、乏力、发热、尿色深、齿龈出血等,严重者可出现黄疸、腹水、水肿、上消化道出血等症状,化验检查可有贫血、白细胞和血小板下降、人血白蛋白降低、球蛋白增高表现。

怎样预防酒精性肝病?预防酒精性肝病,要选择健康文明的生活方式。控制饮酒量,尽量饮用低度酒或不含酒精的饮料,最好不要空腹饮酒。饮酒后要及时补充高蛋白、高纤维素饮食,尤其应补充维生素 B 族、维生素 A、C、K 及叶酸等。此外,大量饮酒或长期饮酒者,应定期检查肝功能。

一旦患上酒精性肝病应该如何治疗?最重要的是戒酒。对于轻症酒精性肝病和酒精性脂肪肝,一般戒酒 2~4 周即可明显改善症状。少数酒精性肝炎也可在戒酒数月后缓慢恢复。对于早期肝硬化的患者,戒酒可阻止肝硬化程度的进展,并改善肝炎程度,但对于中晚期肝硬化常难以奏效。值得强调的是,戒酒者应该逐渐减少饮酒量直至戒酒,而不是突然完全停止饮酒。否则,会出现戒断症状。建议每天饮酒量以减少前一天量的 1/3 为妥,在1～2周内完全戒除。对于大多数酒精性肝炎及酒精性肝硬化患者，单纯戒酒不能使病情完全康复，此时应该到正规医院就诊，在医生的指导下应用药物治疗，必要时住院治疗。

急性胰腺炎

胰腺隐居在人体上腹部的深处，胰腺分泌的胰液中有好几种消化酶在食物消化过程中起着重要作用。正常情况下，胰腺分泌的消化酶只有在分泌入肠道后才会被激活，从而具有消化蛋白质和脂肪的能力，但是在某些病因的作用下，胰腺分泌的消化酶在胰腺内部就激活，形成了"自己消化自己"的奇怪现象，继而出现水肿、出血和坏死等炎症反应，称之为急性胰腺炎。

临床上导致消化酶在胰腺内激活最常见的病因有两个：① 胰管和胆总管共同开口在十二指肠，如果共同开口处被胆结石等病变阻塞，就可以使胆汁反流入胰管，将胰腺分泌的消化酶激活。② 饮酒可以进而促进胰液分泌增多，造成胰管内压增高。重者可导致胰腺小导管破裂，激活胰腺消化酶。国外引起胰腺炎的原因主要为酒精中毒，而我国与此不同，主要是由于胆结石致胰液引流不畅、反流。

急性胰腺炎患者一般会因为突然出现的中上腹部剧烈腹痛前来就诊，这是最典型的症状，可以连带出现后背部疼痛。恶心、呕吐、腹胀、发热等也很常见。轻症的急性胰腺炎胰腺组织以水肿为主，腹痛较轻而且一般几天后自然缓解，逐渐痊愈。重症的急性胰腺炎则有胰腺组织的坏死、血管破裂出血。此时局部的胰腺炎症反应异常剧烈，体内大量与炎症有关的细胞被激活，分泌极大量炎症物质，这些炎症物质不仅作用于胰腺局部，还可以损伤全身许多重要器官，导致休克、肾衰竭、呼吸功能衰竭等一系列严重并发症，这种状态称之为多脏器功能衰竭，病情非常凶险，死亡率很高。重症的急性胰腺炎病情恢复缓慢而且复杂多变，恢复过程中可能还会有胰腺局部囊肿、脓肿等并发症。临床工作中为了确诊急性胰腺炎，常需测定血清淀粉酶，此时胰腺分泌的消化酶进入血管，淀粉酶水平大幅度的升高。CT等影像学资料会发现胰腺肿大，周围出现炎症液体，可以对病情的程度进行准确判断，也是非常有帮助的临床诊断方法。

作为一种临床危重病症，急性胰腺炎的治疗常需要内科、外科、急诊科、重症监护科多科室的共同协作。治疗中要补充机体需要的水、营养，及时治疗多脏器衰竭，抑制胰腺分泌并中和消化酶活性，预防感染，积极治疗病因，防止复发。

泌尿系统的功能

泌尿系统包括多个器官——肾脏、输尿管、膀胱、尿道等。共同完成一个重要的功能，排泄机体产生的废物，达到净化机体的作用。其中肾脏通过滤过血液，把有害的物质从血液中分离，形成尿液，然后，含有代谢废物的尿液通过输尿管进入膀胱，在膀胱内停留一段时间，待到尿液达到一定量的时候，机体通过排尿反射通过尿道，把尿液排出体外。

在医学上，习惯把泌尿系统划分为两个部分，即上泌尿道——包括肾脏和输尿管，下泌尿道——包括膀胱和尿道。

泌尿系统中最重要的是肾脏，是维持人体生命活动的重要器官，形状很像蚕豆，位于脊柱两侧，贴近腹后壁，左侧较右侧肾脏高 $1\sim2$ 厘米。正常人的肾脏随呼吸可以上下移动，范围在 $1\sim2$ 厘米之间。正常人的肾脏大约长 $10\sim12$ 厘米，厚 $3\sim4$ 厘米，宽 $5\sim6$ 厘米。虽然肾脏不是体内最大的脏器，两个肾脏加起来也不过 300 克，但是它结构复杂，血液供应特殊。这些都是其具有多种功能的物质基础。

肾脏主要由肾小球和肾小管组成，共同完成尿液形成、排泄体内废物的作用。形成尿液大约经过三个过程。

（1）肾小球的滤过功能：血液流经肾小球时，血浆中的水分和部分物质从肾小球滤过形成原尿，即肾小球滤过液，每 24 小时生成 $150\sim200$ 升。

（2）肾小管的重吸收作用：原尿经过肾小管时，99％的水分被重吸收，还有葡萄糖和蛋白质等营养物质也全部被重吸收，回到血液，此外原尿中的钠、尿素、尿酸等也得到了不同程度的重吸收。

（3）肾小管的排泄和分泌作用：通过以上的过程，最后每天形成的排出体外的尿液大约 1.5 升。

肾脏不仅是一个重要的排泄器官，而且是一个内分泌器官，通过肾小球的滤过作用和肾小管的排泄和重吸收作用，能够清除蓄积在血液中的代谢产物，保留血液中的有用物质。肾脏除去具有排泄功能的细微结构外，还具

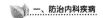

有内分泌功能的微细结构,能分泌肾素、前列腺素、红细胞生成素、1,25－二羟维生素 D 等,这是肾脏的特殊功能。

总的来说肾脏具有以下功能:① 维持体液电解质平衡;② 调节体内酸碱平衡;③ 参与造血功能;④ 参与血压的调节;⑤ 参与骨骼的正常代谢。

蛋白尿与血尿

蛋白尿与血尿是肾脏病中常见的临床化验室表现之一。那么什么是蛋白尿,什么是血尿呢?

让我们先来谈谈蛋白尿。正常成人 24 小时尿蛋白总量小于 150 毫克,青少年可略高但是不能高于 300 毫克/24 小时,用常规的加热醋酸法或磺硫酸法不能检出,当尿中的蛋白总量超过上述界限而被检查出时,称为蛋白尿。蛋白尿发生的机制多种多样,有肾小球滤过屏障功能障碍,有肾小管重吸收功能障碍,有肾小管及尿路上皮的排泄功能障碍,等等。各种原因可以单独发生,也可以混合发生,临床常见的原因是多种混合在一起。

临床上如果尿常规检查中蛋白尿阳性,就要判断是生理性的还是病理性的。虽然说蛋白尿是临床肾脏疾病常见的表现,但是也可能是功能性或体位性的。要进行鉴别诊断必须从临床表现、病史、实验室检查、影像学检查等各方面进行,同时还要强调的是,必须重视免疫学、肾脏活组织、尿本－周蛋白的检查。

血尿是指尿液中出现异常数量的红细胞。正常人尿液中无红细胞或偶见红细胞(0～2/高倍视野),但是如果尿中经常出现红细胞或取新鲜尿液 10 毫升离心(1 500 转/分钟,5 分钟)后取沉渣镜检,红细胞超过 3 个/高倍视野或不离心的尿液在高倍镜下可以见到红细胞,即称为血尿。只有在显微镜下见到红细胞称为"镜下血尿",肉眼即可见血色(尿中含血量超过 1 毫升/升),被称为"肉眼血尿"。血尿在临床上是一个很重要的疾病信号,即使很轻微,也要引起足够的重视。

引起血尿的原因很多,主要有下几类:① 泌尿生殖系统疾病,主要是感染、结石、肿瘤、血管疾病、损伤和遗传性疾病等。② 全身性疾病,如严重的全身感染、风湿疾病、血液病及中毒等均可引起血尿。③ 尿路邻近器官疾病,常见的有急性阑尾炎、盆腔炎或脓肿、子宫或阴道炎症及直肠、结肠、宫

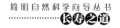
颈或卵巢肿瘤等。当然,临床上也可以见到特发性血尿和运动后血尿,诊断这类疾病要十分谨慎,在排除了其他疾病以后才能下功能性的诊断。

尿频、尿急和尿痛

很多人有过如下情况:小便次数增多,但是每一次量并不是很多;小便时尿道有疼痛感或火辣辣的感觉;有便意的时候,等不及,可能要跑步到厕所解决问题。这是怎么一回事呢?上述就是临床上所讲的尿频、尿急和尿痛。

排尿次数增多,每一次尿量减少,24 小时尿量正常者,称为尿频。正常人排尿白天 3～5 次,夜间睡眠不排尿或仅 1 次,每次尿量 300～500 毫升。大量饮水、精神紧张、天气寒冷所致的尿频,为生理性。因泌尿生殖系统病变或其他原因所致尿频属于病理性。尿急是指有尿意时迫不及待需要立即排尿,常伴有尿频。尿痛是指排尿时膀胱区及尿道疼痛感觉,多为挛缩样疼痛或灼烧痛。尿频、尿急、尿痛均属于尿路刺激症状,常合并出现。

引起尿路刺激症状的原因很多,主要是炎症性及机械性刺激、膀胱容量减少、排尿障碍和神经精神因素引起。

尿频、尿急、尿痛往往诊断明确,临床上主要是进行病因诊断。首先从病史上进行判断,详细的病史是可以提供极有价值的诊断线索,包括年龄、性别、有无排尿不畅、肉眼血尿、脓尿、乳糜尿等。其次进行详细的体格检查,除全身检查外尤应注意与泌尿系统有关的检查,包括肾脏大小、肾区叩击痛、尿道口有无脓性分泌物等,女性患者还要注意妇科检查。再者实验室检查是不可缺少的项目,包括尿常规、尿细胞学检查、尿细菌涂片染色、细菌定量培养及药敏试验等。还有就是某些特殊的检查项目,如超声检查肾脏、膀胱和前列腺有无结石肿瘤和前列腺肥大等情况;X 线,腹部平片对泌尿系统结石、金属异物有诊断意义;排尿时膀胱造影对观察有无输尿管反流有意义;还有器械检查等。结合上述病史、体格检查、实验室检查和特殊检查,进行综合分析,一般就可以明确诊断。

急性肾炎

急性肾炎是急性肾小球肾炎的简称,又称为急性感染后肾小球肾炎,广义上是指多种病因引起,急性起病,以血尿、蛋白尿、水肿、少尿、高血压和短暂性的氮质血症为主要表现的肾小球疾病,大多数在咽部或皮肤链球菌感染后1～3周发病,少数由其他细菌或病毒、寄生虫感染引起。

链球菌感染后急性肾炎,任何年龄均可发病,但以5～14岁的少年儿童多见,20岁以下占93.7%,男女比例为2:1,冬春季节多见,多数患者可以获得临床痊愈,部分遗留少量镜下红细胞与少量尿蛋白,迁延1～2年消失,重症患者可以发生少尿性肾衰竭。

急性肾炎的临床表现主要有:典型的肉眼血尿常是患者的第一个症状,尿色呈均匀的棕色混浊或呈洗肉水样,肉眼血尿持续数天或数周后消失。特殊的面部水肿是多数患者患病后的第一个体征,早晨起床时两眼睑水肿就是人们常说的"肾炎面容",严重者全身水肿。急性肾炎伴有明显的高血压占总人数的80%左右,少数患者可以出现严重的高血压表现,必须积极的治疗。尿量减少和尿中出现蛋白是急性肾炎患者常见的表现,随着病情的好转而改善。多数急性肾炎的患者常常出现一过性的血肌酐和尿素氮升高,通过积极的治疗,多数患者的肾功能可以恢复正常。

急性肾炎的治疗目前无特效的方法,基本上是对症治疗,包括休息、限盐、适当限制蛋白质的摄入、利尿、减轻水肿、降低血压、预防治疗心力衰竭、高血压脑病等综合治疗措施,同时必须积极治疗原发病。如果有肾衰竭必须按肾衰竭治疗,同时治疗过程中不要选择应用对肾脏有害的药物。

肾病综合征

肾病综合征,顾名思义,它是一个综合征,是多种肾小球疾病引起的一组症状与体征,并非是一种独立的疾病,临床特点是大量蛋白尿(>3.5克/天)、低白蛋白血症(<30克/升),明显水肿和高脂血症,其中前两项为必备条件。

引起肾病综合征的病因很多,分为原发性和继发性。原发性是指原发于肾脏本身的疾病所引起,包括多种疾病;继发性是指继发于其他疾病,如儿童常继发于过敏性紫癜肾炎,中青年常继发于系统性红斑狼疮,中老年人常继发于糖尿病、肾淀粉样变和多发性骨髓瘤等。

肾病综合征主要表现为大量蛋白尿,每天多于3.5克。肾小球滤过膜分为机械屏障和电荷屏障,当某些肾脏病造成某种屏障的损伤时,血液中的蛋白就通过肾小球膜滤过,超过了肾小管的重吸收功能,从而表现为尿蛋白阳性,当这种情况严重时,尿蛋白超过一定量(3.5克/天),就成为肾病综合征的一个重要的诊断标准。另一个表现是低蛋白血症,蛋白从尿中丢失后蛋白分解加速、摄入减少、肠道排泄增加,以及肝脏合成白蛋白的能力下降也是低蛋白血症的一个重要的原因。明显水肿和高脂血症是肾病综合征诊断标准中非必要条件,二者的形成都与大量蛋白从尿中丢失有关,同时也造成肾病综合征的多种并发症的发生。

该种疾病的病理表现多种多样,有微小病变型、系膜增生性肾小球肾炎、有系膜毛细血管性肾炎、有膜性肾病,还有局灶节段型肾小球硬化等。

肾病综合征的治疗包括一般治疗:卧床休息,限制水盐的摄入,保证能量的供给,同时注意各种维生素和微量元素的补充。治疗要消除水肿,降低高血压、高脂血症和高凝状态。在整个治疗过程中,最主要的是应用糖皮质激素和免疫抑制剂。它们的应用必须因人而异,决不能千人一方。

预后与病理类型、临床表现有关。一般而言,微小病变型、轻度系膜增生性肾小球肾炎预后较好,系膜毛细血管性肾炎、局灶节段性硬化和重度系膜增殖性肾炎预后较差。临床表现不易控制的大量蛋白尿、高血压和高脂血症,可加速肾小球硬化预后不良。

慢性肾炎

慢性肾小球肾炎以青中年男性多见,病变进展缓慢,病程1年以上,可以有一段时间的无症状期,早期可有乏力、疲倦、腰部疼痛、食欲减退等表现。患者就诊时多表现为蛋白尿、血尿、高血压、水肿,可伴有不同程度的肾功能减退。病情时轻时重,容易反复,多因感染、劳累、妊娠及应用肾毒性药物等因素使病情加重。最终会发展为慢性肾衰竭。

慢性肾小球肾炎治疗困难,预后较差。治疗目的以防止或延缓肾功能进行性恶化、改善或缓解临床症状及防止严重并发症为主,而不以消除尿中蛋白、红细胞为主要目标。药物治疗以控制高血压、应用抗血小板药物为主,同时注意治疗高脂血症、高血糖、高钙血症、高尿酸血症等,避免应用肾毒性和(或)易诱发肾功能损伤的药物,如庆大霉素、磺胺药及非甾体类消炎

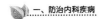

药(某些抗感冒药物中有此成分)等。

慢性肾炎患者除积极配合医生治疗外,应学会自我保健,包括以下内容:

(1)调节饮食:控制蛋白质的摄入量,根据肾功能减退的程度,一般为每天 30～40 克,最多不超过 1 克/公斤,并以优质蛋白为主(瘦肉、蛋类、牛奶等),为防止低蛋白饮食导致的必需氨基酸不足,可以适当给予 α-酮酸(如肾灵、开同等),或应用肾必氨基酸。有高血压、浮肿的患者应控制盐的摄入,食盐量每天不超过 3 克。有严重水肿、尿少的患者,饮水量要限制,为前一天的排出量(尿、粪便等)加 500 毫升。注意补充维生素。

(2)正确对待疾病,保持乐观情绪:慢性肾炎病程较长,易反复发作,患者需增强与疾病作斗争的信心。

(3)注意休息:存在血尿、大量蛋白尿、明显水肿或高血压者,或有进行性肾功能减退患者,应卧床休息。病情控制后,患者可以适当活动,劳逸结合,需避免剧烈运动,劳累会使病情加重。

(4)预防感染:肾炎患者抵抗力低,易发生感染(如呼吸道、泌尿系统、皮肤等),而任何感染均可以使肾炎病情加重。患者应注意个人卫生,避免受凉。如出现感染,及时治疗。

(5)自备血压计,注意监测血压,及时调整降压药物:血压控制在理想水平是延缓肾功能恶化的重要因素。

(6)注意避免应用对肾脏有损害的药物。

慢性肾衰竭

慢性肾衰竭为各种慢性肾脏疾病进行性恶化的结果,分为肾功能不全代偿期、氮质血症期、肾衰竭期和尿毒症期。最常见的原因是慢性肾小球肾炎、小管间质性肾炎、糖尿病肾病、高血压肾损害等。

(1)临床表现:慢性肾衰竭的临床表现涉及全身各个系统,包括:① 钠、水平衡失调、血钾升高、酸中毒、血钙降低、血磷升高等;② 心血管和肺部的表现:高血压、心力衰竭、心包炎、尿毒症肺炎等;③ 血液系统表现:贫血、易于出血、白细胞功能减低等;④ 神经肌肉系统:疲乏、肢体麻木等;⑤ 胃肠道症状:食欲不振、恶心、呕吐等;⑥ 皮肤瘙痒,面部肤色较深且偏黄;⑦ 肌无力、肌肉萎缩、肾性骨病,导致骨痛、行走不便、自发性骨折等;⑧ 内分泌失

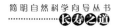
调;⑨ 免疫力低下。

（2）治疗：透析和肾移植作为替代肾脏功能的有效手段，已经广泛应用于临床，但费用颇大。所以，对于多数患者，如何延缓肾衰竭的发展是非常重要的问题。影响慢性肾衰竭进程的因素很多，包括：① 原发病的种类；② 各种使病情加重的诱因（感染、大出血、大手术、脱水、应用损伤肾脏的药物等）；③ 饮食因素导致的病情加重（高蛋白、高磷等）。延缓肾衰竭发展的对策就是针对于上述因素而定，包括：① 患者应配合治疗，遵循医嘱，坚持服药，定期复查，不乱用药，以科学的态度对待疾病。② 消除诱因，如避免感染、出血，避免应用对肾脏有损伤的药物，及时治疗严重的呕吐、腹泻。③ 针对引起肾衰竭的基础疾病治疗，基础疾病的好转可以使肾功能改善。④ 采用合理的饮食治疗，应用低蛋白低磷饮食，同时辅以必需氨基酸或酮酸，以防营养不良。每天蛋白摄入量约 0.6 克/公斤，根据肾小球滤过率（GFR）适当调整饮食中蛋白质，要以含有人体必需氨基酸的动物蛋白为主，如牛奶、蛋类、鱼和瘦肉等。饮食要易消化，含充足的维生素，补充足够的热量，每天30 千卡/公斤。饮水量要根据出入平衡的原则而灵活掌握。⑤ 积极控制高血压，自备血压计，及时调整降压药用量。⑥ 有水肿的患者可适当应用利尿剂，及时纠正高钾和酸中毒，补充钙质。⑦ 如出现心力衰竭、尿毒症肺炎以及神经肌肉等表现，透析治疗效果好。⑧ 积极补充铁剂、叶酸、红细胞生成素，以纠正贫血。⑨ 糖尿病应用胰岛素的患者，随着肾功能的减退，因为胰岛素排出减少，必须逐步减少胰岛素用量。⑩ 皮肤瘙痒的患者，可以应用外用乳化油剂，服用抗过敏的药物也有效。⑪ 肾衰患者不宜怀孕，这会加速肾衰的发展，且对胎儿不利。⑫ 另外，可以配合大黄等中药治疗。

尿毒症

所谓尿毒症是指各种肾脏疾病发展至晚期，大部分肾脏已失去排泄废物、调节体内电解质的作用，机体代谢废物在体内蓄积，出现恶心、呕吐、胸闷、高血压、贫血、骨质疏松等全身各系统表现及明显电解质紊乱的一种综合征。治疗尿毒症，除了饮食、药物治疗以外，对于晚期患者，替代治疗是最有效的治疗手段，替代治疗包括血液透析、腹膜透析、肾移植等。血液透析后患者的平均存活期为 10 年左右。

血液透析是利用半透膜原理,将患者的血液引出体外,与透析液同时引进透析器,在透析膜(半透膜)两侧呈反方向流动,利用半透膜两侧的溶质梯度、渗透梯度和水压梯度,使血液中的废物排向透析液,透析液中有用的离子等进入血液,从而发挥类似于肾脏的功能。

血液透析前数周,应预先通过手术在前臂做一个动静脉瘘,以方便每次透析时用针头穿刺引出及导回血液。动静脉瘘做成后一般两周左右可以使用。需急症透析的患者,可于股静脉处穿刺导管作为引出血液的通路。血液透析一般每周作 2～3 次,每次 4～6 个小时,每次时间长短由患者病情及透析膜性能决定。

虽然血液透析治疗肾衰竭效果好,但也有一些患者不适用此法,如严重出血者、严重心律失常或心力衰竭者、严重糖尿病未能良好控制者、急性脑血管病者、恶性肿瘤晚期患者等。

当然血液透析过程中也可能有一些并发症出现,例如低血压、肌肉痉挛、恶心、呕吐、头痛、发热等,经过及时处理后,不影响透析治疗。

血液透析治疗 6 周后,恶心、呕吐、胸闷、贫血等表现会逐渐好转。通过规律透析,患者可以维持基本正常的日常生活。

血液造血系统的生理特点

人类血液由血浆和血细胞组成。血细胞包括红细胞、白细胞和血小板三类,均起源于造血干细胞。婴儿出生时几乎完全依靠骨髓造血,造血需要增加时,肝、脾可再参与造血。4 岁以后脂肪组织逐步替代造血骨髓。18 岁左右,只有脊椎骨、肋骨、胸骨、颅骨和长骨近端骨骺处有造血骨髓,如再次出现髓外造血则是造血功能紊乱的表现。

红细胞在血液中数量最多,正常成年男性为 $(4.0～5.5)\times10^{12}/L$,女性为 $(3.5～5.0)\times10^{12}/L$,平均寿命约 120 天。红细胞含有血红蛋白,使血液呈红色,在氧气的携带和运输中具有重要作用。红细胞生成及发育成熟过程中需要维生素 B_{12} 和叶酸参与,叶酸缺乏可引起巨幼细胞性贫血,维生素 B_{12} 缺乏时还可伴有神经系统和消化道症状。铁是合成血红蛋白的必需原料,缺铁可引起小细胞低色素性贫血。

白细胞是一类有核的血细胞。正常成年人白细胞总数为 $(4～10)\times10^{9}/L$,

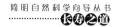

根据其形态、功能和来源部位可以分为三大类:粒细胞、单核细胞和淋巴细胞。所有白细胞都能变形并穿过血管壁。受细菌毒素、细菌或人体细胞的降解产物以及抗原—抗体复合物等吸引,白细胞移动到这些物质周围,将其包围并吞入细胞质内。

约60%的白细胞的胞质内具有颗粒,称为粒细胞。其中绝大部分属中性粒细胞,占白细胞总数的50%~70%,处于机体抵御病原微生物特别是化脓性细菌入侵的第一线,防止其在体内扩散。中性粒细胞解体时释放的酶类溶解周围组织,与破坏的细菌形成脓液。嗜碱性粒细胞占白细胞总数的0.5%~1%,释放的组胺与某些异物(如花粉)引起过敏反应的症状有关。嗜酸性粒细胞占白细胞总数的2%~4%,可限制嗜碱性粒细胞在过敏反应中的作用,并参与对寄生虫的免疫反应。

单核细胞占白细胞总数的3%~8%。组织中亦有单核细胞,大量存在于淋巴结、肺泡壁、骨髓、肝和脾等器官,统称单核—巨噬细胞系统。激活的单核—巨噬细胞生成并释放多种生物活性物质参与机体防御机制。

淋巴细胞占白细胞总数的20%~40%,具有与抗原发生免疫反应的能力,分为T细胞和B细胞。T细胞在胸腺发育成熟,主要与细胞免疫有关,B细胞则在骨髓发育成熟,主要与体液免疫有关。

血小板是从骨髓成熟的巨核细胞脱落下来的小块胞质,进入血液后只在开始两天具有生理功能,但平均寿命可有7~14天。正常成人血小板数量为$(100\sim300)\times10^9/L$。血管损伤时,通过表面接触和某些凝血因子的作用,激活血小板,释放一系列活性物质,参与止血过程。此外,血浆中亦含有多种凝血、抗凝及与纤维蛋白溶解有关的酶和因子,共同调节出血与凝血过程的平衡。

淤点、淤斑与血液病

(1)淤点、淤斑:淤点、淤斑为皮肤或黏膜下出血的常见体征,由于机体的止血和凝血功能障碍所引起,其广泛程度与出血面积视病情而异。淤点为细点状出血,大小如针尖,不高出皮肤,色红或紫红,压之不褪色,可分布在四肢及躯干,面部较少。淤斑为片状出血,大小不一,不高出皮肤,呈紫红色,压之不褪色,可分布在四肢或躯干,受压或碰撞的部位更易出现。

（2）以淤点、淤斑为主要症状的血液病：根据止血机制障碍的发生环节，表现为皮肤黏膜淤点淤斑的血液系统疾病可分为血管壁功能异常、血小板异常和凝血异常三大类。

血管壁功能异常

（1）过敏性紫癜：是一种较常见的变态反应性出血性疾病。由于机体对某些致敏物质（细菌、病毒、食物、药物、化学物中毒）发生变态反应，引起广泛的小血管炎，使小动脉和毛细血管通透性、脆性增加，伴血细胞渗出、水肿。临床表现主要为皮肤淤点淤斑、黏膜出血，也可伴有皮疹、关节痛、腹痛及肾损害。可分为单纯型、关节型、胃肠型、肾型四类。本病以儿童及青少年为多见，男性多于女性，春秋季发病较多。

（2）老年性紫癜：由于老年人皮肤和皮下组织内血管脆性增加而引起，女性多见。主要发生于易受外伤的暴露部位，呈红色片状淤斑。

（3）遗传性出血性毛细血管扩张症：是遗传性血管壁结构异常所致的出血性疾病，常见于口腔、鼻黏膜、手掌、指甲床和耳部及消化道。病变呈淤点淤斑、小结节状，也可呈血管瘤样或蜘蛛痣样，可高出皮肤表面，加压后消失。临床表现为病变部位自发性或轻伤时反复出血。男女均可患病，父母均可遗传，常有家族史。

（4）单纯性紫癜：多见于女性，通常查不出原因，亦可能是一种显性遗传性疾病，称为家族性单纯性紫癜。皮损为针头至绿豆大小淤点淤斑，稍隆起，小腿、大腿多见。

（5）其他：还有因感染、化学物质、药物、代谢因素、机械因素引起的以淤点淤斑为主要表现的出血性疾病。

血小板异常

（1）血小板减少：特发性血小板减少性紫癜，这是临床上最常见的一种出血性疾病。其出血症状以皮肤淤点和淤斑为主，四肢及躯干都有，常有齿龈出血、鼻出血、月经过多，可有广泛的内脏及黏膜出血、贫血等全身症状。可分为急性型和慢性型，急性型多见于儿童，慢性型好发于青年女性。此外还有因再生障碍性贫血、白血病、感染、药物抑制等引起的血小板生成减少，血小板消耗过多如血栓性血小板减少性紫癜、弥散性血管内凝血所致出血性疾病。

（2）血小板增多：见于原发性血小板增多症，也可继发于感染、脾切除后、慢性粒细胞白血病等。

（3）血小板功能障碍：见于先天性如血小板无力症、巨血小板综合征等，继发性的常由药物、肝脏疾病、尿毒症等引起。

凝血异常

（1）先天性：血友病是最常见的一组遗传性凝血因子缺乏症。临床表现以软组织、肌肉、负重关节出血为特征。往往自幼即有出血倾向，常有家族性出血史。血管性血友病是一种常染色体显性遗传性出血性疾病。临床特点为自幼即有出血倾向，以皮肤黏膜淤点淤斑为多见，出血程度随年龄增长逐渐减轻。其他尚有低纤维蛋白原血症、凝血因子 V 缺乏症、低凝血酶原血症等。

（2）获得性：维生素 K 缺乏症、严重肝脏病、淀粉样变性、肾病综合征、抗磷脂抗体综合征、播散性血管内凝血等。

缺铁性贫血

缺铁性贫血是因为机体摄取铁减少而引起的贫血，可有面黄、乏力、头痛、头晕、耳鸣、眼花、心慌气短等，影响日常生活，少数表现为异食癖，喜欢吃土块、粉笔等异物。它是当今世界上发病率最高的营养缺乏性疾病之一，占世界人口的 $10\% \sim 20\%$，其影响已经引起人们的关注，不少国家都出台了相应的全民补铁计划。

铁缺乏的原因主要有：① 铁摄入不足和需求增加。育龄女性因月经丢失、孕期或哺乳期铁的需求量增加，如饮食供给不足会发生缺铁性贫血；婴幼儿生长迅速而体内铁储备有限，如喂养不合理也易发生缺铁性贫血。② 铁吸收障碍。胃酸有助于食物铁的吸收，许多胃酸缺乏、胃切除术后、慢性胃炎患者存在铁的吸收障碍，容易发生缺铁性贫血。③ 铁丢失过多。慢性失血是缺铁性贫血最常见的原因，包括消化性溃疡、痔疮、钩虫病、月经过多、频繁献血等。

一般来说，大多缺铁性贫血是可以预防的，针对缺铁的原因有以下预防措施。

（1）平衡饮食，注意铁的摄入："药补不如食补"，食物是最天然、最安全并容易吸收的营养补充品。含铁丰富的食物有动物性食品包括动物血、肝脏、红色肉类、鱼类等,这些食品不仅铁含量高,而且利用率高。植物食品中豆类、黑芝麻、红果、红枣、黑木耳及深色蔬菜也含有丰富的铁质。孕期哺乳期女性和发育中的儿童是发病高危人群,及时补充含铁丰富的食物外还需额外补充适量的铁。需要注意的是,菠菜中含大量草酸,草酸在体内遇上钙和锌便生成草酸钙和草酸锌,很容易排出体外。婴幼儿生长发育需要大量的钙和锌,如果缺乏会导致骨骼、牙齿发育不良,甚至会影响智力的正常发育,因此菠菜的摄入不要过量。

(2)促进铁质的吸收:某些不良饮食习惯会影响到铁的吸收,如牛奶、浓茶、咖啡等会降低铁的吸收,因此存在铁吸收障碍的患者尽量减少此类食品的摄入,多服用一些促进铁吸收的食品包括动物性食品,富含维生素C、果酸的食品如绿叶蔬菜、菠萝、柠檬、柑橘、山楂、西红柿等。

(3)减少铁质丢失:一些农村中钩虫感染是引起缺铁性贫血的主要原因之一,要定期检查,及时驱虫。对于月经过多女性以及有消化性溃疡、痔疮患者尽早控制原发疾病,减少铁的丢失。

病因治疗是缺铁性贫血能否得以根治的关键,其次给予有效的铁剂治疗。目前铁剂有口服铁和注射铁两种剂型,均需要在医生指导下用药。当然,铁过多对肝肾心血管会有不良影响,不要以为铁是多多益善的,均衡营养多食天然食物、遵守健康营养策略才是明智之举。

再生障碍性贫血

再生障碍性贫血(简称再障),是由多种原因造成全身骨髓造血功能减退或衰竭,临床上表现为全血细胞减少,从而出现贫血、出血及感染等症状,是造血系统比较常见的疾病。在我国各年龄段均可发病,但以青壮年多见,男性略多于女性。

(1)病因:再障发病的原因有很多,常见的病因如下。

① 药物。目前与再障关系最为肯定的药物是氯霉素,其他如抗肿瘤药物、有机砷、磺胺类、驱虫药等也有潜在的风险;

② 化学毒物及放射线。长期接触苯类物质、黏合剂、油漆、杀虫剂以及X射线等容易发生再障;

③ 病毒感染。病毒性肝炎和再障的关系已经肯定,称为病毒性肝炎相关性再障,其他如风疹病毒、EB 病毒等也有发病报道。

(2) 症状:再障患者由于全血细胞减少会出现相应的临床症状,如白细胞减少易感染出现发热等;红细胞减少容易心慌、乏力、头晕等;血小板减少则容易出血。根据病情进展快慢和严重程度不同,我国将再障分为重型和慢性型两类。重型再障往往来势凶猛,最易感染、高热不退,并且出血情况显著,严重者发生脑出血,死亡率较高。而慢性型,常以贫血发病,发热、出血少见,危险性小,死亡率较低。

如果出现了上述症状,不要自行扣上"再障"的帽子,因为其他很多疾病也有类似的表现,如阵发性睡眠性血红蛋白尿(PNH)、骨髓增生异常综合征中的难治性贫血(MDS-RA)以及急性造血功能停滞等,此时需要到医院咨询医生,争取早期诊断、早期治疗。

(3) 治疗:再障的治疗需要:① 去除一切可能的致病因素;② 加强支持疗法,包括防治出血和感染的多种措施和必要的输血;③ 采用改善骨髓造血功能的药物,如造血刺激因子、雄激素、免疫抑制剂等;④ 分型治疗:重型再障、慢性再障治疗上应区别对待;⑤ 中西医结合治疗;⑥ 维持治疗:慢性再障一般应坚持用药半年以上,过早换药会影响疗效;⑦ 维持治疗:病情缓解后相当长的时间内需维持治疗,这对巩固疗效有重要的意义;⑧ 条件许可则考虑骨髓移植。

(4) 预后及注意事项:再障患者如果治疗及时得当,部分患者病情可逐渐缓解,甚至治愈,治疗无效者可能死于感染和出血。

目前看来,再障是一种良性疾病,不遗传、不传染,也不影响生育。不过,诊断为"再障"的患者生活中需要特别注意:避免劳累,避免接触可能引起骨髓损害或抑制的化学物品、放射性物质和药物;注意营养,少食刺激性食品,病重者必须卧床休息;注意卫生,预防感冒或其他感染,不去人多的场所,以免交叉感染。

过敏性紫癜

过敏性紫癜是多种原因引起的一种过敏性血管炎,以皮肤、黏膜出现紫癜为特征,可伴有关节痛、腹痛及肾脏损害。过敏性紫癜任何年龄都可发病,一般以儿童和青少年较多见。春、秋季节发病较多。

过敏性紫癜主要是因为患者存在过敏体质,在此基础上,外部致病因素进入人体,引发机体的过敏反应,而发病。外部致病原因可分为以下四类:① 感染:常见的有呼吸道感染、扁桃体炎、麻疹、水痘、风疹。② 食物:鱼、虾、蟹、蛋、鸡和牛奶等富含动物蛋白的食品,辣椒、酒、生葱、生蒜等刺激性食物;含有添加剂的方便食品等。③ 药物:抗生素(如青霉素、链霉素、氯霉素、磺胺类药等),解热镇痛剂(水杨酸类、保泰松、吲哚美辛等)、镇静剂、阿托品、异烟肼、噻嗪类利尿药等。④ 其他:花粉、尘埃、寒冷、昆虫咬伤、疫苗接种等。

多数过敏性紫癜患者发病前1～2周有全身不适、低热、乏力及上呼吸道感染等前驱症状,随之出现典型临床表现。一般可分为以下几种类型:① 单纯型:是最常见类型。主要表现为皮肤紫癜,呈散在或密集地对称分布,主要局限于四肢,经7～14日逐渐消退。② 腹型:除皮肤紫癜外,该型最常见的是腹痛,位于脐周和下腹部,伴有恶心、呕吐、食欲不振、便秘、便血、腹泻,严重的出现肠穿孔、肠套叠。③ 关节型:除皮肤紫癜外,还可出现关节肿胀、疼痛、压痛及功能障碍等表现,多发生于膝、踝、腕、肘等大关节。关节肿胀一般较轻,呈游走性,反复发作,经数日而愈,不遗留关节畸形。④ 肾型:病情最为严重。除皮肤紫癜外,出现血尿、蛋白尿及管型尿。少数患者因反复发作而演变为慢性肾炎、肾病综合征,甚至肾衰竭。⑤ 混合型:除皮肤紫癜外,其他三型中有两型或两型以上合并存在。⑥ 其他:除以上常见类型外,少数患者还可出现视神经萎缩、虹膜炎、视网膜出血及水肿、中枢神经系统相关症状、体征。

过敏性紫癜患者在生活中应该注意什么呢?过敏性紫癜患者极易受外界环境影响而加重,甚至会反复发生。因此,患者的自我保健是本病防治的首要因素;去除可能的过敏原;注意休息,避免劳累;注意保暖,防止感冒;避免情绪波动,防止昆虫叮咬;避免服用可能引起过敏的药物和食物;其次,在遇到病情反复的时候要查找原因,消除其影响。

过敏性紫癜的药物治疗包括抗过敏治疗,如用肾上腺皮质激素、氯苯那敏等,以及免疫抑制药物治疗。该病容易复发,容易损害肾脏,因此用药要足量,如应用肾上腺皮质激素者,减量要慢,要观察1年以上。

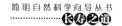
白血病

白血病是世界范围内常见的血液系统恶性肿瘤,也就是我们常说的"血癌",是我国十大高发恶性肿瘤之一,近年其发病有增加趋势。由于某一类型的白血病细胞无限制恶性增生使正常造血受到抑制,出现贫血、出血、感染、发热和肝脾淋巴结肿大等相应表现,外周血中可出现幼稚细胞。

白血病的病因比较复杂,可能与电离辐射、化学物质(包括毒物及药品)、某些病毒以及个体遗传或免疫缺陷有关,另外某些血液病也可转变为白血病。白血病不会传染,与白血病患者密切接触者还没有发现传染上白血病的。

根据发病缓急分为急性白血病和慢性白血病,进一步各自又可分为髓系和淋巴系两类。在我国成人中,急性髓性白血病最为多见,其他依次为急性淋巴细胞白血病、慢性粒细胞白血病、慢性淋巴细胞白血病。

白血病的治疗包括化疗、支持治疗以及骨髓移植。总的来说,白血病同其他恶性肿瘤一样,仍然是一种不可治愈的疾病。我们治疗的目的是争取病情的临床缓解,获得长期无病生存。近年来,随着医学的发展、化疗方法的改进以及支持疗法的加强,白血病的完全缓解率明显提高。需要特别说明的是,急性早幼粒细胞白血病给予维 A 酸诱导分化治疗临床缓解率和治愈率(停止化疗 5 年后病情无复发或是无病生存达 10 年)明显提高,已经认为是有希望治愈的类型。另外,由于 90% 以上的慢性粒细胞白血病患者存在 Ph 染色体,给予格列卫(Gleevec)靶向治疗后也大大改善了临床缓解率和无病生存期。目前认为,骨髓移植是最有可能根治白血病的治疗方法。

白血病的治疗是一个漫长的过程,可长达数年之久。在治疗的第一年化疗比较频繁,化疗间期短,患者在化疗间期应当注意休息,加强营养,保持积极向上的良好心态,为下次化疗做准备。随着化疗的不断进行,如果患者病情逐渐稳定,化疗的间歇期也越来越长,甚至可以停止化疗。

白血病患者生活中需要特别注意:① 饮食方面,尽可能摄入富含维生素及蛋白质和容易消化的食品,不吃生冷、辛辣刺激、坚硬变质的食品,新鲜水果应洗净削皮后再吃。② 注意个人卫生,饭前便后洗手,防止在抵抗力极低的情况下病从口入。③ 保持大便通畅,便后尽可能坐浴以保局部清洁。有痔疮或大便秘结者更应如此。④ 减少与外界的接触,如遇人多的环境或周围有感冒患者,应戴口罩以减少交叉感染机会。⑤ 居室或病房内不宜摆放过多的鲜花,尤其是花盆,这样可减少花草或泥土中带有的真菌孢子、细菌等引起的感染。⑥ 不以硬物挖耳或剔牙,以防局部破损并招致感染。

淋巴瘤

淋巴瘤是发生于淋巴结和(或)结外部位淋巴组织的免疫系统恶性肿瘤,是一组可以治愈的实体肿瘤。我们体内的淋巴样器官是一类广泛分布于各部位的重要组织,所以淋巴瘤可发生于身体的任何部位,淋巴结、扁桃体、脾及骨髓是最易受到累及的部位。目前国际上统一分为两大类:霍奇金病(HD)和非霍奇金淋巴瘤(NHL)。二者虽均发生于淋巴组织,但它们之间在流行病学、病理特点和临床表现方面有明显的不同点。

根据世界卫生组织 2000 年报告,全球癌症死亡的患者中,淋巴瘤排第 7 位。与欧美国家相比,淋巴瘤在我国的发病率和死亡率较低,但由于我国人口众多,而且本病常发生于青壮年(20～40 岁),对劳动力影响较大,所以值得特别重视,而且本病的治疗效果多数比较满意。

淋巴瘤的病因迄今尚不清楚,环境因素和(或)病原体如 EB 病毒、人类 T 细胞白血病/淋巴瘤病毒(HTLV-I)等可能导致发病率升高。据报道,化学家、农民、暴露于大剂量的离子射线和从事与橡胶、石棉、砷有关行业的人群发病率较高,机体的免疫功能也与淋巴瘤的发病有关。

淋巴瘤的临床表现多为无痛性的淋巴结肿大,其中尤以颈部淋巴结肿大为多见,全身症状因疾病类型及所处的时期不同而差异很大,部分患者可无全身症状。有症状者以发热、消瘦(6 个月内体重减轻 10% 以上)、盗汗等较为常见,其次有易疲劳、皮肤瘙痒等。全身症状和发病年龄、肿瘤范围、机体免疫力等有关。老年患者、免疫功能差或多灶性起病者,全身症状显著。无全身症状者,其存活率较有症状者大 3 倍。

淋巴瘤的诊断主要依靠临床表现、X 线检查及病理学检查。对于淋巴瘤的确诊和分型,一般说来病理学检查常常是必不可少的。淋巴瘤需与其他淋巴结肿大疾病相区别,如淋巴结炎和淋巴结结核等。

治疗方面目前多采用综合治疗,即根据不同肿瘤、不同病理类型及亚型、不同生物学行为、不同病期及发展趋向、不同机体的行为状态及重要脏器功能,有计划地、合理地应用现有的各种治疗手段,以期最大限度地保护机体、最大限度地杀灭肿瘤细胞,达到提高治愈率、改善生活质量的目的。目前常用于恶性淋巴瘤的治疗手段包括外科手术切除、放射治疗(放疗)、化学治疗(化疗)、中医中药、生物反应调节剂(BRM)等。手术结合放化疗对恶性淋巴瘤有较高的治愈率或缓解率,中医中药则对增强和恢复机体免疫功能、调动抗病能力、减轻机体对放化疗所致的不良反应方面起到增效减毒作用。由于放射疗法的合理应用和联合化疗的积极推广,淋巴瘤的疗效有较快提高,大多早期 HD 病例都能长期无病存活,NHL 的疗效虽较 HD 为差,但长期缓解或无病存活者也逐渐增多。55 岁以下、重要脏器功能正常的患者,如属中、高度恶性或缓解期短、难治易复发的淋巴瘤,可考虑自体/异基因造血干细胞移植。

教您看血常规化验单

血常规检验是人们去医院看病时最常做的检验项目,它与尿常规、大便常规俗称三大常规,用于对患者身体状况、疾病初步诊断及对治疗疗效的观察。血常规一般应包括白细胞计数及分类、红细胞计数、血红蛋白测定、血小板计数等。过去血常规多用针刺法采集指血或耳垂末梢血,经手工计数。现代实验室中做血常规检查使用多参数血细胞计数仪,采集静脉血,一次测定可得到十几项至几十项参数,大大提高了化验的效率。血常规检查也要同时进行血涂片,以便在显微镜下观察红细胞的大小、形态,及用血细胞分类计数器进行白细胞各类细胞的观察与分类计数。患者做完化验拿到化验单后,往往不知道化验单上的外文符号与各种数据代表什么,是否正常,总去问医生有时也不太方便。如何学会看懂血常规化验结果呢?

首先,我们要了解血常规有哪些检验项目。血常规主要包含四大部分:① 红细胞计数和血红蛋白的检验;② 白细胞计数和白细胞分类计数;③ 血小板计数;④ 血细胞形态学检验。血常规的化验单上往往会有一长串的化验项目,但有一些是比较专业的项目,对于它们,我们不必去深究。看血常规的化验单,我们需要重点看四个方面:① 红细胞计数(RBC)和血红蛋白测定(HGB);② 白细胞计数(WBC);③ 中性粒细胞计数(N)和淋巴细胞计数

(L)；④ 血小板计数（PLT）；⑤ 异常血细胞计数。

其次，我们应学会看懂各种项目的英文字母代号和它们的正常参考值。血常规化验单上的常用符号是：RBC：红细胞，HGB：血红蛋白，WBC：白细胞，N：中性粒细胞计数，L：淋巴细胞计数，PLT：血小板。有时会出现异常造血细胞的数量。各项目的参考范围一般均列在化验数值的后面，表示该项目的最小值和最大值，健康人一般都在此范围内。

那么，如何根据所化验的结果判断我们是否患病呢？是否患病不仅要看化验结果，更重要的还要看看是否有某些疾病表现，这需要有专业知识的医生来做出判断。我们可以看看所化验的主要指标是否都在正常参考范围内，如有疑问可以再请教医生帮助解释。特别是发现细胞计数和参考值相差较大或有异常血细胞时，更要及时就诊，不可盲目判断。一般情况下，红细胞和血红蛋白数量和形态的异常是各种贫血的反映，白细胞及其分类的增多或减少是感染或某些血液病的表现，而血小板则反映了人体出凝血机制的变化。具体情况要具体分析，必要时还要做其他检查才能做出合理的判断，只有正确的解释才能决定是否需要治疗。

内分泌系统的功能及营养代谢

内分泌系统是由内分泌腺和某些组织器官中的内分泌细胞组成的体内信息传递系统，它与神经系统、免疫系统密切联系，相互配合，共同调节机体的代谢、生长、发育、生殖、思维和运动等各种生命活动，维持内环境相对稳定，并抵御各种内外不良因素和疾病的侵袭，维持身体健康。

人体主要的内分泌腺有垂体、甲状腺、甲状旁腺、肾上腺、胰岛、性腺、松果体和胸腺；散在于组织器官中的内分泌细胞比较广泛，如消化道黏膜、心、肾、肺、皮肤、胎盘等部位均存在各种各样的内分泌细胞；此外，在中枢神经系统内，特别是下丘脑内存在兼有内分泌功能的神经细胞。由内分泌腺或散在内分泌细胞分泌的高效能的生物活性物质，经组织液或血液传递而发挥其调节作用，这些化学物质我们称之为激素。

激素按化学性质分为含氮激素（包括氨基酸衍生物、胺类、肽类和蛋白质类激素）和类固醇激素两大类。每种激素作用于一定器官或器官内的某类细胞，称为激素的靶器官或靶细胞。靶细胞具有与相应激素相结合的受体,受体与相应激素结合后产生效应。含氮激素的受体位于靶细胞的细胞膜上,而类固醇激素的受体一般位于靶细胞的胞质内。

任何生物都必须不断地摄取食物,就是在不断地积累能量;还不断地排泄废物,也必须不断地消耗能量。生物体内同外界环境不断进行的物质和能量交换以及生物体内物质与能量的转变过程,就是新陈代谢。新陈代谢是生命现象的最基本特征,包括合成代谢和分解代谢两个过程。人和动物吃了外界的物质(食物)以后,通过自身的消化、吸收,把可利用的物质转化、合成为自身的物质,并把食物转化过程中释放出的能量储存起来,这就是合成代谢。生物体自身的物质不断地分解变化,并把储存的能量释放出来,供生命活动使用;同时把不需要和不能利用的废弃物质排出体外是分解代谢。合成代谢和分解代谢同时不间断地进行着,共同组成了生物体的新旧更替过程。

营养物质包括糖类、脂肪、蛋白质、维生素、矿物质和水六类。在营养物质的消化、吸收、代谢、转化和排泄过程中,任何调节障碍、底物不足或过剩,调节代谢的酶、激素或其他因素所致的组织结构和细胞异常均可导致疾病。

巨人症、肢端肥大症与侏儒症

垂体倒挂在脑底部,呈椭圆形,比豌豆稍大,重量只有0.5克左右。垂体借漏斗连于下丘脑,位于颅中窝、蝶骨体上面的垂体窝内,外包坚韧的硬脑膜,垂体分为腺垂体和神经垂体两大部分。别看它个儿小,作用却很大。垂体分泌的已知激素有十几种,其中腺垂体分泌的生长激素是管长个儿的。生长激素主要促进骨和软组织的生长,它可以促使骨增长,还能使它变粗。

垂体生长激素分泌过剩多见于腺垂体生长激素腺瘤。发生在青春期前的腺垂体机能亢进症导致巨人症。患者幼儿时开始生长过速,10岁左右已有成人高,可继续生长到30岁左右,身高可高达240厘米,肌肉发达,性器官发育较早,性欲强烈。当生长至高峰后,身体状况逐渐开始衰退。青春期以后骨骺已经闭合,生长激素不能使长骨再增长,体内有软骨的部位如手指(趾)、下颌、眼眶、鼻骨等处继续增生、变粗,使患者出现肢端肥大症的典型体征。肢端肥大症发病隐匿,多发生于30～50岁之间,无性别与种族差异。极少患者为家族性发病,表现为家族性多发性内分泌腺病。患者颧骨、下巴突出,鼻大,唇厚,舌肥厚,头大,手足宽厚如铁铲。患者内脏、肌肉均增生肥大,后期可继发糖尿病、高血压、内脏功能衰退、腰背酸痛、肌肉衰弱无力。也可有头痛,视力减退,视野缺失。凡出现典型体征者测定血浆生长激素浓度,拍摄蝶鞍片或做垂体 CT 检查可以诊断此病。

垂体瘤的治疗一般用深度 X 线或^{60}钴远距离放射治疗,或垂体窝内埋入放射性核素进行内照射破坏肿瘤。如有视力改变,视野缩小者可以手术切除垂体肿瘤,术后再加放射治疗,治疗后如有垂体功能低下等并发症时应给予相应的激素替代,如有复发可用溴隐亭治疗,剂量 30 毫克/日,有继发性糖尿病者可用胰岛素治疗。

侏儒症就是小矮人。个子高矮的影响因素很多,其中最重要的是垂体分泌生长激素不足引起。垂体性侏儒的病因有两种:一种是原发性,病因不明,部分属遗传性疾病;一种是继发性于垂体周围组织的各种病变,包括肿瘤,如颅咽管瘤、垂体黄色瘤等;感染如脑炎、脑膜炎、结核病;血管病变及外伤等。

原发性垂体性侏儒多见于男孩,一般 3～4 岁开始发现生长发育落后。从外观上看比实际年龄要小,但其四肢、躯干、头面部的比例都很匀称。只是个儿矮,整个儿成比例的缩小,智力发育可不受影响,看起来像小大人。这种孩子出牙也晚,多数有性腺发育不全,第二性征发育不全或缺乏,往往在青春发育期后仍保持儿童面容,嗓音不变粗,仍保持音调较高的童音。

真正的垂体性侏儒比较少见。因此,不要把个子矮的孩子都认为是这种病。个子矮称为侏儒状态,许多儿童期的慢性疾病,如先天性心脏病、心肌病、慢性肾炎、重症佝偻病(维生素 D 缺乏病)、慢性营养不良、慢性寄生虫病、慢性肝病和结核病都是病因。病因一旦去除,自然就会长高。此外,青春发育延迟症也很常见,通俗地说就是晚发育,年龄已到青春发育期,但仍持续矮小状态,牙也出得晚,性发育也较迟,智力发育正常。由于内分泌无异常,最终能发育并达到正常高度。

垂体性侏儒的诊断主要根据病史及体检。1～2 岁以后生长缓慢,身长低于同年龄正常小儿三个标准差,身体各部分发育比例相称,智力正常者应考虑是否患有侏儒症。尚应检查是否有原发疾病。

垂体性侏儒的治疗取决于病因。如果是继发性的,应找到原发病进行治疗。如果是肿瘤,需要根据情况进行手术治疗。如果是炎症,应进行消炎治疗,使用合适的抗生素。原发性垂体侏儒应用人类生长激素替代补充疗法,可有80%患者有效,但价格昂贵。

甲状腺功能亢进

甲状腺激素对机体的代谢、生长发育、组织分化及多种系统、器官的功能都有重要影响,甲状腺激素促进新陈代谢,使绝大多数组织耗氧量加大,并增加产热;促进生长发育,对长骨、脑和生殖器官的发育生长至关重要,尤其是婴儿期(此时缺乏甲状腺激素则会患呆小症);提高中枢神经系统的兴奋性。此外,还有加强和调控其他激素的作用及提高心率、增加心缩力和加大心输出量等作用。甲状腺激素的分泌主要受下丘脑和垂体的调节(即所谓下丘脑—垂体—甲状腺轴)。此外,甲状腺还有自我调节功能,以适应食物中碘量的多少,保持适当的甲状腺激素浓度。

甲状腺功能亢进症简称甲亢,是由于甲状腺分泌激素过多所引起的一组内分泌疾病。多见于20～40岁女性,大多起病缓慢,其典型表现如下:

(1)甲状腺激素过多综合征:① 精神神经系统表现:神经过敏,易于激动,多言善虑,易急躁,双手平举出现震颤;② 代谢率增高表现:怕热多汗,皮肤温暖潮湿,食欲亢进而体重减轻;③ 心血管系统表现:心悸气急,心率超过100次/分钟,第1心音亢进,脉压增大,心律失常,心脏扩大致心力衰竭;④ 消化系统表现:食欲亢进,大便变稀及次数增加。此外还可以发生营养不良、肌无力、月经失调、男性阳痿。

(2)甲状腺肿大:甲状腺弥漫性肿大,可听到血管杂音和摸到震颤。

(3)突眼:眼裂增宽,双眼炯炯有神,闭目时眼睑震动,注视近物时双眼聚合不良;怕光、流泪、复视、眼内异物感。

(4)甲状腺危象:出现高热,烦躁不安,大量出汗、心率常超过140次/分,常有腹泻、呕吐,血中白细胞及中性粒细胞增多,心律失常或心力衰竭,急性肺水肿等。

(5)化验检查:显示甲状腺激素分泌过多。

典型病例经详细询问病史和临床表现可诊断,不典型甲亢的确诊有赖于甲状腺功能检查。

甲亢的一般治疗包括减少精神紧张以及避免各种刺激,保证充分休息,必要时使用镇静剂如安定等;给以高热量、高蛋白和高维生素饮食;心动过速者可用普萘洛尔等药物。① 抗甲状腺药物可选用甲巯咪唑或丙基硫氧密啶口服,总疗程需 1.5~2.0 年。应 2~4 周复查一次白细胞计数及分类计数,若白细胞低于 $3×10^9/L$ 或中性粒细胞低于 $1.5×10^9/L$ 时应考虑暂时停药、换药或考虑加用泼尼松治疗。② 放射性[131]碘治疗适用于年龄大于 25 岁、不宜使用抗甲状腺药物治疗、不宜手术或手术后复发者。③ 甲状腺大部分切除适用于各种非手术治疗无效的患者。

甲状腺功能减退症

甲状腺功能减退症,简称甲减,是由甲状腺激素合成或分泌不足所引起的疾病,其最严重的表现是黏液性水肿。功能低下始于胎儿或新生儿者称呆小病,患儿皮肤苍白,增厚,多折皱,多鳞屑,口唇厚,舌大且常外伸,口常张开多流涎,外貌丑陋,面色苍白或呈蜡黄,鼻短且上翘,鼻梁塌陷,前额多皱纹,身材矮小,四肢粗短,手常成铲形,脐疝多见,心率缓慢,体温偏低,其生长发育均低于同年龄者,当成年后常为矮子。并可出现黏液性水肿。起始于成年的称为成人型甲减,最早症状是出汗减少,怕冷,动作缓慢,精神萎靡,疲乏,嗜睡,智力减退,胃口欠佳,体重增加,大便秘结等。典型表现有:① 低基础代谢率症候群:疲乏,行动迟缓,嗜睡,记忆力明显减退,且注意力不集中,因周围血循环差和能量产生降低以致异常怕冷、无汗及体温低于正常。② 黏液性水肿面容:面部表情可描写为"淡漠"、"愚蠢"、"假面具样"、"呆板",甚至"白痴"。面颊及眼睑虚肿。面色苍白,贫血或带黄色或陈旧性象牙色。头发干燥,稀疏,脆弱,睫毛和眉毛脱落(尤以眉梢为甚),男性胡髭生长缓慢。③ 皮肤苍白且粗糙少光泽,干而厚,怕冷,多鳞屑和角化,尤以手、臂、大腿为明显,且可有角化过度的皮肤表现。有非凹陷性黏液性水肿。指甲生长缓慢,厚脆,表面常有裂纹。腋毛和阴毛脱落。④ 精神迟钝,嗜睡,理解力和记忆力减退。视力、听觉、触觉、嗅觉均迟钝,伴有耳鸣,头晕。有时可呈神经质或可发生妄想、幻觉、抑郁或偏狂。严重者可有精神失常,呈木僵、痴呆、昏睡状,在久病未获治疗及刚接受治疗的患者易患精神病。⑤ 肌肉松弛无力,也可有肌肉暂时性强直、痉挛、疼痛或出现齿轮样动作,腹背肌及腓肠肌可因痉挛而疼痛,关节也常疼痛,骨质密度可增高。少数病例可有肌肉肥大。发育期间骨龄常延迟。⑥ 心动过缓,心音低弱,全心扩大较常见,常伴有心包积液。久病者易并发动脉粥样硬化及冠心病,发生心绞痛和心律不齐。⑦ 厌食,腹胀,便秘,甚至发生巨结肠症及麻痹性肠梗阻。⑧ 肥胖、黏液性水肿、胸腔积液、贫血及循环系统功能差等综合因素可导致呼吸急促。⑨ 在冬季寒冷时发病,创伤、手术、麻醉、使用镇静剂等均可促发昏迷。昏迷前常有嗜睡病史,昏迷时四肢松弛,反射消失,体温很低(可在33℃以下),呼吸浅慢,心动过缓,心音微弱,血压降低,休克,并可伴发心、肾衰竭,常威胁生命。

亚临床甲状腺功能减退症是指无症状或提示有轻微甲减伴随正常血清 FT_4、FT_3 和高血清 TSH 浓度。亚临床甲减较以往几年多见,因现在有敏感 TSH 测定。多见于老年女性。

甲减患者有贫血者可补充铁剂、维生素 B_{12}、叶酸等,胃酸不足应补充稀盐酸。最重要的是甲状腺激素替代治疗,可选用甲状腺片或左旋三碘甲状腺原氨酸,替代治疗常为终生性。

糖尿病

胰岛是胰腺的内分泌部分,是许多大小不等和形状不定的细胞团,散布在胰腺的各处,胰岛 β 细胞产生胰岛素,可控制糖类的代谢。

糖尿病是由于胰岛素分泌不足和/或胰岛素作用缺陷导致的糖、脂肪和蛋白质代谢障碍,以慢性高血糖为特征的多病因代谢性疾病。在世界糖尿病研究史上,中国传统医学最早详细记载了糖尿病的症状及并发症;最早提出营养丰美及肥胖与糖尿病的发病有着密切关系;最早发现糖尿病患者尿甜的现象。

糖尿病典型的三多一少症状,即多饮、多尿、多食及体重减轻,且伴有疲乏无力,严重者可发生酮症酸中毒、高渗性糖尿病昏迷,且易合并多种感染。随着病程的延长,其代谢紊乱可导致眼、肾、神经、血管及心脏等组织器官的慢性进行性病变,可发生心脏病变、脑血管病变、肾衰竭、双目失明、下肢坏疽等并发症。糖尿病是现代疾病中的第二杀手,对人体的危害仅次于癌症,带来的危害几乎都来自其并发症。在我国糖尿病患者中,合并高血压者多

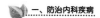

达1 200万人,合并脑卒中者500万人,合并冠心病者600万人,合并双目失明者45万人,合并尿毒症者50万人。

糖尿病分为1型糖尿病、2型糖尿病、其他特殊类型糖尿病和妊娠糖尿病。1型糖尿病多是遗传因素、环境因素、及自身免疫相互作用引起胰岛细胞破坏,导致胰岛素绝对缺乏所致。多见于青少年,也可见于任何年龄。血中谷氨酸脱羧酶及胰岛细胞自身抗体可呈阳性。起病急,多饮、多尿、多食、体重减轻症状明显,有自发性酮症倾向,最终需依赖外源胰岛素维持生命。口服葡萄糖耐量及胰岛素释放试验可见空腹血糖高,葡萄糖负荷后更高;基础胰岛素水平甚低,负荷后胰岛素分泌曲线低平,表明胰岛素绝对缺乏。2型糖尿病是遗传因素和环境因素相互作用引起胰岛素抵抗为主,伴相对胰岛素缺乏和/或胰岛素分泌缺陷伴胰岛素抵抗所致的一组以血糖增高为主要表现的临床综合征。发病与人口老龄化、中心型肥胖、体力活动减少、身体内环境及应激、化学毒物等有关。多见于40岁以后的中老年人。起病隐袭、缓慢,三多一少症状相对较轻或阙如,无自发性酮症倾向。一般不需用胰岛素,在磺脲类口服降糖药失效或有严重并发症等情况下,亦需用胰岛素控制血糖。血中谷氨酸脱羧酶及胰岛细胞自身抗体呈阴性。胰岛素分泌相对缺乏,空腹血浆胰岛素可降低或正常。胰岛素对葡萄糖负荷的反应可稍低、基本正常或增高,但分泌高峰延迟。因β细胞基因缺陷、胰岛素基因作用缺陷、药物或内分泌疾病等引起的归为特殊类型糖尿病;妊娠期发生的糖尿病称为妊娠糖尿病。

凡是无明显原因的烦渴、多饮、多尿、多食,体重减轻和/或空腹血糖大于5.6 mmol/L,餐后2小时血糖大于7.8 mmol/L者,都应到医院就诊,确定有无糖尿病,诊为糖尿病者要进行分型。糖尿病尚无根治措施。采用饮食疗法、运动疗法、口服降糖药、胰岛素及传统医药治疗,只能有效地控制病情,但目前还不能根治糖尿病。因此,那些所谓能够根治糖尿病的灵丹妙药是不可信的。即使有的患者经过适当的治疗,临床症状消失,血糖、尿糖恢复正常,与正常人一样参加工作及劳动,若做葡萄糖耐量试验,也仍不正常,呈糖尿病曲线。若此时不注意调养,饮食不控制或不按医生的要求治疗,还会出现高血糖及尿糖。因此可以说糖尿病是终身性疾病,需长期坚持治疗,即使病情理想控制,也要坚持饮食治疗,并定期到医院复查。

糖尿病患者的健康教育

糖尿病是一种慢性病,其治疗需要一个长期过程,疾病控制的好坏,离不开患者与医生的配合。有学者将糖尿病患者的治疗,即糖尿病教育、饮食疗法、运动疗法、药物治疗及糖尿病患者的自我监测,比喻为"五驾马车",由此可见糖尿病患者健康教育十分重要。

糖尿病健康教育包括哪些内容?糖尿病健康教育包括一般人群的教育、糖尿病专业队伍的教育和糖尿病患者及家属的教育。其中,对糖尿病患者的教育,内容丰富,形式多样,贯穿糖尿病治疗的全过程。

(1)糖尿病基础知识教育:使患者了解糖尿病病因及并发症、治疗方法、影响病情的因素及预后等知识,帮助患者正确对待疾病,了解治不达标的危害,有充分的心理准备,长期配合医生治疗,完全可以达到正常生活质量。

(2)饮食治疗教育:饮食治疗是糖尿病基础治疗措施之一,应长期和严格执行。对 1 型糖尿病患者,在合适的总热量、食物成分、规律饮食的基础上,配合胰岛素治疗,既可有利的控制高血糖,又可防止低血糖的发生。对 2 型糖尿病患者,尤其伴超重或肥胖者,合理饮食治疗有利于控制休重,改善糖、脂代谢紊乱、胰岛素抵抗和血压,减少降糖药物的使用。

(3)运动治疗教育:运动治疗也是糖尿病基础治疗措施之一,应根据个体年龄、体质、病情等,制订切实可行的运动方案。不宜在空腹时参加剧烈运动,运动时携带饼干、糖块,以便发生低血糖反应时自救。

(4)药物治疗教育:包括口服降糖药和注射胰岛素的教育。使患者了解口服降糖药的种类、作用特点、服用时间及方法、副作用等,如磺脲类药物(糖适平等)应在餐前半小时服用,葡萄糖苷酶抑制剂(拜糖平等)应在进糖类时嚼服等。不听信无医学根据的"偏方"、"秘方",以免发生严重低血糖和毒副作用。许多患者认为用胰岛素会"成瘾",其实并非如此,早期使用胰岛素进行强化治疗,可大大减少和延缓并发症的发生、发展。使患者了解应用胰岛素的必要性,胰岛素的种类、作用特点、注射方法、副作用及储存方法。

(5)糖尿病自我监测教育:使糖尿病患者了解经过各种治疗的目的是使患者的血糖、血压、血脂、糖化血红蛋白、体重等达标。要定期监测空腹和餐后 2 小时血糖,血糖波动明显时,可到医院行动态血糖监测;血脂、肾功能和肝功能；糖化血红蛋白、尿微量白蛋白；眼底检查；心电图、体重；足动脉搏动及神经病变。

通过开展糖尿病教育，提高患者自我监护和治疗能力，更好地使糖尿病患者血糖控制达标，防止和延缓并发症的发生或恶化，以减少糖尿病患者的伤残和死亡，提高患者的生活质量。

血脂异常症

（1）血脂异常症的概念：什么是血脂？血脂包括胆固醇、甘油三酯、脂肪酸和磷脂。通常血脂是指血浆总胆固醇（TC）和甘油三酯（TG）。什么是血脂异常症？血脂异常症是指由于脂肪代谢或转运异常使血脂的含量和/或组分异常。由于血浆中脂质主要与蛋白质结合，以脂蛋白形式存在，因此血脂异常症，也称为脂蛋白异常血症。临床上以 TC 血症、TG 血症、高低密度脂蛋白（LDL-C）血症和高密度脂蛋白（HDL-C）降低多见。

（2）易患人群：哪些人易患血脂异常症呢？① 肥胖者；② 长期高脂饮食者；③ 有不良生活习惯者，如嗜甜食、缺乏体力活动、嗜烟酒者；④ 老年人；⑤ 有血脂异常症家族史者；⑥ 继发于糖尿病、甲状腺功能减退症、肾病综合征、肝脏疾病者；⑦ 长期服用某些药物（如糖皮质激素等）者。

（3）血脂异常症的危害：血脂异常症是引起冠心病、心肌梗死、脑卒中等疾病重要的危险因素，其主要危害是导致动脉粥样硬化。血清 TC 水平越高，冠心病发病越多越早高；LDL-C 属于致动脉粥样硬化脂蛋白，其血中水平越高，动脉粥样硬化的危险性越大；HDL-C 具有防止动脉粥样硬化的作用；TG 水平越高，则冠心病危险性增加。此外，血脂异常症也是促进高血压、糖耐量异常、糖尿病的危险因素，还可导致脂肪肝、肝硬化、胆石症、胰腺炎、周围血管疾病等。

（4）血脂异常症的诊断：血脂异常症患者多数无明显的症状和体征，常于血液检验时被发现。部分患者还可出现黄色瘤、早发角膜弓等。常规血脂检查的项目包括血浆 TC、TG、HDL-C、LDL-C，以及载脂蛋白 A 与 B。一般认为，血浆 TC 浓度大于 5.20 mmol/L 为高 TC 血症，血浆 TG 浓度大于 1.70 mmol/L 为高 TG 血症，血浆 LDL-C 浓度大于 3.64 mmol/L 为升高，血浆 HDL-C 浓度低于 0.91 mmol/L 为低 HDL-C 血症。

（5）血脂异常症的治疗：

① 良好的生活方式。戒烟酒，保持理想体重，加强体育锻炼，做有氧运动。

② 合理膳食。限制高脂食品，如富含饱和脂肪酸食物：家畜肉类（尤其是肥肉）、动物油脂、奶油糕点、棕榈油等；富含胆固醇食物：如蛋黄、蛋类制品、动物内脏、鱼子、蛇鱼、墨鱼等。多吃富含纤维素的食品，如蔬菜、水果等，可以减少肠内胆固醇的吸收。应限制糖类及总热量摄入。

③ 在医生指导下应用调脂药物。常用调脂药物有：羟甲基戊二酸单酰辅酶 A（HMG-CoA）还原酶抑制剂，如辛伐他汀等，以降低 TC 为主；贝特类，如非诺贝特等，以降低 TG 为主。还可应用胆酸螯合树脂类、烟酸及其衍生物、亚油酸等药物。服用以上药物应注意肝功能异常、肌肉疼痛等，严重者可引起横纹肌溶解，要定期（每 1～2 个月）监测血脂、肝功能、肾功能，必要时监测肌酶，防止药物的副作用。必要时行血浆净化疗法、外科治疗等。

痛风

（1）痛风是什么病：痛风（gout）是嘌呤代谢障碍所致的一种慢性代谢性疾病。临床常表现为高尿酸血症、反复发作的痛风性急性关节炎、间质性肾炎和痛风石的形成，严重者可出现关节畸形和功能障碍，常伴有尿酸性尿路结石。痛风可分为原发性和继发性两大类，前者占大多数，主要由先天性嘌呤代谢障碍引起，后者主要由遗传性疾病、血液病、慢性肾病及某些药物等引起。

什么是尿酸？尿酸是嘌呤核苷酸代谢的终产物，在人体，尿酸的主要来源为内源性，80％是由人体细胞代谢产生，20％是从富含嘌呤的食物代谢而来的。什么是高尿酸血症？血清尿酸的饱和浓度约为 420 $\mu mol/L$，超过此浓度即为高尿酸血症，尿酸盐即可在组织内沉积，造成多种损害。

（2）痛风的危害：有些患者可仅有血尿酸持续性或波动性增高，可以数年至数十年无临床症状。但从医学的角度来讲，如果血尿酸水平过高，尿酸盐结晶就会沉积在组织中，引起以下病变：

① 痛风性关节炎。最常见的首发症状为急性关节炎，关节剧痛常在夜间突然发生，酗酒、受寒、进食富含嘌呤食物为诱因，起病急，以跗趾的跖趾关节为好发部位，其次为足底、足跟、踝、膝关节等，可有红、肿、热、痛、关节腔

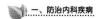

积液。多数为反复发作,尿酸盐沉积在软骨、滑膜、肌腱和软组织中,形成痛风石,以耳郭和跖趾多见。如不及时和规律治疗,可造成关节永久性损害,造成关节畸形、致残。

② 痛风性肾病。可引起蛋白尿、血尿、高血压、肾功能不全。还可形成尿酸性尿路结石,引起血尿和肾绞痛。

③ 痛风可加重动脉硬化的发展。使痛风患者心脑血管病的发生率显著增高。

（3）易患人群:哪些人群应警惕痛风的发生? ① 中老年男性,绝经期后的女性;② 伴有肥胖、高血压、2 型糖尿病、高脂血症、冠心病和肾脏疾病者;③ 长期大量饮酒、高嘌呤饮食者;④ 有家族遗传史者;⑤ 长期服用呋塞米、阿司匹林、抗结核药者。

（4）治疗痛风:

① 注意饮食是关键。限制蛋白质摄入量;忌食高嘌呤饮食,如动物内脏心、肝、肾、鱼虾类、蛤、蟹类等;防止肥胖;戒酒;多饮水,使每天尿量不少于 2 000 毫升;服用碱性食物、药物,以利于尿酸溶解排泄;不使用抑制尿酸排泄药物。

② 止痛。终止急性关节炎发作可应用秋水仙碱、非甾体类消炎药和糖皮质激素等。

③ 降尿酸治疗。抑制尿酸合成药物,如别嘌醇等;促进尿酸排泄的药物,如苯溴马隆（立加利仙）等。

（5）预后:痛风能治愈吗? 痛风一旦发生,就不能治愈,所以关键在于预防,最好的办法就是定期到医院抽血化验血尿酸浓度,一般每 2～3 个月 1 次为宜,一旦发现血尿酸高于正常,就应良好控制血尿酸,尽可能减少痛风发作次数和减轻痛风发作程度,从而最大限度地减少尿酸盐沉积对人体组织造成的危害。

类风湿关节炎

类风湿关节炎是一种主要表现为对称性、慢性、进行性多关节炎。如不能及时正确地治疗,最终可导致关节畸形和功能丧失。为了能及时正确地治疗,必须做到早期诊断。首先让我们来了解类风湿关节炎有哪些特征。

本病的主要表现是对称性多关节炎,即关节肿痛,累及近端指间关节、掌指关节、腕、肘、肩、膝和足趾关节最为多见;常常伴有晨僵。随着病情进展可发生腕和肘关节强直、掌指关节的半脱位。晚期关节呈纤维性或骨性强直,关节周围肌肉萎缩、痉挛,关节功能丧失,生活不能自理。除关节症状外,还可出现类风湿结节和心、肺、肾、周围神经及眼等内脏病变。

多数活动期患者有轻或中度贫血,血沉快,可有血小板增多,血清补体水平正常或轻度升高,约70%的患者类风湿因子呈阳性。其他如抗角质蛋白抗体、抗核周因子和抗环瓜氨酸多肽等自身抗体对本病有较高的诊断特异性。双腕关节和手及(或)双足X线片早期表现为关节周围软组织肿胀,关节附近轻度骨质疏松,继之出现关节间隙狭窄,关节破坏,关节脱位或融合。

类风湿关节炎的诊断主要按1987年美国风湿病学院分类标准诊断。① 晨僵至少持续1小时/日,② 3个或3个区域以上关节部位的关节炎,③ 至少累及腕、掌指或近端指间关节中的一个关节,④ 对称性关节炎(以上4条病程≥6周),⑤ 类风湿结节,⑥ 类风湿因子阳性,⑦ 双手正位片有影像学改变。以上7条满足4条或4条以上并排除其他关节炎即可诊断类风湿关节炎。

本病初期的2~3年间,致残率较高,如不及早合理治疗,3年内关节破坏达70%。积极、正确地治疗可使80%以上的类风湿关节炎患者病情缓解,只有少数最终致残。对于急性期关节剧烈疼痛和伴有全身症状者应卧床休息,并注意休息时的体位,尽量避免关节受压,应保持关节功能位,以防畸形。在病情允许的情况下,进行被动和主动的关节活动度训练,防止肌萎缩。

治疗类风湿关节炎的药物分为五大类。① 非甾类抗炎药,具有抗炎、止痛、消肿作用。常用的有消炎痛、布洛芬、洛索洛芬、双氯芬酸、萘丁美酮、美洛昔康等。这类药物常有胃肠道和肾脏副作用。② 改善病情的抗风湿药,它们虽不具备即刻止痛和抗炎作用,但有改善和延缓病情进展的作用。一般首选甲氨蝶呤,或联合治疗其他药物如柳氮磺吡啶、来氟米特、羟氯喹、青霉胺等。③ 糖皮质激素能迅速减轻关节疼痛、肿胀,在关节炎急性发作、或伴有心、肺、眼和神经系统等器官受累的重症患者,可给予小剂量糖皮质激素(每日泼尼松10毫克)可缓解多数患者的症状。激素治疗的原则是:小剂量;短期使用;注意防止骨质疏松。关节腔注射激素有利于减轻关节炎症状,改善关节功能。但一年内不宜超过 3 次。④ 植物药制剂:a. 雷公藤:雷公藤多甙主要不良反应是性腺抑制,导致精子生成减少男性不育和女性闭经。b. 青藤碱:常见不良反应有皮肤瘙痒、皮疹等过敏反应。c. 白芍总甙:不良反应有大便次数增多,轻度腹痛等。⑤ 生物制剂如抗肿瘤坏死因子,国内已将其开始用于类风湿关节炎的治疗。

系统性红斑狼疮

提起红斑狼疮,你也许既陌生又恐惧。其实系统性红斑狼疮是累及全身多系统多器官,患者体内有多种特异抗体的自身免疫性疾病。病因至今不完全清楚,由于雌激素直接或间接引起免疫失衡,因此红斑狼疮尤其喜欢光顾育龄期妇女。男性虽然少见,但病情不比女性轻。

狼疮(lupus)一词是因为医生发现盘状红斑狼疮患者面部的红斑皮疹,出现萎缩、红色瘢痕,与狼咬伤相似而得名,而且狼疮起病隐匿急骤,病情凶险反复,犹如狡猾的狼出没无常,所以本病与狼无关,不是传染病。狼疮患者有特征鲜明的蝶形红斑——在两颊部高出皮面,色泽鲜红的水肿红斑,与鼻梁上的红斑相连,恰似一只红蝴蝶在脸上。但它是全身性血管炎,不单单影响皮肤,任何脏器均可被侵犯,绝大部分患者出现过发热。另外,指甲周围红疹或双手遇凉变白变紫、反复口腔溃疡、脱发、皮肤出血点、关节肌肉疼痛、胸腹水、心包积液、血细胞减少、腹痛腹泻、头痛、淋巴结肿大和反复流产等多种表现很常见。在内脏受累中,狼疮性肾炎最常见,约有半数患者尿中有蛋白、管型或红细胞。肾衰竭是患者死亡常见的原因,少数患者有癫痫甚至昏迷表现。因此有人说"Lupus can do everything",意味着它就是自身免疫病的代表疾病,这丝毫不过分。

狼疮患者免疫功能亢进,产生多种抗自身组织的抗体,95％患者抗核抗体呈阳性,是狼疮的筛选标准;抗双链 DNA 抗体特异性高,能反映病情;抗 Sm 抗体是狼疮的标志抗体。医生依据 1997 年美国风湿病学会修订的分类标准进行诊断,在 11 项标准中,通常符合 4 项或 4 项以上者,除外其他疾病,即可诊断。

系统性红斑狼疮不可自愈,它的治疗至少需要几年,治疗方案包括去除诱因,应用抗疟药、糖皮质激素及免疫抑制剂(环磷酰胺、硫唑嘌呤、霉酚酸

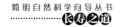

酯和雷公藤)等药物抑制炎症,保护各脏器功能。药物种类和剂量要根据病情而定,并非一成不变。患者自我保健也很重要:生活规律,保持正常心态,避免过度劳累。一般不晒太阳,外出要打遮阳伞或戴遮阳帽,穿长袖衣裤。禁用感光药物和食品,如中药补骨脂和芹菜等。保持低盐、低脂肪、低糖、富含维生素和钙的饮食,戒除烟酒。长期应用激素和免疫抑制剂者,积极预防治疗药物副作用。病情不稳定者暂不要怀孕,妊娠、分娩要在风湿科和产科医生指导下进行。患者长期与病共存,要定期检查、坚持治疗才能使病情缓解控制,决不能自行减量停药或道听途说乱投医,否则病情反复,前功尽弃,甚至危及生命。

强直性脊柱炎

(1)概述:青年男性,早晨腰背疼痛,发僵,翻身困难,不愿起床。这并非是爱睡懒觉,而可能是患了强直性脊柱炎。仔细询问患者常有间歇性下腰痛,髋或骶髂部疼痛,足底痛和跟痛(跖底筋膜炎、跟腱炎表现)已几个月或多年了。强直性脊柱炎的病理性标志和早期表现之一为骶髂关节炎,脊柱受累到晚期的典型表现为竹节状脊柱。本病也可累及外周关节,严重者可发生脊柱畸形和关节强直。本病病因未明,发病和 HLA-B$_{27}$密切相关,并有明显家族发病倾向。肌腱末端病为本病的特征之一。1/4 的患者在病程中发生眼色素膜炎,单侧或双侧交替,一般可自行缓解,反复发作可致视力障碍。女性也可患强直性脊柱炎,但较男性少而轻。

(2)诊断:对本病诊断的最好线索是患者的症状、关节体征和关节外表现及家族史。体格检查发现骶髂关节和椎旁肌肉压痛为本病早期的阳性体征。随病情进展可见腰椎前凸变平,脊柱各个方向活动受限,胸廓扩展范围缩小。骶髂关节 X 线片显示软骨下骨缘模糊,骨质糜烂,关节间隙模糊,骨密度增高及关节融合。脊柱的 X 线片表现有椎体骨质疏松和方形变,椎小关节模糊,椎旁韧带钙化以及骨桥形成。晚期广泛而严重的骨化性骨桥表现称为"竹节样脊柱"。

实验室检查:活动期患者可见血沉增快,C-反应蛋白增高及轻度贫血。HLA-B$_{27}$阳性率达 90％左右,但无诊断特异性。

(3)诊断标准:近年来有不同标准,但现仍沿用 1984 年修订的纽约标准。但是,对一些暂时不符合上述标准者,可参考欧洲脊柱关节病初步诊断标准,符合者也可列入此类进行诊断和治疗,并随访观察。

① 修订的纽约标准(1984 年):① 下腰背痛的病程至少持续 3 个月,疼痛随活动改善,但休息不减轻;② 腰椎在前后和侧屈方向活动受限;③ 胸廓扩展范围小于同年龄的正常值;④ 双侧骶髂关节炎Ⅱ～Ⅳ级,或单侧骶髂关节炎Ⅲ～Ⅳ级。如果患者具备④,并分别附加①～③条中的任何 1 条可确诊为强直性脊柱炎。

② 欧洲脊柱关节病研究组标准:炎性脊柱痛或非对称性以下肢关节为主的滑膜炎,并附加以下项目中的任何一项,即:① 阳性家族史;② 银屑病;③ 炎性肠病;④ 关节炎前 1 个月内的尿道炎、宫颈炎或急性腹泻;⑤ 双侧臀部交替疼痛;⑥ 肌腱末端病;⑦ 骶髂关节炎。

(4)治疗:本病尚无根治方法。患者要谨慎而不间断地进行体育锻炼,以取得和维持脊柱关节的最好位置,增强椎旁肌肉和增加肺活量,其重要性不亚于药物治疗。站立时应尽量保持挺胸、收腹和双眼平视前方的姿势。坐位也应保持胸部直立。应睡硬板床,多取仰卧位,避免促进屈曲畸形的体位。枕头要矮,一旦出现上胸或颈椎受累应停用枕头。定期测量身高。保持身高记录是防止不易发现的早期脊柱弯曲的一个好措施。

药物治疗:① 非甾类抗炎药(简称抗炎药):吲哚美辛对强直性脊柱炎的疗效尤为显著,但不良反应较多。其他可选用的药物如双氯芬酸,萘丁美酮,美洛昔康等,视疗效和患者的耐受性而定。② 柳氮磺吡啶:磺胺过敏者禁用。③ 沙利度胺治疗强直性脊柱炎有一定的疗效,上述治疗无效时可以选用,因本药有严重致畸胎作用,严禁用于可能怀孕的患者。④ 生物制剂,国外已将抗肿瘤坏死因子用于治疗活动性或对抗炎药治疗无效的患者。

口腔溃疡与白塞病

口腔溃疡是一种很常见的病症,但如果经常反复发生,同时,又出现眼睛红肿,皮肤脓疱,甚至生殖器溃疡,那就应该警惕这种口腔溃疡是一种全身性疾病——白塞病的表现,不仅需要眼科、口腔科医师的帮助,还应该到风湿病科就诊。

白塞病,又名贝赫切特病,是一种原因不明,全身性、慢性血管炎症性疾病。高发区位于丝绸之路,故有人称为"丝绸之路病"。多见于16~40岁,常常反复发作性加剧与缓解交替出现,大部分患者疗效良好。白塞患者典型表现是眼、口、生殖器三联症,即反复发作性口腔溃疡、眼色素膜炎及生殖器溃疡。最早出现的是一年中反复多次发生口腔溃疡,非常疼痛,有时连饭也咽不下去,而且溃疡的发作没有规律,一段时间后又会自行愈合。最使人尴尬的是生殖器部位也反复发生溃疡和疼痛,并留下疤痕。男患者多发生在阴囊、阴茎,女患者常见大、小阴唇和阴道。还有一些患者最早出现眼部病变,包括眼充血、畏光、流泪、视物模糊、视力下降,甚至失明致残,眼科医生诊断的葡萄膜炎是最常见和最严重的类型。

除了这三联症,其他部位也会受到影响。双下肢皮肤结节性红斑最多见,在外伤针刺的地方会有红疹或脓疱;部分患者可发生四肢血栓性静脉炎;当患者出现头痛、发热、颈部变硬时,要考虑白塞病影响了神经系统,称为神经白塞病;胃肠道病变可以出现腹胀、腹痛、便秘,甚至穿孔、腹膜炎,称为肠白塞病;有的结核患者也能出现白塞病表现。

虽然白塞病是自身免疫病,但自身抗体多阴性,缺乏特异的血清学指标。医生采纳1989年制定的国际诊断标准对临床症状和体征综合分析进行诊断。口腔溃疡的原因很多,患者不要自己对号入座滥用药物。

白塞病的本质是一种系统性血管炎,治疗需要内科、眼科、口腔科密切配合。目前尚无公认的有效根治办法,多种药物均有效,但停药后易复发。皮肤、口腔、眼和生殖器局部可用激素软膏;全身治疗:止痛药、秋水仙碱、沙利度胺、激素和免疫抑制治疗等,但一定要有医生制订治疗方案并定期调整。另外对症治疗和自我保护也很重要,小剂量阿司匹林可以预防血栓形成。平时保持口腔、皮肤和眼部清洁,尽量避免外伤,不带隐形眼镜,避免刺激性食物,及时控制口腔感染。如急性腹泻、便血时,应禁食输液,发生肠穿孔及肠瘘时外科手术后仍易复发。患者一定要保持乐观的生活态度,定期到医院检查,配合医生积极治疗,疾病才能得到控制。

骨性关节炎

骨性关节炎是一种常见的慢性关节疾病,主要病理改变为关节软骨的退行性变和软骨下骨质增生,并由此引起关节疼痛、僵直畸形和功能障碍。

骨性关节炎又名退行性关节炎、肥大性关节炎、增生性关节炎、老年性关节炎、软骨软化性关节病等。因年龄增长而关节退行性变者称原发性骨性关节炎,因关节创伤、畸形和疾病等造成软骨的损害,导致日后的关节炎为继发性骨关节炎。骨关节炎根据其累及的关节不同而冠以不同的病名,如膝骨性关节炎,手骨性关节炎、颈椎病等。

(1)病因:骨性关节炎的病因不清,最主要的是增龄。本病多在45岁以后起病,年龄越大,患病率越高。软骨、骨过度磨损也是导致骨性关节炎的重要因素。肥胖和膝关节OA有一定关系,但不能解释为什么原发性骨性关节炎很少累及踝关节。手骨性关节炎,远指关节伸侧有结节者(称Heberden结)有家族发病倾向。

(2)临床表现:骨性关节炎主要症状是关节疼痛逐渐起病,劳累后加重,休息后减轻,有短暂僵硬感。重者可有关节积液,甚至运动障碍。可有关节肿胀和压痛、骨擦音、晚期出现关节畸形。X线检查显示关节间隙窄、骨赘形成。化验结果大都正常,血沉一般不快。

(3)诊断:根据临床表现和X光检查,并排除其他炎性关节疾病即可诊断。部分患者有X线表现而没有症状,部分患者有症状而尚无X线的表现。当X线有OA骨质改变的证据出现时,疾病已经发生几个月了。

(4)治疗:

① 保护。骨性关节炎正确的保健极为重要。休息、等长训练,防止关节过度运动和过度负重,如减肥,用手杖、坐扶手椅而不坐沙发,改变步态,以小步快行替代大步行走,有电梯时不要爬楼。局部治疗如热敷、冷敷、超短波、针灸、蜡疗、按摩等,以松弛肌肉,增加局部血液循环。颈椎病应在理疗医师指导下行颈椎牵引。

② 药物治疗。扑热息痛是骨性关节炎治疗的第一线药物。病情轻者用非甾体抗炎药如双氯芬酸钠,美洛昔康等。局部用药,如辣椒碱,双氯芬酸钠乳胶,优迈霜,法斯通等外用。有关节积液者可以用长效糖皮质激素局部封闭,但同一关节一年内不宜超过三次。透明质酸盐关节内注射具有保护、润滑关节软骨和加强胶原网的机械稳定性作用,并维持适当的软骨细胞周围环境。硫酸氨基葡聚糖,双醋瑞因有改变病情的作用。

严重患者可行关节镜治疗或外科治疗。

脑的生理结构及功能

人被誉为"万物之灵",这是因为人有一个世界上最复杂的大脑。人类正是利用自己的脑去揭示大自然的奥秘,同时也在不断地认识大脑自身的奥秘。

脑是人体的神经中枢,由三部分即脑干、小脑和大脑组成。脑干主要传递感觉信息,控制某些基本活动如呼吸和心跳;小脑负责肌肉的整合作用,并有运动记忆功能;大脑是人类记忆、情感与思维的中心,人体的一切生理及心理活动,如脏器活动、肢体运动和感觉、肌体协调以及语言、思维等,都是由大脑支配和指挥的。大脑由两个半球组成,半球表面覆盖着 1～2 毫米厚的大脑皮质,没有大脑皮质,人就会处于一种植物状态。大脑本身又分为五个脑叶,即额叶(控制抽象思维的主要结构)、顶叶(帮助处理感觉信息)、枕叶(主管视力)、颞叶(掌握记忆、听觉和语言功能)及岛叶。

脑重量约 1 400 克左右,大约由 140 亿个神经细胞(神经元)组成,是人体或宇宙中已知的最为复杂的组织结构,也是效率最高的信息处理系统。神经元是构成大脑功能活动的最小单位,其类型和形状差别很大,但都具有胞体、轴突、树突和树突上带有的突触四个部分。轴突用于传出信号,树突接受信号,信号传输是经过树突和轴突之间形成的突触来进行的。突触之间存在缝隙,弥散在突触缝隙间的荷尔蒙(也称激素),充当着脑内信息的传递者。每个神经元所具有的突触数不等,可多达数千个。如果将每个细胞比喻为一部电话交换机,其电话线路比全世界的电话网络还要复杂 1 400 倍。

人类左、右半球各自控制着身体相对应的半边,并主管着不同的智力活动。左半球偏重于语言、概念、数字、分析、逻辑推理等功能,主要储存人出生后所获取的信息。右半球偏重颜色、音乐、绘画、空间几何、想象等综合形象思维功能,主要储存人凭直观感受摄取的,或是经左脑反复强化的信息。左、右脑可形象的描绘为:左脑像一个雄辩家,善于语言和逻辑分析;又像一个科学家,擅长抽象思维和复杂计算;但刻板,缺少幽默和丰富的情感。右脑像一个艺术家,善于非语言的形象思维和直觉;对音乐、美术、舞蹈等艺术活动有超常的感悟力;空间想象力强;不善言辞,但充满激情与创造力,感情丰富、幽默、有人情味。正常人的心理活动是左右脑分工合作的结果。如果我们能够深入了解左右脑的功能性差异和各自的优势,那么我们就可以破

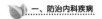

解好多大脑之谜。

人脑就好像一个沉睡的巨人,约 140 亿个脑细胞中,正常人仅启用了不到 10％,近 90％的脑细胞基本处于抑制沉睡状态。一个人的大脑究竟能容纳多少知识?据粗略估算,理论上大脑可存储的信息量相当于藏书 1 000 万册的美国国会图书馆的 50 倍,高达 5 亿多本,相当于一部大型电脑存储量的 120 万倍。如果每天读一本书,要不间断地读 136 万年才能装满我们的大脑。一个人在 70 年内,假若每天用 10 小时来学习,尽量接收各种信息,其总量还不到人脑可容量的百分之一。因此,人类所具有的能力远远超过以往的认识,人脑具有巨大的、用之不竭的智力资源。

睡眠与健康

人生 1/3 的时间是在睡眠中度过的,睡眠是人类生存的基本要素。然而在经济高速发展、工作压力很大的现代社会,人们的睡眠状况普遍存在问题。睡眠障碍已经是现代人的一组常见病,多发病。

什么是睡眠和睡眠障碍?睡眠是指生理活动的惰性和不反应状态,睡眠时意识水平降低或消失,在受到刺激很容易完全恢复。简单地说,睡眠是一种过程,在睡眠过程中全身包括中枢神经系统,都会得到恢复和休息。睡眠障碍是指睡眠量的异常及睡眠质的异常,常见的睡眠障碍有失眠、嗜睡、睡眠倒错、梦言症、梦行症等。产生睡眠障碍的原因很多,如某种躯体疾病(头痛、高血压、心脏病、糖尿病、哮喘、鼻窦炎等)、情感精神因素(抑郁焦虑、精神压力大或生气等)、生活方式(过多吸烟、饮用咖啡和浓茶)以及环境因素(噪声、拥挤或污染)等。

睡眠的意义在于睡眠是一种保护性抑制,可概括以下几方面:消除疲劳,恢复体力;保护大脑,恢复精力;增强免疫力,康复机体;促进生长发育;延缓衰老,促进长寿;保护人的心理健康;有利于皮肤美容。睡眠障碍不但会影响人类的健康,也影响人类的生活质量。如长期睡眠不足可带来一系列的机体损害,包括思考能力减退、警觉力与判断力下降、情绪障碍如抑郁、焦虑、免疫功能低下、内分泌紊乱、内脏功能失调如心慌气短、乏力、食欲下降、消化紊乱、出虚汗等。

科学睡眠是保证睡眠质量的前提。首先要选择合适的睡眠的用具:床铺的硬度宜适中,枕高一般以睡者的一肩(约10厘米)为宜。床应南北顺向,头北脚南,使机体不受地磁干扰。其次要注意睡眠的姿势:以侧卧为佳,仰卧入睡时四肢肌肉不易放松,有心脏病、胃肝胆病者最好右侧卧。再次要注意睡眠时间:具体应视个体差异而定,新生儿至少每天20小时,婴儿14～19小时,学前儿童12小时,小学生10小时,中学生9小时,大学生与成人需7～8小时,老年人因新陈代谢减慢,需5～6小时。应强调的是睡眠的好与坏,不能简单地以睡眠时间长短来衡量,而应以是否消除了疲劳,精力是否充沛来评判。最后要注意睡眠的环境:应选择安全、舒适、安静和令人放松的环境;避免睡前过量喝茶、饮酒、吸烟等都可使睡眠更舒心坦然。

睡眠障碍的治疗应首先纠正不良睡眠卫生习惯,并进行自我心理行为调适,包括:保持乐观、知足常乐的良好心态;建立规律的生活制度,以保持正常睡一醒节律;创造有利于入睡的条件反射机制,如长期坚持睡前半小时洗热水澡、泡脚、喝杯牛奶等;平日适度体育锻炼;自我调节暗示,如放松心情,排解压力,顺其自然等;限制白日贪睡时间,否则会减少夜间睡意。对部分较重的睡眠障碍,应在医生指导下,短期、适量地服用安眠药或小剂量抗焦虑、抗抑郁剂,以改善睡眠质量,延长睡眠时间。

为唤起人们对睡眠重要性的认识和对睡眠质量的关注,国际精神卫生组织主办的全球睡眠和健康计划于2001年发起了一项全球性的活动,将每年的3月21日,即春季的第一天定为世界睡眠日。

头痛

头痛是一个很常见的症状,每个人的一生中,可能都有过头痛的体验。头痛可以单独发生,也可以是其他疾病的伴随症状。

(1)病因:引起头痛的病因很多,各种颅内病变、全身性疾病、功能性或精神性疾病都可导致头痛。

① 颅内病变。不论属于哪一种性质,引起头痛的原因,大多因为病变在颅内占据了一定的体积,而颅腔内的容量是固定的,因此,对颅内组织产生了挤压,或对血管、硬脑膜产生了刺激或牵拉,因而产生头痛。有头部外伤史的诊断当然不会有困难。脑血管意外,即中风患者,多有高血压、动脉硬化病史,以及有半身不遂的症状。由脑炎、肿瘤、脓肿或寄生虫病引起的,则

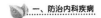

多有明显的神经系统的症状和体征,如发热、呕吐、视物成双、视力下降、步态不稳、口眼歪斜,甚至抽搐、瘫痪等。即使初期症状不明显,但总是随病变的发展而逐渐加重。

② 全身性疾病。如青光眼或屈光不正,多会引起前额部眼周围的持续性胀痛。副鼻窦炎常引起前额部持续性胀痛,并有早晨重、傍晚轻的特点。鼻咽癌常有一侧前额痛,并有流血性鼻涕。中耳炎可引起颞部、枕部的持续性胀痛,并常伴有耳内流脓等症状。三叉神经痛或枕神经痛的特点,是突然发生的抽搐性疼痛,痛的部位在面部、颞部或枕部。颈椎病可引起枕后的持续性胀痛,并可放射到上臂部,头颈的转动常有不便,或转动时疼痛加重。另外,在发热时、癫痫大发作后都会出现头痛。

③ 功能性头痛。如偏头痛,是反复发作的一侧或两侧波动性头痛,大部分患者有家族史,发热、过度劳累等可以诱发。还有长时间低头,在光线不足的环境下工作,可引起颈枕部或全头部紧缩性或压迫性持续性头痛,称为紧张性头痛。有相当多的头痛患者查无原因,但感到头部发胀、沉重、束紧感,而且伴有疲乏、失眠、注意力不集中、记忆力减退等症状,这是属于神经衰弱患者的功能性头痛。此外,重度贫血、尿毒症的患者及吸烟过多的人也会感到头痛,长期生活在混浊的空气中或高噪声的环境中的人,也常会感到头痛。

(2) 治疗:遇到头痛应该怎么办呢? 正确的办法是查清病因后对症下药。

头痛发作时应注意:① 减少活动,安静休息。② 怀疑是急性青光眼引起的头痛,不要盲目服止痛药止痛,应及时去眼科看病,挽救视力,否则很快会引起失明。③ 服用止痛药,如去痛片、颅通定、安痛定等药,只能供临时止痛用。服止痛药过量会掩盖病情。另外,止痛药引起的过敏性皮疹也是常见的。④ 头痛患者如出现意识障碍、呕吐或身体麻木等神经症状,切不可掉以轻心,应及时送医院救治。⑤ 针对病因治疗,如高血压引起头痛,通过降血压可使头痛好转。屈光不正引起的头痛,佩戴合适的眼镜可以使头痛消失。

头晕与晕厥

首先提出的是两个概念问题,头晕是指感觉"忽忽悠悠"、"头重脚轻"欲摔倒,自觉疲乏无力而无旋转感,平卧后症状缓解。晕厥是突然发生的、短暂的意识丧失状态,多由于一时脑供血不足引起。

头晕是十分普遍的症状,原因较多,一般有下列几种情况:① 药物影响:一些降血压药、降血糖药,甚至治疗感冒和抗过敏药等都可能有此副作用。② 心律失常:心脏疾病令到脑部的供氧失常而引起头晕,其中心跳过慢影响较多。③ 慢性疾病:糖尿病、气管病、肾病等若控制不好,也会出现上述情况。④ 贫血:怀孕期间或妇女月经量大,都会令血液含氧量减低。⑤ 血压过高或过低,都能对大脑造成影响而引致头晕。

遇有头晕,尽量争取休息,饮食方面要少食多餐及避免油腻的食物,皆有助于舒缓不适。患者通常要进行身体血红蛋白、血压、心率、血糖等检查,尽可能地找出病因并治疗其原发疾病。

晕厥有何表现?晕厥发作前,患者常有头晕、目眩、恶心、出冷汗和面色苍白等先兆症状,继则出现眼花、无力而突然瘫倒。晕厥发作时,患者昏倒,双眼无神或凝视,意识丧失,呼吸深沉微弱,数秒钟或数分钟后患者常可自行苏醒。晕厥发作后无后遗症,但发作后均有暂时遗忘、精神恍惚和头晕无力现象。

引起晕厥的原因有如下几种:① 血管抑制性晕厥:也称一过性晕厥,是由于某种强烈刺激引起的,多见于年轻体弱的女性,常因恐惧、疼痛、见血、出血、注射、小手术、悲痛等诱发。② 体位性晕厥:多见于卧位突然转变为立位或下蹲过久突然站立时发生。③ 排尿性晕厥:多见于成年男性,当他们夜间或清晨被尿憋醒后,因突然起床或用力排尿,腹压骤减,使上身血液回流腹腔,导致脑部缺血而发生。④ 心源性晕厥:这是晕厥中最严重的一种,常见于心动过速或过缓、心律失常、心肌梗死等患者。发病迅速,无任何预感,与直立体位无关,运动可以诱发。⑤ 颈动脉窦综合征:多见于中老年伴动脉硬化者,常因压迫颈动脉窦(如衣领过紧、突然转动颈部)而诱发。⑥ 剧咳性晕厥:多因剧烈的痉挛性咳嗽而发生。⑦ 其他:如低血糖晕厥、重度贫血、脑源性晕厥(脑动脉粥样硬化)等。

如何预防晕厥发作呢?心源性晕厥属于危象,应尽早治疗原发病。血管性晕厥易感者平时应加强锻炼,增强体质,出现先兆症状时应立即平卧,以免发作。预防直立性低血压性晕厥和颈动脉窦性晕厥重在免除各种诱因。排尿性晕厥患者的预防措施是取蹲位排尿姿势,并做平和呼吸。

遇到晕厥者应怎样进行现场急救呢?① 令患者平卧,松解患者衣领和腰带,打开室内门窗,便于空气流通,另外将头部稍低,双足略抬高,保障脑部供血。② 如有心脏病史,并可疑是心脏病变引起的晕厥时,应取半卧位,以利呼吸。③ 可针刺或用手指掐患者的人中、内关、合谷等穴,促使苏醒。④ 注意对患者身体的保暖,随时观察患者呼吸、脉搏等情况。⑤ 待患者清醒后,可给患者服用温糖水或热饮料。⑥ 经处理仍未清醒者,应及时进行呼救或妥善送往附近医院。

中风

中风,亦称脑卒中或脑血管意外,是人们对急性脑血管疾病的统称和俗称。中风是由于高血压等原因造成脑血管壁的粥样硬化,致使血管管腔变窄或形成夹层动脉瘤,在各种诱因的影响下,造成血管破裂或堵塞,使脑血液循环障碍,导致神经功能障碍,从而出现一系列的中风症状。

(1)中风的危险因素:中风虽然呈急性起病,但其病理过程则多是缓慢的。因此,加强脑血管病的预防非常重要。预防脑血管病,首先要控制导致脑血管病的危险因素。脑血管病的危险因素如下:

① 高血压。是脑出血和脑梗死最重要的危险因素。血压越高,发生中风的机会越大。高血压患者发生中风的概率是血压正常者的 6 倍。有研究显示:在控制了其他危险因素后,收缩压每升高 10 mmHg,脑卒中发病的相对危险增加 49%,舒张压每增加 5 mmHg,脑卒中发病的相对危险增加 46%。

② 心脏病。心脏疾患既可引起脑的供血不足,导致脑梗死,又可因栓子脱落进入脑血管,引起脑栓塞。有心脏病的患者发生脑卒中的危险要比无心脏病者高 2 倍以上。

③ 糖尿病。资料表明,糖尿病患者患中风的年龄要提早 10 年,中风发病率较血糖正常者高 2~4 倍。

④ 其他危险因素有:短暂性脑缺血发作,高脂血症及血液流变学异常,颈动脉狭窄,高同型半胱氨酸血症,代谢综合征,不良生活习惯,口服避孕药,血液疾患,年龄等。

(2)诱因:应避免造成脑血管病发生的一些诱因。其诱因大致有:① 情绪激动。② 饮食不节。③ 过度劳累;用力过猛;突然坐起和起床等体位改变。④ 气候变化;妊娠;便秘等。⑤ 服药不当。

(3) 危险信号:脑血管病虽然起病急骤,但很多患者在发病前1~2天或几小时,甚至1个月内可有一些早期信号,医学上称为"中风先兆"。这时如能及时识别,并进行积极有效的治疗,多能使患者转危为安,防止脑血管病的发生或减轻病情。大约60%以上的患者在发病前会出现下述一个或数个先兆症状:① 突然口角歪斜,流涎,言语障碍,吞咽困难或呛咳、呃逆,一侧肢体乏力或活动不灵,走路不稳或突然跌倒。② 突发眩晕、呕吐。③ 突发剧烈头痛,或头痛的性质、部位、分布等发生了突然的变化。④ 哈欠不断、精神萎靡不振、疲倦、嗜睡。⑤ 不明原因的数次大量鼻出血,血压高,再加上眼底出血、血尿,不久可能会有脑出血的发生。⑥ 血压异常。⑦ 面部或肢体麻木。⑧ 一过性黑蒙或视物模糊,耳鸣或听力改变。⑨ 其他先兆症状:性格变化,也有的出现短暂的意识丧失,或全身疲乏无力、低热、胸闷、心悸,或突然出现胃部不适等。上述症状,不一定每个患者都有,但只要有先兆症状出现,就是中老年人的中风警报。

老年性痴呆

老年痴呆是指发生在老年期的痴呆,故又称为老年人痴呆或老年期痴呆,可分为4个类型,即老年性痴呆、血管性痴呆、混合性痴呆及其他类型的老年人痴呆。其中老年性痴呆(阿尔茨海默病,Alzheimer's Disease)为最多见,约占痴呆患者的65%。据统计,美国老年性痴呆患者为200万~400万,全球1 200万~2 500万。在西方国家老年性痴呆是排在第4位的导致死亡的疾病,此症患者给家庭和社会造成的负担是惊人的。

(1) 病因:老年性痴呆,是一种慢性的大脑退行性变性疾病,其病因及发病机制至今不明,具有特征性神经病理(如老年斑和神经纤维缠结)和神经化学改变。老年人脑细胞改变的主要原因是脑细胞死亡的增加,形成脑皮质萎缩。老年性痴呆患者较同龄正常人脑重量减轻40%~50%,脑细胞的减少可达40%~50%。因此,大脑皮质萎缩是老年性痴呆的主要病理基础。确切病因不明,可能与遗传、神经递质改变、环境、免疫、病毒感染、脑外伤和神经内分泌等方面均有关。

(2) 临床表现:起病可在老年前期,但老年期(65岁以后)的发病率更高。在65岁以前起病的类型常有痴呆家族史,病情进展较快。女性多于男

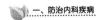

性。多缓慢起病,早期无特殊自觉症状,对病的自知力早期就已丧失,难以确定病期,待痴呆明显而就诊时,常已在发病后 1.0~2.5 年。

① 智力衰退。最常见的是进行性的记忆力和计算力障碍,分析判断理解能力衰退,视空间技能障碍及对时间、人物和地点的定向力发生障碍。

② 语言障碍,书写困难,失用,失认等。

③ 精神及情感障碍,人格及个性改变。如情感淡漠、不修边幅、躁狂、幻觉妄想、猜疑、抑郁、甚至意识模糊。随着病情的发展,患者将变得自私、懒散、挥霍、偷盗,甚至丧失道德和对家庭、社会的责任感。

④ 日常生活及行为障碍。如无目的的活动、游走、生活不能自理、躁动、攻击等。晚期则不知饥饱,卧床不起,两便失禁,形似植物状态,最后死于肺炎或尿路感染等并发症。病程多在 5~20 年。

(3) 治疗:虽然目前对老年性痴呆症尚无根本治疗方法,但早期就诊,早期治疗,可以减慢其发展速度和改善症状,而一旦病情发展到了中后期,治疗效果就比较差。药物治疗主要针对脑内乙酰胆碱的减少,药物主要分为两类:

① 增加脑内胆碱能神经系统功能。如安理申等。

② 作用于神经传递系统的细胞保护剂。以延缓脑神经元变性过程,达到防治老年性痴呆的目的。

③ 其他治疗有:铝螯合剂,非类固醇类和类固醇类抗炎药,性激素的应用,改善脑代谢药如脑复康等,钙离子拮抗剂,基因治疗,中医中药治疗,如银杏叶提取物。

帕金森病

帕金森病又称震颤麻痹,是一种常见于中老年的、原因不明的中枢神经系统慢性变性疾病,主要病变在锥体外系统——脑内的黑质和纹状体。多在 50~60 岁以后发病,发病率随年龄增长而上升,且男性高于女性。我国帕金森病的患病率在 55 岁以上的人群中是 1%。帕金森病在发病的 10~15 年内可以导致患者尤其是老年患者明显残障,由此造成了巨大的经济和社会负担。

(1) 病因。帕金森病病因不明,可能与下列因素有关:① 年龄老化;

② 遗传因素;③ 环境因素。任何单一的因素均不能完满的解释帕金森病的病因。多数研究者倾向于帕金森病的病因是上述各因素共同作用的结果。因明确原因引起的类似帕金森病表现的称之为帕金森综合征。见于脑动脉硬化、脑外伤、甲状旁腺功能减退、感染、基底动脉瘤、毒物中毒以及某些药物滥用等。

（2）临床表现：

① 静止性震颤。震颤往往是发病最早期的表现,但并非所有的患者均有震颤。

② 肌强直。患者的肢体和躯体变得僵硬,出现运动迟缓,表情呆板,吞咽困难和流涎,言语单调而缓慢、发音含糊。

③ 运动迟缓。表现为精细动作缓慢,或者根本不能顺利完成。写字越写越小。行走起步困难,起步后呈"慌张步态",转身困难。病情晚期,患者卧床不起,生活不能自理。

④ 姿势异常。站立时头颈与躯干前倾,驼背弯腰,肘关节、膝关节呈不同程度的屈曲。

⑤ 其他。可有自主神经功能紊乱现象如流涎、皮脂溢出多、多汗、便秘、直立性低血压等,以及精神症状如睡眠障碍、焦虑、抑郁、痴呆等。

（3）治疗:帕金森病的病情进展个体差异很大,少数患者数年内就会迅速发生病残,而大多数患者病程进展相对较慢,经过合理的治疗,10～20 年还能保持较好的功能。如果患者没有得到及时、合理的治疗,很容易导致身体机能下降,以至生活不能自理,最后死于各种并发症。因此,如果患者出现以上任何症状,应及时去医院就诊,及时治疗。目前对帕金森病的治疗,包括各种药物和手术治疗等都是治疗帕金森病的症状,增加患者的生活自理及活动能力,提高其生存质量,而不能根治,不能阻止疾病发展。本病也不会自行缓解,总的趋势是越来越重,故需要终生治疗。间断性药物治疗有加速其病情进展的可能。因此,不能随意停药。

药物治疗主要包括抗胆碱能药物、左旋多巴类药物、多巴胺受体激动剂及多巴胺能增强剂等药物,应在医生指导下用药。建议掌握药物使用的原则:尽早治疗,适量原则,个体化原则,联合用药。一般中晚期患者,药物疗效减退者可考虑手术治疗。此外,心理支持和康复护理也很重要。

二、防治外科疾病

外伤

在日常生活或工作中，难免会有一些磕磕碰碰，甚至会发生意外，如划伤皮肤、扭伤关节等，这时很多人会习惯在皮肤表面擦一些外用药。但不同的外伤，治疗方法也是不同的，而且在用药时还要注意禁忌，否则不仅不能促进伤口愈合，反而可能加剧伤情。

挫伤大多由于直接暴力而引起，如软组织的挤压伤、撞击伤、摔伤等。挫伤早期可以冷敷，如果渗出严重则改为热敷，另外配合非处方药镇痛药或外固定治疗。擦伤是由于皮肤和粗糙的物质发生剧烈摩擦后导致表面甚至真皮的损伤。擦伤早期应该用生理盐水或消毒防腐药清洁伤口，外用非处方药的预防感染的药物。

在使用中药类外用药时要注意，外用药不可内服。应用外用药之前，应清洗创面，防止感染。

内服药物禁用于孕妇及肝肾功能不良的患者。内服药物要慎用于儿童。皮肤过敏者要禁用该类外用药。

在使用西药类外伤用药时要注意，外用药物应避免接触眼睛和其他黏膜。涂擦部位如有灼烧、瘙痒、红肿等，应停止用药，用水冲洗掉所涂药物，必要时向医师或药师咨询。硼酸洗液不宜大面积使用，更不宜用于婴儿。伤口或创面如有渗血或渗出液，难以敷药时，应先将其洗净擦干，然后敷药。对外用药过敏者要禁用。

外伤处理的一般原则：① 迅速做好急救，如包扎、止血、止痛、固定等，及时得到外科处理。② 对开放性创伤,要根据伤情和当时的条件,尽快做好早期外科处理。对伤情一时判断不清者,要边处理、边观察、边检查,查明原因后再做进一步处理。

常见外伤的处理:

(1) 刺伤:刺伤多为锐性尖物所引起,如刀、剪等,一定要充分重视。这类伤虽然小,但是易伤及深部组织和脏器,因为引流不畅,容易发生感染,特别是厌氧菌的感染。如果流血不要马上按住,只要不是流得特别快,就不必担心。流血可以带出脏的异物,不容易引起感染。特别深的创口,一定要让它充分流血,一般到伤口自动停止流血。然后用碘酒处理,要等到碘酒干了,这时消毒效果最好,然后用75%酒精脱碘。

(2) 割伤:割伤一般是锐性器械所致,边缘整齐,出血较多,周围组织破坏少。因为伤口比较干净,普通清洗即可,相对好处理。割伤时出血比较多。要用止血带,使用的部位、力量大小都要注意。时间长了容易导致组织坏死。如果皮表呈黑色,表示静脉血无法正常回流,止血做得不好,此时应该放开重新处理。止血带位置参考急救培训。蛇咬伤,要扎紧,不同于一般外伤。

(3) 撕裂伤:由钝物的碾压或暴力的牵拉造成的损伤,如汽车刮伤、拉伤等,撕裂伤伤口边缘不规则,损伤面积较大,一般有渗血特征,相对不好处理,应速送医院。

(4) 皮肤表层擦伤:伤势轻,但不能乱涂药,特别是暴露部位,尤其是头、手、面部。此时最好去医院就诊。医院涂的白药,都只能用1周,第2周就拿去消毒的。创可贴,属于应急处理,基本无消毒作用,不透气,效果不好。头面部一般不要用碘酒,可用30%双氧水、酒精等。

(5) 软组织挫伤、肌肉拉伤、扭伤:临床表现为局部肿胀、压痛伴有淤血。此时不要洗热水澡。处理方法为局部冷敷,至少24小时,最好是48小时。48小时后要热敷,促进血液循环。

(6) 血肿:处理方法为冷敷,加压包扎。

在以上基本处理完成的同时,要将患者迅速转送医院,以免延误诊治。

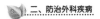

关节扭伤

所谓关节扭伤也就是由于关节过猛扭转,超过正常范围,将附着在关节外面的关节囊、韧带和肌腱撕裂。扭伤多由于青少年的运动损伤,体力劳动者的工作伤,最常见于踝关节、手腕部及下腰部。扭伤的常见症状有疼痛、肿胀、关节活动不利等。

由于小关节扭伤比较常见,患者认为不是什么大病,不必去医院,所以多是自己进行处理。由于自己对处理原则掌握不准,所以往往采取错误的做法。有人在关节扭伤后,马上用很烫的热水浸泡或用烧热的白酒揉搓扭伤处。殊不知,刚刚扭伤的关节内的许多毛细血管正在出血,此刻用热水浸泡、白酒揉搓扭伤处,不但不能止血,反而会使血液循环加快,结果是毛细血管出血越多,扭伤处关节内淤血越多,肿胀越剧烈,对扭伤关节的恢复越不利。

扭伤后又一个常见的错误做法是:患者自己或他人盲目地揉搓患处,一是为了止痛,二是认为揉搓可以活血祛瘀,理筋通络,加快扭伤的恢复。岂不知,过分用力揉搓患处,会使肌肉间的组织液渗出增多,使扭伤的关节更加肿胀疼痛,反而加重了扭伤的症状。所以发生扭伤后,一是不要用热敷,二是不要揉搓患处。

正确的做法是:

(1)停止活动:一旦出现扭伤后,应立即停止运动和劳动,除了不要让患者走路,也不要让患者以扭伤膝或踝的那只脚站着,应松开患者的鞋带,必要时可脱去鞋子。

(2)固定:严重关节扭伤可有组织撕裂甚至骨折,应用夹板固定使扭伤关节完全休息。

(3)冷敷:在关节扭伤部位,用冰块或冷毛巾敷盖,没有冰块可用冰箱中冰镇的瓶装或听装冷饮代替,或将受伤部位在冷水中浸泡10~20分钟,有利于消除疼痛、肿胀或肌肉痉挛。

(4)热敷:扭伤早期不宜热敷,中、晚期可使用热敷消肿,温度以能忍受为原则,湿热敷一般持续20~30分钟。

(5)压迫:患者在长距离转运时,应在患处加压弹性绷带,这样可防止内出血,但包扎得不要太紧,以免影响被包扎部位的血液循环。

(6)抬高:将患肢抬高,可在肢体下面垫上一个枕头,使患处与心脏水平相同,这样会减少伤处的血液循环,起到控制内出血的作用。

以上急救措施只是基本的处理,处理完毕后应送医院检查,排除其他情况。

下肢静脉曲张

下肢静脉曲张是常见病,中国有 $10\% \sim 15\%$ 的人患有下肢静脉曲张。患者多有下肢酸胀、沉重、劳累感,踝关节上浮肿,长时间站立、行走或活动一天后加重,晨起减轻。严重时出现小腿皮肤紫黑甚至溃疡,反复发作,不易愈合。

什么是下肢静脉曲张呢?下肢静脉曲张是指下肢浅静脉处于蜿蜒、迂曲状态,即所谓的"筋瘤"。导致静脉曲张的重要原因是结缔组织先天性薄弱,薄弱的血管壁及瓣膜无法承受静脉血压,与遗传有关。体重超标、一些需久站或久坐的特殊职业、怀孕以及缺乏锻炼是诱发静脉曲张的常见原因。

下肢静脉曲张通常分为 4 类:包括主干静脉曲张、侧支静脉曲张、网状静脉曲张、血丝状静脉曲张。主干静脉曲张包括大隐静脉曲张及小隐静脉曲张。大部分患者是大隐静脉曲张,小隐静脉曲张比较少见。主干静脉较深,除非严重患者,一般只在足内侧及膝内侧可见到。侧支静脉曲张是人们最常见到的静脉曲张,可出现在下肢的各个部位。网状静脉曲张及血丝状静脉曲张多见于女性,下肢皮内小静脉常出现蓝紫色的网状扩张,称为蜘蛛静脉,多发于月经或怀孕期间,可能与雌激素水平有关,不属于真正的静脉曲张,一般无需治疗。

下肢静脉曲张可引起很多并发症,主要有血栓性浅静脉炎、淤积性皮炎、溃疡和出血。① 血栓性浅静脉炎:由于血液在曲张的血管内凝结,皮下出现红肿、发热、疼痛的硬块。炎症消退后,局部会有色素沉着。② 淤积性皮炎:在脚踝周围,出现皮肤瘙痒、脱屑、色素沉着,皮肤抵抗能力下降,细菌感染后形成湿疹。③ 溃疡:因皮肤瘙痒,抓破后感染细菌形成溃疡。这种溃疡反复发作,日久不愈,故又称"老烂腿"、"臁疮"、"裙边疮"。④ 出血:因溃疡侵蚀血管或静脉瘤破裂而发生出血。这种出血往往不能自止,出血量多,患者无痛感,不易察觉,严重时可致休克。

患了下肢静脉曲张后该如何治疗呢?可以根据病情轻重采取保守治疗或手术治疗。保守治疗最有效的方法是穿医用弹力袜子或缠弹力绷带,同时口服改善静脉功能的药物。手术治疗是指通过手术将主干静脉及曲张的浅表静脉抽走,不必担心血液回流。随着诊疗技术的发展,现在有几种微创技术可避免手术或少手术,同样能达到相同的治疗效果,如激光治疗。但是不论何种情况,为能在最佳时机选择最有效的治疗方法,静脉曲张患者还是需要听取专科医生的指导。

如何预防下肢静脉曲张?对于近亲属患有静脉曲张或体重超标、长时间站立或久坐的职业以及怀孕的人来说,要注意预防出现静脉曲张,已经出现病变的要注意预防并发症。具体方法是:① 减轻体重,避免久站或长时间蹲坐,从事长时间站立工作者最好是要持续活动下肢。有机会时要将下肢抬高。② 穿医用弹力袜子或缠弹力绷带。③ 出现症状时要注意皮肤清洁,口服改善静脉功能的药物以及阿司匹林等。

急性腰扭伤

急性腰扭伤是日常生活工作中常见的一种以腰痛为主要特点的病症,发病前常有明显或不太明显的腰部扭伤、受凉、活动姿势的不对称、不协调等原因。

以腰痛为主要症状的病因中,虽然扭伤最为常见,但其发病的病理基础却是多种多样的,例如患者可能有先天发育的异常(如腰椎峡部裂),长期的劳累所致的慢性腰肌劳损或脊柱的退行性变,腰椎骨质疏松造成的下腰椎关节突的失稳等,这些病理性改变在一个轻微的、不太明显的外力下都可能造成急性腰痛。

在以腰痛为主要症状的急性腰扭伤中还应特别注意排除急性胰腺炎、尿路结石、心血管疾病中的心绞痛,以及呼吸、消化系统疾病、腹膜后的炎症或肿瘤等严重器质性病变,以免延误治疗。

就治疗而言,首先要预防急性腰扭伤,平时要注意腰背部保暖,避免受凉,不要过度负重,不要在没有准备活动的前提下突然做剧烈运动,不要持续长时间的腰部不协调活动或不良姿势;其次,注意治疗中的合理性和综合

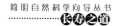

性,在治疗中:① 可合理应用非甾体类的消炎镇痛药,因此类药物可迅速缓解疼痛症状,但注意不要长期服用,更不要两种相同类型的药物一起服用,因为这类药物毒副作用大,易造成严重不良反应。② 急性疼痛期可腰部制动,戴腰围下地活动或卧床休息,局部可行热敷或理疗,或局部按摩,但要注意手法及力量,以免加重病情。③ 个别疼痛严重的患者也可以施行局部醋酸强的松龙封闭治疗,但注射前应询问有无糖尿病史,并检查局部有无疖肿感染灶,如有上述病症,禁止使用激素治疗,以免加重病情。

肩周炎

肩关节周围炎简称肩周炎,是肩周肌肉、肌腱、滑囊和关节囊等软组织退行性改变所引起的广泛的炎症反应。本病是以肩关节疼痛、活动受限为主要特征的慢性疾患,好发于 40 岁以上的中老年人。女性多于男性,左侧较右侧多见,双侧同时发病者少见。早期表现,仅以疼痛为主,或仅有轻微隐痛或肩关节不适和束缚感;继则疼痛逐渐加重,夜间尤甚,常影响睡眠,肩关节活动也逐渐完全受限;最后形成"冻结状态"。本病在中医学属"痹证"范围,又称为五十肩、漏肩风、肩凝症、冻结肩等。

目前,对肩周炎的治疗,多数学者认为,服用止痛药物只能治标,暂时缓解症状,停药后多数会复发。而运用手术松解方法治疗,术后容易引起粘连。所以采用中医的手法治疗被认为是较佳方案,若患者能坚持功能锻炼,预后相当不错。

下面介绍肩周炎的八种自我防治动作,供患者参考:

(1)屈肘甩手:患者背部靠墙站立,或仰卧在床上,上臂贴身、屈肘,以肘点作为支点,进行外旋活动。

(2)手指爬墙:患者面对墙壁站立,用患侧手指沿墙缓缓向上爬动,使上肢尽量高举,到最大限度,在墙上作一记号,然后再徐徐向下回到原处,反复进行,逐渐增加高度。

(3)体后拉手:患者自然站立,在患侧上肢内旋并向后伸的姿势下,健侧手拉患侧手或腕部,逐步拉向健侧并向上牵拉。

(4)展臂站立:患者上肢自然下垂,双臂伸直,手心向下缓缓外展,向上用力抬起,到最大限度后停 10 分钟,然后回原处,反复进行。

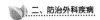

（5）后伸摸棘：患者自然站立，在患侧上肢内旋并向后伸的姿势下，屈肘、屈腕，中指指腹触摸脊柱棘突，由下逐渐向上至最大限度后呆住不动，2分钟后再缓缓向下回原处，反复进行，逐渐增加高度。

（6）梳头：患者站立或仰卧均可，患侧肘屈曲，前臂向前向上并旋前（掌心向上），尽量用肘部擦额部，即擦汗动作。

（7）头枕双手：患者仰卧位，两手十指交叉，掌心向上，放在头后部（枕部），先使两肘尽量内收，然后再尽量外展。

（8）旋肩：患者站立，患肢自然下垂，肘部伸直，患臂由前向上向后划圈，幅度由小到大，反复数遍。

请患者注意，以上八种动作不必每次都做完，可以根据个人的具体情况选择交替锻炼，每天3～5次，一般每个动作做30次左右，多者不限，只要持之以恒，对肩周炎的防治会大有益处。

腰肌劳损

腰肌劳损是因为腰肌的慢性累积性损伤或急性腰扭伤治疗不当或不彻底所致的肌肉韧带的撕裂和劳损。临床特点为无明显诱因的慢性间歇性或持续性腰肌周围酸痛，劳累时加重，休息时减轻，适当活动和经常改变体位时减轻，活动过度又加重，不能坚持弯腰工作，常被迫时时伸腰或以拳头击腰部以缓解疼痛，可持续数月甚至数年之久，腰部有固定的压痛点，多在肌肉的起、止点附近，在压痛点附近叩击时疼痛可以减轻，腰部外形及活动多无异常。

患者应当适当休息，定时改变姿势，避免弯腰搬重物，可以使用腰围。对于腰肌劳损患者，加强腰背肌的功能锻炼是十分必要且行之有效的方法，定时定量做一些腰部前屈、后伸、左右腰部侧弯、回旋以及仰卧、起坐的动作。另外可以对疼痛部位进行热敷、推拿、按摩等理疗。有明显压痛点者可用肾上腺皮质类固醇激素作压痛点封闭，每周一次，3次为一疗程。待腰痛减轻后即可开始进行腰部肌肉锻炼。也可口服非甾体类消炎药物或肌肉松弛剂等药物。

慢性腰肌劳损治疗困难，重在预防。首先要保持良好的姿势并矫正各种畸形，维持脊柱正常的生理弧度，避免颈椎和腰椎过分前凸。其次加强体育锻炼,有目的地加强腰背肌肉的锻炼。肥胖者应减肥以减轻腰部的负担。此外要注意自我调节,劳逸结合,避免长期固定在一个动作上和强制的弯腰动作。再就是注意生活中的各种姿势,如从地上提取重物时,应屈膝下蹲,避免弯腰加重负担,拿重物时,身体尽可能靠近物体,并使其贴近腹部,两腿微微下蹲,睡眠时应保持脊柱的弯曲等。另外可以采用围腰保护腰部。避免潮湿和受寒也是很重要的。

腰椎间盘突出症

腰椎间盘突出症是腰部疼痛最常见的原因,多见于青壮年,患者除有腰痛外,还有下肢放射性麻木、疼痛等症状,病情严重者甚至可导致大小便失禁、瘫痪,对患者的生活工作都有明显影响。

腰椎和腰椎间盘是躯干活动的枢纽。腰椎间盘具有缓冲和吸收震荡,维系脊柱稳定性的功能,但其活动度大,因此反复不正确的用力以及腰部扭伤都会损伤椎间盘,导致椎间盘突出,从而产生一系列腰腿痛症状。因此,对本病的早期预防和积极治疗很重要。

什么是椎间盘呢? 成人脊柱全长约 70 厘米,随身材而有增减。它是人体的"大梁",或称"中轴",由颈椎、胸椎、腰椎、骶椎和尾椎组成。椎体间呈圆盘状的结构,称为椎间盘。椎间盘连接椎体,缓冲重力和外力。脊柱的长度,椎体占 3/4,椎间盘占 1/4。椎间盘的主要成分是胶原、蛋白多糖和水分,形状像一个馅饼。"饼"厚 8～10 毫米,上下两面是椎体的软骨面;中央的"馅"是胶状的髓核,四周包着的"饼皮"是致密的纤维环。

人体椎间盘由于年龄增长、劳损和外力的作用,导致纤维环破裂,髓核从破裂处突出或脱出,压迫腰神经根或马尾神经,而出现腰腿疼痛、麻木等一系列神经症状,称为腰椎间盘突出症。

"坐骨神经痛"这种常见病实际上绝大多数是由腰椎间盘突出引起的。

(1) 椎间盘突出症的主要诱发因素:

① 突然负重或闪腰。突然的腰部负荷增加,尤其是快速弯腰、侧屈或旋转,是形成纤维环破裂的主要原因。

② 腰部外伤。在暴力较强、未引起骨折脱位时,有可能使已蜕变的髓核突出。

③ 姿势不当。起床、起立等日常生活和某些工作中，若腰部处于屈曲位时，突然给予一个外加的旋转动作，则易诱发髓核突出。

④ 腹压增高。腹压与椎间盘突出有一定的关系，有时甚至在剧烈咳嗽、打喷嚏、大便秘结、用力屏气时也可发生髓核突出。

⑤ 受寒受湿。寒冷或潮湿可引起小血管收缩、肌肉痉挛，使椎间盘的压力增加，也可能造成蜕变的椎间盘破裂。

（2）腰椎间盘突出症的确诊：腰椎间盘突出在青壮年人中常见，尤以体力劳动者或长时间坐立工作者多发。

最突出的表现就是腰腿疼痛，其中腿痛重于腰痛，多为坐骨神经痛或先由臀部开始，逐渐放射到大腿后外侧、小腿外侧、足背及足底外侧和足趾。中央型的突出常引起双侧坐骨神经痛。当咳嗽、打喷嚏及大小便等腹内压增高时传电般的下肢放射痛加重，甚至会出现间歇性的跛行，走三五分钟人就感觉疼痛难忍，必须身体侧弯才能稍微缓解疼痛。严重者，还可导致性功能的下降，甚至造成瘫痪，大大影响人的生活质量。

最终确诊是否为腰椎间盘突出，确定突出部位和程度，则需选作腰椎CT、MRI（磁共振）或腰椎管造影等检查。

（3）预防：① 养成良好的有规律的生活习惯；② 保持正确的站、坐姿；③ 学会正确地运用腰部力量；④ 加强腰背肌功能锻炼。

（4）治疗：腰椎间盘突出症的治疗分为保守和手术治疗两种。一般来讲，除了大小便失禁、广泛肌力感觉减退或瘫痪的病例需要立即手术外，其余均可保守治疗。其中80%以上的患者通过保守治疗就可以治愈或明显减轻症状，从而恢复其工作和劳动能力。

① 保守治疗：卧硬板床休息，痛点或骶管硬膜外封闭，推拿按摩治疗，理疗，中西药对症治疗等。

② 手术治疗。如果出现以下情况则需手术：腰腿痛症状反复发作，症状严重；中央型巨大突出致马尾神经受压出现二便失禁甚至截瘫者；有神经性间隙性跛行者；经正规保守治疗1个月症状不缓解者；症状反复发作的青壮年，CT证实突出明显，为尽快恢复其劳动能力则需采用手术治疗。

一般来讲，经过上述正规的保守或手术治疗，腰椎间盘突出症所导致的腰腿痛等症状就会明显减轻或消失。

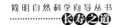

腰腿痛患者应引起重视,需到正规医院找经验丰富的医生进行检查、诊断,以获得正规的治疗。

颈椎病

不知何时,脖子痛、头晕悄然伴随在很多人的生活中。不到难以忍受,人们几乎不会因为这些小恙而就医。然而,2005年10月,专家在全国颈椎病学术会议上发表的统计报告令人震惊:我国有5 000万至1.5亿颈椎病患者。患者年龄呈现出低龄化趋势,且发病率在逐年提高。办公室职员、外科医生、教师、刺绣工人、汽车司机、足球运动员、杂技演员等颈椎病的发病率比一般人群高4~6倍。这就不能不引起我们的重视了。

颈椎病是常见的骨关节病变,是一种发生在中老年人群中的常见病。机关工作人员,由于长期低头伏案工作,使颈椎长时间处于屈曲位或某些特定体位,不仅使颈椎间盘内的压力增高,而且也使颈部肌肉长期处于非协调受力状态,颈后部肌肉和韧带易受牵拉劳损,椎体前缘相互磨损、增生,再加上扭转、侧屈过度,更进一步导致损伤,易发生颈椎病。

(1)临床症状:颈椎病临床症状极其复杂,表现因受累部位、受压组织及程度的不同而差异悬殊。轻者只是头、颈、臂、手、上胸痛,及心前区疼痛或麻木。重者可出现头晕、头昏、耳鸣、耳聋、视物不清、声音嘶哑、咽部有异物感、吞咽困难、叹息样呼吸,甚至可出现猝倒、四肢瘫痪、截瘫、偏瘫、大小便失禁等。

(2)颈椎病的预防:① 有研究表明,长期压抑感情易患神经衰弱,影响骨关节及肌肉休息,长此以往,颈肩部容易疼痛。所以,要经常保持乐观向上的好心情。② 日常生活中应注意保持头颈正确的姿势,不要偏头耸肩,看书、操作电脑时要正面注视,保持脊柱的正直。睡觉时要选择合适的枕头,不宜过高或过低,一般枕头以10厘米高为宜。不要躺着看书、看电视。③ 尽可能少坐多动,能走路的不要骑车,能骑车的不要坐车。特别是有车族和长期坐办公室的人员,每天要抽出一定的时间进行锻炼,尤其注意加强颈肩部肌肉的锻炼,可做一做头及双上肢的前屈、后伸及旋转运动,既可缓解疲劳,又能使肌肉发达,韧度增强,有利于颈段脊柱的稳定性,增强颈肩顺应颈部突然变化的能力。爬山、游泳对预防颈椎病效果较好。④ 长期低头伏案工作者要注意动静结合,每工作一小时左右就要站起来做做工间操,活动活动四肢、颈椎,消除颈部肌肉、韧带的疲劳,防止劳损。⑤ 平时要注意保暖,不要使电风扇和空调直接吹颈部,乘车或运动时注意颈部保护,避免急拐弯、急刹车或突然转颈。⑥ 要防止酗酒。酒精会影响钙质在骨上沉积,使人们易患骨质疏松症、骨质软化症,加速颈椎退行性变。⑦ 中医认为胡桃、山萸肉、生地、黑芝麻等具有补肾功能,可在医生指导下合理地少量服用,以起到强壮筋骨,推迟骨与关节蜕变的作用。

(3) 颈椎病的治疗:颈椎病的治疗方法可分为非手术疗法及手术治疗两类。目前对于颈椎病的治疗,大多数的医学专家主张非手术治疗,只有少数病例需手术治疗。非手术疗法是中西医结合的综合疗法,可根据不同情况选用其中一种或二至三种方法,同时施行。现分别介绍如下:

① 手法按摩推拿疗法。这是中医治疗颈椎病的主要方法,也是颈椎病较为有效的治疗措施。它的治疗作用是能缓解颈肩肌群的紧张及痉挛,恢复颈椎活动,松解神经根及软组织粘连来缓解症状。

② 颈椎牵引疗法。这是颈椎病较为有效并且应用较广的一种治疗方法,此疗法适用于各类颈椎病,对早期病例更为有效。

③ 理疗。在颈椎病的治疗中,理疗可起到多种作用。一般认为,急性期可行离子透入、超声波、紫外线或间动电流等;疼痛减轻后用超声波、碘离子透入、感应电或其他热疗。

④ 药物治疗。药物在本病的治疗中可起到辅助的对症治疗作用,可选择应用止痛剂、镇静剂、维生素(如 B_1、B_{12})、血管扩张剂及中草药等,对症状的缓解有一定的效果。

⑤ 温热敷。此种治疗可改善血循环,缓解肌肉痉挛,消除肿胀以减轻症状,有助于手法治疗后使患椎稳定。本法可用热毛巾和热水袋局部外敷,最好是用中药熏洗热敷。急性期患者疼痛症状较重时不宜作温热敷治疗。

颅脑外伤

由各种直接性或间接性外力造成的脑、颅骨和头皮的损伤称为颅脑损伤,平时主要见于交通和工伤事故,战时主要见于火器伤。目前随着各种车辆的急剧增多,交通事故已成为导致颅脑损伤的主要原因。脑震荡患者伤后多出现短暂的意识丧失,清醒后可出现逆行性遗忘,并伴有头痛、头晕、恶心、乏力、失眠、烦躁等症状。脑挫裂伤及颅内血肿患者的意识障碍时间较长,并常伴有呼吸、脉搏、血压等生命体征的变化,查体可发现偏瘫、失语、偏身感觉障碍等,有蛛网膜下腔出血的患者可出现脑膜刺激症状。脑干损伤的患者多为持续昏迷,并可出现交叉性瘫痪、去皮质强直、呼吸及循环衰竭等脑干损伤表现。

颅脑损伤的诊断在无 CT 扫描的情况下,可以采用颅骨 X 线平片、脑血管造影及超声波等一般检查手段。颅骨 X 线平片可以了解有无颅骨骨折,骨折线的走行及其与脑膜血管的关系,对颅骨凹陷性骨折应注意是否合并颅内血肿。脑血管造影及超声波检查可根据中线结构是否移位,初步判断是否存在颅内血肿及脑挫裂伤。在颅脑损伤的检查中,CT 和 MRI 是最理想的手段,它可以准确地判断血肿的类型、大小、位置和数目,也能较好地显示脑挫裂伤的位置和范围。

轻度颅脑损伤以卧床休息及对症治疗为主,症状减轻后可离床活动,对症治疗包括镇静、止痛等,多数患者可很快恢复正常。中度颅脑损伤患者应住院治疗,同时密切观察病情变化,治疗包括应用脱水、止血、抗炎及促进脑细胞代谢等药物。重度颅脑损伤患者应在监护病房内进行观察和治疗,对患者的呼吸、血压、脉搏、血氧饱和度等指标进行持续监测,出现问题及时处理。昏迷患者应保持呼吸道通畅,必要时行气管切开术。若经 CT 扫描确定有颅内血肿或严重脑挫裂伤,应及早清除血肿及破碎的脑组织。颅脑损伤患者可遗留偏瘫、失语等功能障碍,因此患者要加强功能锻炼,并可同时给予理疗、电刺激、针灸及中药等治疗。对于长期昏迷或植物生存的患者,要积极防治肺部感染、泌尿系统感染及褥疮等并发症,伤后及早行高压氧治疗对患者意识的恢复亦有一定的帮助。

气胸

人体的左右胸腔正常情况下是密闭的,肺脏就在其中,左右各一。胸腔内正常情况下是负压,这样有利于肺脏吸入氧气。如果胸腔内进入气体就会使肺脏压缩很难再扩张吸入氧气,这就是"气胸"。本病是一常见外科急症,性别分布虽因病因不同而有差别,但总体男多于女(5∶1),可见于任何年龄。引起气胸的原因有好多种,根据发病原因气胸可分为以下几种类型:① 创伤后气胸:胸部被锐器刺伤后引起;② 原发性气胸:没有肺部明显病变的健康者所发生的气胸;③ 继发性气胸:继发于肺部各种疾病基础上发生的气胸。在日常生活中,有时候一些人在搬取重物、剧烈运动、咳嗽、喷嚏、大笑时都会引发气胸。可能这些气胸患者的肺脏未来就有肺大疱或者是由于结核病变引起的肺膜破坏,使肺脏容易破裂漏气。

气胸患者的具体表现是多样的。一般气胸的症状轻重取决于气胸发生的速度、进气量的多少,以及引起气胸的肺病的严重程度。主要症状包括:突然发生胸痛,胸闷,有时会感到肩部、背部、腋侧、前臂疼痛。胸痛,胸闷发生在发生气胸的一侧,咳嗽和深吸气时加剧。呼吸困难与肺被压缩的范围有关。严重的气胸还会使得患者休克致死。

对于气胸的诊断,一般根据患者的表现(胸闷胸痛)。查体可以发现患者病侧呼吸音减低,肋间隙变宽,气管向健侧移位。而最简单、最有效的方法是 X 线检查发现肺脏被压缩即可确诊。

发生气胸后,及时救治是很关键的。因为严重的气胸可以导致休克,致使患者死亡。在你不知道怎么救治的情况下,最好的办法是拨打 120 急救电话,请求帮助。但是我们应该知道:一般各型气胸患者均应卧床休息,限制活动。所以,我们遇到被怀疑气胸的患者应该使患者静卧并安抚患者,等待医务人员的到来。现在对于气胸的治疗主要是手术治疗,包括胸腔闭式引流术(目的是排气减压)。如果效果不佳还有手术切除病变部位并缝扎。随着医疗技术的发展,又有了新的治疗方法,不仅疗效好而且对患者创伤小,如电视胸腔镜手术和影像辅助的小切口直视手术。

急性腹痛

急性腹痛的原因,主要是腹部内脏器官有病,或者是受全身疾病的影响所致。

腹痛患者首先要弄清楚疼痛的部位、时间,是隐隐作痛还是剧痛,是持续痛还是一阵阵发作,大小便有没有改变,与饮食、呼吸、体位变化有无关系,最近是否受过外伤等。

左上腹痛,常见有胃痉挛、胃炎及胰腺炎。胃痉挛或胃炎常由于饮食不洁或受凉而发病,疼痛在左上腹一阵阵发作,侧卧、在肚子上压一个枕头,或呕吐以后疼痛会缓解。腹部放置热水袋,卧床休息,给服阿托品片止痛,两三天内摄取清淡易消化的食物,一般可自愈。

胰腺炎发病急骤,多在饱餐及暴食之后发病,开始为左上腹痛,后逐渐扩散到全腹,疼痛持续加重,还可有体温升高。如发现此情况,患者应禁饮食,速送医院治疗。

右上腹痛,常见于胆囊炎、胆石症。胆囊炎发病时多有寒战、高热、恶心、呕吐,常因饱食油腻食物而引起。疼痛持续加重,并向右肩放射。患者感上腹胀满,不愿让人摸其腹部。如同时有胆石症,还可出现全身发黄现象。有胆囊炎病史的人,平时要少吃油腻的食物,精神不可过度紧张、劳累。

左、右腰部疼痛,多见于输尿管结石。此病起病突然,患者疼痛难忍,辗转不安,可同时出现血尿。应鼓励患者多喝水,在病情允许时,还可让患者下地活动,或扶床跳动,利用振荡冲击,将小结石排出。疼痛缓解后,应送患者去医院检查治疗。近年来采用中药排石,效果良好。

上中腹及脐周围痛,常见于胃或十二指肠溃疡及穿孔、肠炎、痢疾、肠蛔虫症等。胃及十二指肠溃疡穿孔的患者,过去多有胃病史,易在饱食后发病。患者上中腹部突然出现剧烈的疼痛,以致大汗淋漓,面色苍白而休克。这是由于胃液自破孔处进入腹腔的刺激所致。以后患者可出现全腹痛,腹部硬如板状,怕人按摩。发现此种情况,应禁饮食,即刻送医院急诊。

胆道蛔虫及肠蛔虫症,多见于卫生习惯较差的青少年和常吃不洁净生菜的人。患者的上腹部,突然像有东西钻顶样的剧痛,坐卧不安,同时有恶心、呕吐,疼痛为阵发性,没有固定点。这时可给患者口服食醋 30～50 毫升(2～3 汤匙),用温水冲淡成半杯,一次服下;或服乌梅汤(乌梅一两,加水煎成半杯约 100 毫升一次服下),效果都不错。腹痛缓解后,送大便检查虫卵。确诊后可在医生指导下服用驱虫药。如不见效,可用 5% 盐水灌肠驱虫(一汤匙食盐加水 300 毫升充分溶化摇匀,水温要适宜),效果比较满意。

肠炎、痢疾多为阵发性腹痛,并伴有腹部咕咕作响(肠鸣音增强),排便后腹痛可暂时减轻。如大便是水样多为肠炎,有黏液或脓血,总有排便不尽感,多为痢疾。给予腹部热敷,可使肠痉挛缓解而减轻腹痛。

右下腹痛最常见于急性阑尾炎。

下腹痛常见的有疝、盆腔炎、宫外孕破裂等。宫外孕破裂患者多有停经史，表现为突然发作的下腹痛，伴有便意，出血多时，可有面色苍白、出冷汗、脉细弱、血压下降等休克症状。应立即使患者平卧送医院急诊。

总之，急性腹痛的原因较多，病情复杂，对这类患者主要应注意：① 没有确定的把握，不要随意给止痛药，以免掩盖症状，延误诊断。② 出现任何性质的腹痛，均应暂禁饮食，密切观察病情变化。③ 不要惊慌失措，一方面冷静分析腹痛的原因，一方面安慰患者不可急躁，以免加重心理负担，使病情恶化。

阑尾炎

阑尾炎是一种极其常见的急腹症。阑尾也称蚓突，是盲肠内侧一个细长盲管。人体阑尾的长短和位置不一，一般长 7～9 厘米，位于右下腹髂窝内。阑尾近端与盲肠相通，末端为盲端。阑尾黏膜下层有丰富的淋巴组织，并常呈增生，使阑尾腔狭窄或梗阻；阑尾腔内常有粪便、结石、寄生虫等存留，这些因素都可造成阑尾腔内容物引流不畅，尤其因阑尾动脉为终末动脉，供血较差，一旦因某种原因造成血循环障碍，就易引起阑尾缺血坏死而发炎。阑尾炎分急性和慢性两种。急性阑尾炎可在各种年龄发生，发病率以青年人为最高。

阑尾炎主要症状是腹痛，多半开始在脐周围、上腹部，以后逐渐加剧，经数小时后疼痛转移至右下腹部。腹痛性质变为持续性。剧痛时患者直不起腰，可伴有恶心呕吐、发热、食欲减退，如把手慢慢压下去，然后突然移开，发炎的阑尾撞击邻近的内脏而激发出疼痛，医学上称为反跳痛。大多数患者均有一个明显的阑尾压痛点。由于病变刺激阑尾的感受器，冲动传入中枢，会反射性地引起腹壁肌肉收缩，表现为右下腹部肌肉紧张。

阑尾一旦穿孔，引起腹膜炎时，可出现右下腹或全腹肌紧张，压痛和肌紧张在诊断急性阑尾炎上也有一定意义。当腹痛怀疑有急性阑尾炎的可能时，千万不能盲目服用止痛药，而应及早去医院诊治。慢性阑尾炎是一种常见病，患者常感右下腹隐痛，并反复发作。

阑尾炎一经确诊，应尽早行阑尾切除术，部分早期单纯性阑尾炎或因有其他情况不能耐受手术可采取输液、抗感染治疗。

急性阑尾炎经过外科手术治疗,一般预后良好。只有少数病例因治疗不及时或机体抵抗力过低,会转变为慢性阑尾炎、阑尾周围脓肿或弥漫性腹膜炎。因此,不要轻视阑尾炎,一旦患病要及时诊治!

肠梗阻

什么是肠梗阻?顾名思义,肠内容物不能正常运行或通过发生障碍时称为肠梗阻,它是外科的一种常见病。肠梗阻不但可以引起肠管本身解剖和生理上的改变,并可导致全身性生理紊乱,临床上病情复杂多变。

(1)肠梗阻的原因和分类:按肠梗阻发生的原因可分三类:① 机械性肠梗阻:最常见,指肠腔狭小使内容物通过障碍。② 动力性肠梗阻:由于神经抑制或毒素刺激导致肠壁肌肉运动紊乱,致使肠内容物不能运行。③ 肠系膜血管发生血栓或栓塞,引起肠管血液循环障碍,导致肠麻痹。

按肠壁血运情况又分为单纯性和绞窄性;按梗阻部位分为高位和低位;按梗阻程度分为部分性与完全性肠梗阻;按发病缓急、分为慢性与急性肠梗阻。

(2)肠梗阻患者的临床表现:尽管肠梗阻因其部位、原因、病变程度及起病急缓不同,可有不同的临床表现,但肠内容物不能通过肠腔则是一致的。因此腹痛、呕吐、腹胀和肛门停止排气排便是各种类型肠梗阻的共同表现。

腹痛发作时可感觉有气体下降,到某一部位时突然停止,此时腹痛最为剧烈,然后暂时缓解;腹痛发作时腹部可出现肠型,有时患者自己可听到腹部有声响。绞窄性肠梗阻腹痛发作急骤而且重。高位肠梗阻时,呕吐早而频繁;低位梗阻呕吐出现迟而且少,腹胀明显。腹部有肠型、全腹压痛、肠鸣音亢进,有气过水声。如有腹肌紧张和反跳痛,白细胞明显升高,有发热或休克,则提示有肠坏死可能。麻痹性肠梗阻多有腹部手术、感染或水电解质紊乱等病史。全腹膨隆,轻度胀痛,肠鸣音弱或消失,X线平片显示小肠结肠全部胀气。

(3)肠梗阻患者的正确治疗:肠梗阻的治疗原则为纠正因肠梗阻所引起的全身生理紊乱、解除梗阻。

① 非手术治疗。是每一个肠梗阻患者必须首先采用的方法,部分单纯性肠梗阻患者,常可采用此法使症状完全解除而免于手术,对需要手术的病

员,此法也是手术前必不可少的治疗措施。主要措施有:禁饮食;持续胃肠减压;补充水、电解质、纠正酸中毒、输血、抗感染、抗休克。在采用非手术疗法的过程中,需严密观察病情变化。如患者病情不见好转或继续恶化,应及时修改治疗方案,以免丧失手术时机而影响预后,如患者症状有所改善,出现排便排气也要分析是真相还是假象,防止在病情判断上发生错误。

② 手术治疗。各种类型的绞窄性肠梗阻、肿瘤及先天性肠道畸形引起的肠梗阻,以及非手术治疗无效的患者,应手术治疗。具体手术方法应根据梗阻的病因、性质、部位及全身情况而定。

(4)肠梗阻的预防:对粘连性肠梗阻在缓解期应注意饮食,勿进食较硬的食物,饮食以稀软食为主。对蛔虫性肠梗阻缓解后应行驱虫治疗,除药物驱虫外,还可用氧气疗法驱除肠道蛔虫。饱食后勿做剧烈运动,以防止肠扭转的发生。

胆囊炎与胆石症

胆囊炎和胆石症是常见多发病,随着年龄的增大,其发患者数亦逐渐增加,发病年龄为 45～50 岁,中老年肥胖女性多见。胆囊炎按发病的急缓可分为急性和慢性胆囊炎,约 95% 的急性胆囊炎伴有胆囊结石;另外,细菌感染也是发病的一个重要因素。发作时主要表现为突发性右上腹绞痛,常在进食油腻食物后或夜间发作,少数患者可出现黄疸。急性胆囊炎反复发作,迁延不愈,就形成了慢性胆囊炎,症状不典型,常表现为右上腹隐痛或不适感。

胆石症指胆道系统的任何部位发生结石,包括胆囊结石和胆管结石,胆管结石又可分为肝外胆管结石和肝内胆管结石。胆囊结石主要表现为消化不良、右上腹疼痛等;肝外胆管结石主要表现有腹痛、高热寒战以及黄疸;肝内胆管结石可多年无临床表现或仅有肝区和胸背部胀痛。胆固醇在胆汁中的含量增加是形成胆结石的基础;其次,胆囊内细菌感染;中老年人活动少,脂肪代谢紊乱;胆道蛔虫病;长期大剂量应用雌激素、烟酸等药物也可引起胆石症。

胆石症应尽早合理治疗,否则会引起胆囊癌、急性胆囊炎、胆源性胰腺炎和急性化脓性胆管炎等危及患者生命的并发症。那该如何治疗呢?

胆囊炎、胆石症治疗方法较多,但仍以外科手术治疗为主。前几年采用的口服溶石药物和体外激光碎石法由于副作用大、并发症多、复发率高而基本被淘汰。胆囊炎急性发作时,一般不主张手术治疗,要先禁食、输液、止痛、应用抗生素,待病情缓解后再行手术。当内科治疗无效或者为化脓性或坏疽穿孔性胆囊炎时,则应及早手术。

胆囊炎和胆囊结石的手术治疗主要是胆囊切除。腹腔镜胆囊切除术具有伤口小、对腹腔内脏器干扰小、术后恢复快、住院时间短等优点,经过近20年的发展和完善,已成为医生和患者首选的手术治疗措施。肝外胆管结石的外科治疗包括腹腔镜胆管切开取石、经内镜下括约肌切开取石或开腹手术。肝内胆管结石根据不同的病情,选择不同的处理方法。周围型肝内胆管结石多不需手术处理;其他的肝内胆管结石,一般本着去除结石、解除梗阻、矫正胆管狭窄、通畅引流的原则采取不同的手术方式。

怎样预防胆囊炎、胆石症的发生呢?首先要注意饮食调节,少吃多餐,不宜过饱,严格控制脂肪和含胆固醇食物,如肥肉、油炸食品、动物内脏等。尽量少饮酒和进食辛辣食物,宜多吃萝卜、青菜、豆类、豆浆等副食。讲究饮食卫生,可以免除或减少肠道蛔虫病。加强运动和锻炼,可增强胆囊舒缩功能。肥胖与高脂血症患者,适当应用降血脂药。尽早发现胆囊炎,积极治疗胆道感染,也是预防胆石症的一种方法。

三、妇幼保健

青春期的生理变化

青春期是由儿童期向性成熟期过渡的一段快速生长时期,是生长发育的第二高峰。此期身体生长发育迅速,生理、心理均逐渐发育成熟。青春期的年龄阶段因人而异,世界卫生组织规定,青春期为 10～19 岁。

青春期为何会到来?青春期发动通常开始于 8～10 岁,此时神经激素反馈调节的抑制作用解除,开始呈脉冲式地释放促性腺激素释放激素,继而引起促性腺激素和卵巢性激素水平的升高。由于性激素的作用,第一性征发育成熟,第二性征出现并发育,最终获得成熟的生殖机能。由于雌激素、生长激素和胰岛素样生长因子的作用,体格也加速生长。青春期发动的时间有早有晚,主要取决于遗传因素,此外,还与地理位置、体质、营养状况以及心理精神因素有关。

青春期女性的第一和第二性征将会发生哪些变化呢?在促性腺激素作用下,卵巢增大,卵泡开始发育和分泌雌激素,促使第一性征的进一步发育,生殖器从幼稚型变为成人型。外生殖器可见的改变为阴阜隆起,大、小阴唇变肥厚并有色素沉着。内生殖器的改变为:阴道长度及宽度增加,阴道黏膜变厚并出现皱襞;子宫增大,尤其宫体明显增大,占子宫全长的 2/3;输卵管变粗,弯曲度减小;卵巢增大,皮质内有不同发育阶段的卵泡,致使卵巢表面稍呈凹凸不平。此时的女性已初步具备了生育能力,但整个生殖系统的功能尚未完善。而第二性征,指的是除了生殖器官以外,其他女性特有的性征。包括音调变高,乳房发育,出现阴毛及腋毛,骨盆横径发育大于前后径,

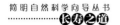

胸、肩部皮下脂肪增多等,这些变化在青春期陆续出现,其发育使体格初步呈现了女性特征。

青春期女性发育会经历哪几个阶段?青春期发育又可细分为 4 个阶段,一般历时 4～5 年,各个阶段具备一定的年龄顺序且可有相互重叠。① 乳房萌发:是女性最早发育的第二性征,也是青春期出现的最早标志。一般女孩接近 10 岁时乳房开始发育,乳头突出,乳房隆起,乳晕增大加深,经过 3～5 年发育为成熟型。② 阴毛和腋毛的发育:青春期肾上腺雄激素分泌增加引起阴毛和腋毛的生长,称为肾上腺功能初现,提示下丘脑—垂体—肾上腺雄性激素轴的功能趋于完善。阴毛首先发育,逐步增多,变粗卷曲,最后呈现成年女性的倒三角形分布。腋毛的发育,比阴毛发育约晚 2 年。③ 生长加速:由于雌激素、生长激素和胰岛素样生长因子分泌增加,11～12 岁青春期少女体格生长呈直线加速,平均每年生长 9 厘米,月经初潮后生长减缓。女孩骨盆带软骨细胞对雌激素发生反应,骨盆横径增宽,大于前后径。④ 月经初潮:女孩第一次月经来潮称月经初潮。其产生原因是由于卵巢产生的雌激素已达到一定水平且有明显波动,引起子宫内膜周期性增殖并脱落即出现月经,是青春期中期的必然生理现象。月经初潮平均晚于乳房发育 2～5 年,年龄多波动于 10～16 岁间。由于此时中枢对雌激素的正反馈机制尚未成熟,即使卵泡发育成熟也不能排卵,故月经周期常不规律,经 5～7 年建立规律的周期性排卵后,月经周期才逐渐正常。

此外,青春期女孩心理变化较大,出现性别意识,对异性有好奇心,情绪和智力发生显著变化,容易激动,判断力和想象力明显增强,一些行为习惯、性格特征、兴趣爱好逐渐养成,是决定一生的体质、心理和智力发育的黄金时期。

正确认识月经

月经是指伴随卵巢周期变化而出现的子宫内膜周期性剥脱及出血。规律月经的建立是生殖机能成熟的重要标志。

什么是月经初潮?女孩第一次月经来潮称月经初潮,年龄多在 13～15 岁,但可能早至 10～12 岁,迟至 15～16 岁。月经初潮的年龄与遗传、营养、体质状况等因素有关,存在个体差异,且近年月经初潮年龄有提前趋势。

9 岁之前月经来潮与 16 岁以后月经尚未来潮,属于异常,均应查明原因。

月经是怎么形成的?成年女性的子宫内膜功能层受卵巢激素变化的调节,具有周期性增生、分泌和脱落变化。以出血第 1 日为月经周期的开始,月经周期 5～14 日为增生期,子宫内膜基底层细胞增生并修复上次月经来潮的创面,内膜增厚。月经周期 15～28 日为分泌期,卵巢黄体分泌的雌孕激素使得内膜继续增厚,有利于受精卵着床发育。若卵子未受精,则卵巢黄体退化,雌孕激素水平下降,内膜螺旋动脉痉挛,子宫内膜坏死剥脱出血,进入下次月经期(月经周期的 1～4 日),即为我们通常所说的月经。

月经血具备哪些成分和特征?月经血呈现暗红色,除血液外,还含有子宫内膜碎片、炎性细胞、宫颈黏液及脱落的阴道上皮细胞。月经血具备高纤溶活性,通常不凝固,如出血速度过快也可形成血块。

正常月经有哪些临床表现?正常月经具有周期性。两次月经第一日的间隔时间叫做一个月经周期,一般为 24～35 日,平均 28 日。经期为每次月经的持续时间,一般为 2～8 日,平均 4～6 日。经量是指一次月经的总失血量,正常月经为 30～50 毫升,多于 80 毫升为月经过多。月经属于生理现象,经期一般无特殊症状,有些女性可出现下腹及腰骶部坠痛不适,少数女性可有头痛及轻度神经系统不稳定症状。

少女为何月经不准时?

少女初潮时,由于中枢神经内分泌系统的调节功能还不完善,所以常会出现月经周期的不规律,这不是病理现象。

首先看一下月经周期的调节。这是一个非常复杂的过程,主要涉及下丘脑、垂体和卵巢。三者从上到下形成一个完整而协调的神经内分泌系统,称为下丘脑—垂体—卵巢轴。下丘脑分泌促性腺激素释放激素(GnRH),通过调节垂体促性腺激素(卵泡刺激素 FSH,黄体生成素 LH)的分泌,来调控卵巢功能。卵巢分泌的性激素对下丘脑—垂体又有反馈调节。而所有这些生理活动又受大脑皮质神经中枢调节和控制。机体内外各种因素诸如精神紧张、环境改变、营养不良、代谢紊乱、内分泌失调均可通过各种途径,作用于下丘脑—垂体—卵巢轴。大脑皮质、下丘脑、垂体和卵巢,只要任一个环节受到影响,都会引起卵巢功能的紊乱,导致月经失调。

月经周期中排卵的调节,主要通过雌激素对于下丘脑—垂体的正、负反馈机制,使得 FSH 与 LH 同时达到峰值,协同作用促使成熟细胞排卵。少女初次月经来潮后,由于此时下丘脑—垂体—卵巢轴的反馈调节功能尚未成熟,大脑中枢对雌激素的正反馈作用存在缺陷,无法形成正常月经周期的 LH 峰值,从而不能刺激排卵。因此,卵巢虽然有相当数量的卵泡生长,但无排卵,卵泡发育到一定程度即发生退行性变而闭锁。没有排卵就没有黄体,没有黄体就缺少孕酮。缺乏孕酮的支持,子宫内膜只能处于增殖期而不能达到完善的分泌期,以致子宫内膜脱落不完全,螺旋血管收缩不良,纤溶活性增加,流血时间延长,不易自止。临床常表现为月经周期紊乱,经期长短不一,出血量时多时少。经过 5～7 年建立规律的周期性排卵后,月经便会逐渐正常。

性早熟

临床上将女孩在 8 岁以前出现第二性征(乳房发育)或 9 岁以前月经来潮视为女性性早熟。主要分为真性性早熟和假性性早熟。

性早熟的原因有很多,其中最常见的一种为特发性性早熟,也称体质性性早熟,是真性性早熟的一种。患儿经全面检查未能发现任何导致青春发育提前的器质性原因,表现为第二性征进行性发育成熟。血中雌二醇和促性腺激素达到青春期或成人水平,骨龄明显提前,身高和体重的增长明显较同龄儿童提早。由于较早出现骨骺融合而限制了长骨增长,最终身材矮小,一半患者低于 152 厘米。

中枢神经系统器质性疾病也会引起性早熟,如下丘脑区的肿瘤如神经胶质瘤、错构瘤、星形细胞瘤、颅咽管瘤,非肿瘤性疾病如脑炎、脑膜炎、脑积水,头颅外伤等病变均可诱发真性性早熟。性早熟可能为首发症状,以后相继出现头痛、癫痫或视野改变等症状。原发性甲状腺功能低下,血中甲状腺激素过少,垂体促甲状腺激素和促性腺激素分泌同时增加,导致性早熟。也有部分患者单独出现某一性征的提前发育,包括肾上腺功能早现、阴毛早现、乳房早发育和单纯性月经初潮提前等,该类患者并不出现典型的生长加速和骨骼成熟,激素水平符合相应年龄,称为变异性青春发育。

假性性早熟最常见的原因是卵巢滤泡囊肿,一些分泌性激素的卵巢肿瘤也可导致幼女性早熟,如颗粒细胞瘤、卵泡膜细胞瘤、原发性绒癌、睾丸母细胞瘤等。此外,外源性性激素如药物、食品、化妆品中含雌激素成分,若儿童错误应用后可出现性早熟。

患儿性发育较同龄儿童提前。真性性早熟因生长高峰提前,身高、体重常超出同龄儿童。假性性早熟身高、体重基本与年龄相符。性早熟的女孩出现与其年龄不符合的青春期发育后,会产生害羞或自卑心理,父母也会因此而产生焦虑。必要的医学知识宣教有利于指导患儿及其父母积极治疗,改善预后,并防止心理问题的发生。另外,因为有排卵,性早熟女孩具有生育能力,应防止患儿有不正常的性行为或受外来暴力的伤害。

治疗方面,若性早熟是由于中枢神经系统肿瘤、性腺肿瘤所致,可相应采用放射、γ 刀或手术治疗;若甲状腺功能低下应补充甲状腺素;若系接触含有激素的药品、食品、化妆品,应脱离接触。

药物治疗一般比较慎重,单纯乳房早发育不需药物治疗。孕激素为传统的治疗性早熟药物,常用药物为醋酸甲羟孕酮和炔诺酮等,对于月经过多有较好的止血作用。另外,醋酸环丙孕酮,可对抗雄激素,对于骨龄小于 11 岁者,有减慢骨骼生长及延缓骨骼成熟的作用。目前促性腺激素释放激素类似物如曲普瑞林、亮丙瑞林在临床应用越来越普及,并且有较好的疗效。

痛经

痛经是指月经前后或月经期出现的下腹疼痛、坠胀、腰酸等症状,严重影响工作、学习和生活者。本病为妇女常见病,分为原发性痛经和继发性痛经两种类型。原发性痛经不伴有盆腔器质性病变,多见于青年女性;继发性痛经是由盆腔器质性病变所引起,常见于 30～45 岁的女性。

痛经的程度不一,严重者影响患者的工作、学习和日常生活。引起痛经的因素多种多样。月经是子宫内膜周期性剥脱形成的,如果子宫颈管狭窄或子宫极度前屈或后屈,就会使经血流出不畅导致痛经。子宫内膜中含有的前列腺素可引起子宫痉挛性收缩,子宫血供不足,也导致痛经。痛经还与患者体内血管升压素及缩宫素水平升高、白介素升高有关。另外,母亲向女儿传递的对待痛经的态度也可影响患者的主观感受,甚至导致痛经。

痛经有哪些临床表现呢？典型的原发性痛经与月经同步,发生在月经的第一天，一般开始于月经前的数小时，持续 2～3 天，呈阵发性胀痛或痉挛性疼痛，可累及腰骶部或大腿内侧。有些患者会伴有恶心、呕吐、腹泻、腰痛、头痛、头晕眼花、神经过敏，甚至出现虚脱等症状。但妇科检查无异常发现。继发性痛经由器质性病变引起，临床表现因原发病而异。

痛经患者应该重视心理治疗。月经期的轻度不适属于生理反应，一般不用治疗，必要时可适当应用镇痛、镇静类药物。饮食方面，低脂的素食和鱼油可以减轻某些妇女的痛经，经期忌吃冷饮。平时体育锻炼有助于减少痛经的发生及减轻痛经程度，注意适当活动，劳逸结合。

药物治疗目的主要是减轻症状。痛经程度较重者可服用布洛芬、吲哚美辛、酮洛芬、氟芬那酸或甲芬那酸。痛经伴有经量过多、月经紊乱，特别是要求避孕者，可以口服避孕药，通过抑制排卵，抑制子宫内膜生长，减少月经量，减少分泌期前列腺素的合成，有效缓解痛经。硝苯地平可明显抑制子宫收缩，缓解痛经。

已婚、宫颈狭窄的患者可行宫颈管扩张术。顽固性痛经还可考虑骶前神经切除治疗。

雌激素与女性健康

当我们还是一个小小受精卵的时候，那一条代表性别的 X 染色体已经决定了这个细胞将演变成一位女人，同时也意味着雌激素将充满这位女人的躯体，令她的生命之花艳丽动人，散发着芬芳。她拥有细腻的皮肤，丰盈的体态，还会有月经来潮。我们之所以成为女人，要归功于雌激素。

人们之所以关注雌激素，是因为关心我们的生命和健康。那么雌激素又是从何而来的呢？

女孩进入青春期后，卵巢开始发育，同时分泌雌激素。雌激素使我们的身体发生一系列的变化：月经来潮、嗓音清悦、乳房丰满而隆起、胸部和臀部皮下脂肪增多，形成女性特有的柔美曲线。这便是女人魅力的源泉。

雌激素能促进钙的吸收，帮助钙更好地沉积在骨骼上，对脂肪代谢有一定的作用，还可降低血液中胆固醇及甘油三酯的浓度，有利于防止动脉粥样硬化。如果缺少雌激素或绝经以后雌激素水平降低，钙的正常代谢会受到影响，吸收减少而丢失增加，骨骼会变得轻、软、脆，易骨折，出现腰酸、背痛、腿抽筋等症状。

绝经之前的几年,女性的身体会经历激素变化的起伏期,伴有雌性激素水平急剧而无规律的变化。此时,多数的女性不会有什么异样的感觉,但有一些人会感到严重的疲惫、易怒、潮热、抑郁或情绪波动。

为了减缓此类症状,可以做一些肌肉拉伸与有氧健身运动,以减轻对生理与心理的影响。对于那些情绪波动较为严重的患者,雌激素替代疗法可以减轻抑郁、紧张与疲惫,同时对于一些生理症状也可起到一定疗效,例如潮热与阴道干涩。然而遗憾的是,雌性激素替代疗法却有可能增加患子宫内膜癌和乳腺癌的危险。欧美兴起绝经妇女雌激素替代疗法后,参加雌激素替代治疗的女性,其子宫内膜癌和乳腺癌的患病率都有所升高。

就好像有一片地区,东边干燥,常有旱灾,而西边总发洪水。你所能做得最好的事,就是在这一地区的中央建房居住。我们体内的雌激素最好处于一种充足而平衡状态,既滋润我们的机体,又不致遭受它带来的损害。每一个健康的成年女性,自身都有分泌雌激素的功能,并保持着微妙的平衡。因此,除非某些疾病情况,我们并不需要外来的雌激素。尽管雌激素有一定益处,却也可能给我们带来一些危险。我们自身的雌激素是最安全的。

女性乳房的各期保健

乳房是女性的重要标志。它不仅反映了机体的健康,更展现出女性的风采。女性的一生中,要经历儿童期、青春期、生育期、中老年期等生理发展阶段。乳房在这几个时期都会有所变化,因而每一个生理阶段乳房的保健都有不同的内容。

新生儿出生后会出现一种现象,双侧乳腺肿大,有时还会溢乳。这是由于母亲体内雌激素影响的结果,千万不要揉捏和挤压。

进入青春期后,乳房开始发育。乳房发育的初期,会感到有些不适和疼痛,要及时地佩戴合适的胸罩。胸罩以棉织品为好,不宜太紧或太松,太紧会压迫乳房,造成乳头内陷,还会影响乳房的血液供应,不利于发育;太松则起不到托举的作用,易导致乳房下垂。

生育期是乳腺小叶增生症和乳腺纤维瘤的好发时期,一旦确诊应及时治疗,千万不能因怕羞而讳疾忌医。

女性生育以后,乳房要担负哺乳的重任,此时更要注意对乳房的保健,最好用宽松的乳罩托起乳房,还要经常沐浴并用肥皂水清洗乳房,每次哺乳前一定要清洁乳头。多喝有营养的汤汁,保证乳汁分泌充足。

进入中老年时期,女性的生理机能开始衰退,乳房脂肪减少,腺体萎缩。此期由于卵巢功能的紊乱,乳房疾病的发生率增高,要更加注意乳房的保健:① 要经常按摩乳房,丰富乳房的血供;② 要加强胸部的锻炼,促使肌肉健壮;③ 要佩戴合适的胸罩;④ 要注意饮食,且勿过胖或过瘦。

还要警惕乳腺癌的发生,定期进行乳房自我检查。方法为:平卧或坐位,以乳头为中心,由外向内顺时针触摸乳房,尤其要注意乳房的外上象限,检查有无结节和包块。

白带异常与妇科疾病

少女青春期后,随着卵巢功能的完善,阴道内会出现有一种液体,这就是白带。它具有保持阴道黏膜湿润的作用。白带的性状及量随着月经周期的变化而有所不同。正常的白带呈无色透明或乳白色,无味或略带腥味。

月经期刚过后白带量较少,而排卵期前后,由于体内雌激素水平的升高,促使宫颈腺体的细胞增生,而导致宫颈黏液的分泌量增加,黏液中氯化钠含量增多,能吸收较多的水分使白带增多,质稀,色清,外观如鸡蛋清样,能拉长丝;排卵期后,雌激素水平渐低,孕激素水平升高,宫颈黏液的分泌受到抑制,黏液中氯化钠的含量也减少,这时的白带质地稠厚,色乳白,延展性变差,拉丝易断。

另外,也有些生理现象如育龄妇女妊娠或服用避孕药时,会出现白带增多,其原因也与体内雌、孕激素水平的变化有关。

更年期的妇女白带的分泌则稀少而淡薄。这些都是正常的现象。如果您的白带明显增多,呈蛋清或浓涕样,您可能患有慢性宫颈炎。如果白带呈灰白或灰黄色泡沫状,还伴有外阴瘙痒和/或性交痛则为滴虫阴道炎的典型表现。白带呈凝乳状或豆腐渣样为霉菌性阴道炎的特征,常伴有严重外阴瘙痒或灼痛。而灰色带有鱼腥味的白带,常见于细菌性阴道炎。脓样的白带,色黄或黄绿,黏稠,多有臭味,提示淋球菌感染或滴虫合并细菌感染所致的急性阴道炎、宫颈炎、宫颈管炎。宫腔积脓、宫颈癌、阴道癌或阴道内异物残留亦可导致脓样白带。白带中混有血液,应考虑宫颈癌、子宫内膜癌、宫颈息肉或黏膜下肌瘤等。安放宫内节育器亦可引起血性白带。持续流出淘米水样的白带、且奇臭者一般为晚期宫颈癌、阴道癌或黏膜下肌瘤伴感染的表现。阵发性排出黄色或红色水样白带应注意输卵管癌的可能。

女性如果出现白带异常,如量增多,或有颜色、气味、质地的改变,要去正规医院进行检查。

阴道炎

阴道炎是最常见的女性生殖器官炎症。正常健康妇女的阴道对病原体的侵入有自然防御功能。当这些自然防御功能遭到破坏的时候,病原体易乘虚而入,导致阴道炎症。幼女及绝经后妇女由于雌激素缺乏,阴道抵抗力降低,比青春期及育龄妇女更易遭受感染。

阴道炎以白带的量和性状的改变以及外阴瘙痒灼痛为主要表现。性交痛也常见,感染累及尿道时,可有尿痛、尿急等症状。常见的阴道炎有滴虫性阴道炎、霉菌性阴道炎、细菌性阴道病、老年性阴道炎和婴幼儿性阴道炎。

(1)滴虫性阴道炎:阴道毛滴虫的适应性很强,在半干的毛巾中能生存10小时,在3～5℃的温度下能够生存21天,即使在自来水中也能够生存5天,所以此病是一种很常见的妇女病。它既可以通过男性携带者在性交过程中直接传染给女性,也可以通过公共浴池、坐便器、游泳池、衣物以及污染的器具间接地进行传染。

(2)霉菌性阴道炎:是由白色念珠菌引起,这种念珠菌在酸性环境中特别容易生长,一般是通过接触感染,也可以发生在身体抵抗力下降的时候,如妊娠、糖尿病、长期大量应用广谱抗生素或化疗药物等。

(3)老年性阴道炎:多见于绝经后的老年妇女。由于卵巢功能衰退,雌激素分泌不足而致生理防御机能降低,致病菌乘虚而入引起感染,故又称"萎缩性阴道炎"。其症状表现是白带增多,呈黄水样,严重者可有血样脓性白带,外阴有瘙痒和灼热感。

(4)婴幼儿性阴道炎:多见于5岁以下的婴幼儿。常因在地上坐爬或阴道进入异物而引起阴道发炎。病原体也可通过患儿的母亲或洗涤用品等传播。判断此类阴道炎症的依据是外阴红肿,阴道有流水样分泌物,同时伴有

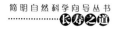

外阴瘙痒等。

功能失调性子宫出血

功能失调性子宫出血,简称功血,是一种常见的妇科疾病,是指异常的子宫出血,经诊查后未发现有全身及生殖器官器质性病变,而是由于神经内分泌系统功能失调所致,表现为月经周期不规律、经量过多、经期延长或不规则出血。根据排卵与否,通常将功血分为无排卵型及排卵型两大类。前者最为多见,占80%～90%,主要发生在青春期及更年期;后者多见于生育期妇女。

无排卵型功血特点是:没有规律的月经周期,可表现为闭经一段时间后发生出血;亦可表现为出血时多、时少、时有、时无,持续及间隔时间不定。

排卵型功血表现为有规律的月经周期,但周期缩短,往往少于21天,经血量无明显变化。或表现为月经周期正常,经血量明显增多,常伴有较大的血块。也可表现为月经期延长,一般7～10天,血色陈旧。

长期的流血可引起贫血、低蛋白血症、营养不良和抵抗力低下。

功血的治疗原则是根据患者的年龄、功血的类型以及对生育的要求来确定。包括:祛除病因、迅速止血、调整月经周期、恢复卵巢功能和防止复发。

青春期无排卵功血以促排卵,建立规律月经,避免复发为治疗原则。更年期无排卵功血,则以抑制子宫内膜增生、诱导绝经、防止癌变为重点。而生育期排卵型功血的治疗则是以抑制月经过多、辅佐黄体功能、调整月经周期和防止复发为原则。而纠正贫血、加强营养、预防和控制感染也非常必要。

闭经

闭经是妇女常见的一种症状,通常分为原发性闭经和继发性闭经两类。原发性闭经是指女性有正常的第二性征发育,年满16岁仍未来月经,或年龄超过14岁尚无第二性征发育。继发性闭经指以往曾经来过正常规律月经,而后因病理原因出现月经停止6个月以上,或按自身原来月经周期计算停经时间超过3个月经周期者。闭经的原因很多,错综复杂。它可因全身或局部的许多器质性或功能性病变引起,也可能是某些疾病的前驱症状,不可等闲视之。而在青春期前、妊娠期、哺乳期以及绝经期后的月经不来潮则属于正常生理现象。

正常月经周期建立的必备条件有：生殖器官发育正常、子宫内膜对性激素有周期性反应及下丘脑-垂体-卵巢轴调节功能正常。任何一个环节出现故障，都可导致闭经。根据闭经发生的环节不同，闭经又分为子宫性闭经、卵巢性闭经、垂体性闭经和下丘脑性闭经。

子宫性闭经的原因在子宫，是由于子宫内膜受损或对卵巢激素不能产生正常反应而引起的闭经，例如先天性无子宫、子宫发育不良，或儿童期间疾病累及子宫内膜，发生了粘连或瘢痕，虽然卵巢功能很好，女性特征发育正常，但无月经。子宫内膜结核、子宫内膜血吸虫病、子宫内膜化脓或刮宫时刮掉子宫内膜基底层等，不能对卵巢激素发生反应而发生继发性闭经。

卵巢性闭经的原因在卵巢，是由于卵巢分泌的性激素水平低下或缺乏周期性导致闭经，例如先天性卵巢发育不良、卵巢早衰、卵巢肿瘤、多囊卵巢综合征等。这种原因的闭经，常伴有女性特征退化现象，如乳房变平等。

垂体性闭经的原因是由于垂体前叶病变或功能失调影响促性腺激素的分泌，继而影响卵巢功能引起的闭经，主要表现为继发性闭经。常见的脑垂体病变是肿瘤和垂体功能低下症。

下丘脑性闭经，是由于中枢神经系统及下丘脑功能失调或病变，影响了脑垂体的功能，间接影响卵巢功能，而引起闭经。如精神创伤、环境改变引起过度紧张、恐惧、忧虑、寒冷等应激，可以出现突然闭经；体重下降和神经性厌食可诱发闭经；下丘脑肿瘤也会引起闭经；另外还有运动性闭经和药物性闭经。

其他先天性下生殖道发育异常如处女膜闭锁、先天性无阴道和阴道闭锁等均可引起经血排出障碍而发生闭经；患全身性疾病、内分泌疾病如肾上腺、甲状腺等功能异常也可引起闭经。

由此可见，闭经是很多疾病的一个症状，发生闭经后，一定要及早到正规医院做详细、系统的检查以便查明原因，对因治疗。

多囊卵巢综合征

多囊卵巢综合征（PCOS）是以持续性无排卵、高雄激素和高胰岛素血症及胰岛素抵抗为特征的内分泌异常综合征。PCOS 的发病年龄多为 20～30 岁,是育龄妇女中常见的一种排卵功能障碍性疾病。此类患者具有月经稀发或闭经、不孕、多毛、痤疮、肥胖等症状。本病的病因尚不清楚,可能系下丘脑-垂体-卵巢轴的调节功能紊乱有关。典型的多囊卵巢呈双侧硬化性多囊性变。大体观卵巢明显增大,体积较正常增大 3～4 倍;表面光滑,被膜增厚、坚韧、光滑,呈牡蛎色或灰白色发光增强。卵巢剖面可见被膜下大量直径 2～7 毫米囊状卵泡或较大潴留卵泡囊肿,无排卵迹象。

症状发生在青春期初潮前后,月经失调是患者就诊的首要症状,一般初潮年龄正常或延迟,继而出现月经稀发、周期紊乱和闭经。因长期不排卵,将来可出现不孕。患者可出现高雄激素症状,口唇、四肢、阴部常出现毛发增多,阴毛呈现男性的菱形分布。痤疮和肥胖也较常见。PCOS 患者中肥胖的发生率为 50%,肥胖常呈男性向心性肥胖,肥胖的原因为雄激素过高,高雄激素除导致肥胖外,还使患者易发生心血管疾病和高脂血症。部分患者在颈后、腋下、乳房下、外阴部和关节周围可出现片状灰褐色、天鹅绒样色素沉着,称为黑棘皮症,与胰岛素抵抗和雄激素过多有关。

青春期后的女性出现这些临床表现时,应及早进行血清内分泌检查、B超检查、基础体温测定、腹腔镜检查等,诊断是否患有多囊卵巢综合征。

多囊卵巢综合征的治疗原则为对抗雄激素、纠正代谢紊乱、促进排卵、肥胖者减轻体重。要根据患者的年龄、有无生育要求进行综合治疗。未婚无生育要求的,应以纠正月经紊乱为主;对有生育要求的,在调理月经的基础上,加用促排卵药物。治疗可用口服避孕药,如达英-35 或妈富隆、安体舒通、甲羟孕酮、戈舍瑞林等综合性抗雄激素药物,对于胰岛素增高者可用二甲双胍治疗。促排卵药物可用克罗米酚。对于药物治疗效果不好的个别患者,可通过手术治疗,行腹腔镜下卵巢表面电灼术或激光打孔术,或者行卵巢楔形切除术,达到排卵妊娠的目的。近年来对于难治性 PCOS 患者妊娠需求,辅助生育技术体外受精胚胎移植是一种有效的解决方法。

总之,PCOS 近期治疗的目标是纠正月经紊乱、建立排卵性月经周期、改善生殖功能及达到妊娠目的,远期治疗的目标是减少卵巢早衰及降低发展为子宫内膜癌、乳腺癌、糖尿病及心血管疾病等并发症的危险。

安全度过更年期

更年期是围绝经期的旧称,是指绝经前后的一段时期,即从出现卵巢功能衰退征象至绝经后 1 年内的时间。更年期是女性由中年步入老年的一个自然过渡。在这个时期,卵巢功能逐渐衰退,合成与分泌的女性激素日趋减少,自主神经调节功能渐失平衡,各个器官、神经系统的衰老等引起人体一系列生理与心理的改变。

我国妇女绝经平均年龄约 50 岁,可始于 40 岁,历时短至 1～2 年,长至10 年。在更年期,由于雌激素水平降低,患者可出现血管舒缩障碍和精神神经症状。在机体自主神经的调节和代偿下,大多数妇女不知不觉地安然度过了更年期,但约有 1/3 以上的妇女会出较明显或严重的症状,有的甚至可缠绵十多年。更年期给这些妇女带来了许多痛苦和烦恼。

更年期最普遍的症状是潮热、出汗、阴道干燥,还可出现失眠、抑郁或烦躁等精神神经症状;在潮热出现时可伴有心悸、心前区不适等;此外尚可出现头晕、耳鸣、失眠、多梦、食欲不振、皮肤干枯等,容易发生骨痛、骨折等。从健康的角度来看,更年期的一些症状并不是大问题,更重要的是更年期后的长期健康效应。由于体内雌激素水平明显下降,心脏病与骨质疏松这两种威胁健康的疾病的患病率显著增加。因此,女性应该认清这些危险,在停经前就开始预防。良好的健康习惯是预防心脏病和骨质疏松的最好办法。

为安全度过更年期,首先应认识到更年期所出现的种种症状均属于生理现象,不是生病也不是衰老,因此不必惊慌失措,也不必忧心忡忡。另外要有耐心,大多数女性 1～2 年内症状会逐渐减轻、消失,最长在 3～5 年内也会慢慢消失。但当更年期症状严重干扰正常生活时,应该去看医生。适当补充雌激素有助于减轻更年期症状。不过,激素替代疗法并不是每个人都适合的,一定要在医生的指导下用药。

更年期一定要注意营养均衡,适当补充蛋白质、糖类和脂肪,尤其是不饱和脂肪酸、钙剂和微量元素、维生素;适当补充雌激素,有助于保护心血管和促进钙的吸收。家庭中其他成员及同事、邻里也应充分体谅患者,给予患者真诚的安慰,不要因更年期女性情绪的变化而喋喋不休地责备。更年期女性应多参加些集体活动,增加人际间的交流。此外,更年期的性生活有助延缓性老化,使心理保持良好状态,也有减轻症状的作用。应当注意的是,更年期虽然月经不规律了,但仍会排卵,也有受孕的可能,因此仍应注意避孕。

受孕的奥秘

男女性交会引起怀孕,这似乎是人尽皆知的事,但究竟是怎样受孕的过程,并非人人能说得清楚。受孕是一个非常有趣的过程。

卵子是女性的生殖细胞,由卵巢产生并排出。妇女有两个卵巢,进入生育期以后,卵巢每月会排出一个卵子,排出的卵子进入输卵管,停留在输卵管内等待精子的到来。子宫内膜也会在排卵的时候增厚,并充满了血管,准备接受受精卵。月经规律的女性排卵期大约在两次月经的中间,通常在下次月经来潮前两周左右。

精子是男性的生殖细胞,由睾丸产生,平时就储存在睾丸和附睾里。正常男子每次射出精液 2～6 毫升,每毫升有 0.6 亿～1.5 亿个精子,正常情况下,每次性交时均可射出足以使女性妊娠的精子数量。成熟精子形似蝌蚪,能够依靠鞭毛的摆动游动,通过子宫颈、宫腔、输卵管口进入输卵管,与等候在输卵管的卵子结合。

性交时,男性把精子射在女性的阴道内,浩浩荡荡的精子部队如千军万马越过阴道、宫颈和宫腔,往往是亿万精子"围攻"一个卵子,但是卵子的表面有透明带和放射冠两道防线,阻碍精子的长驱直入。精子在从阴道进入输卵管的"征途"中,逐步释放出水解酶,使卵子的两道防线分崩离析。通常只有那个身强力壮的精子能够穿入卵子,成为与卵子结合的佼佼者,形成受精卵,从而完成受孕过程。人类的受精过程也可发生于离体情况下,如试管婴儿的受精过程。精子进入卵子后,卵子便产生一种物质,阻止其他精子的进入。

受精卵形成后,怀孕就开始了。受精卵顺输卵管往下移动,最后落脚在已变厚的子宫内壁上,在那里生长发育成一个胎儿。这就是怀孕的全过程。自末次月经算起,整个孕期大约是 280 天,即所谓十月怀胎。在这段时间内,妇女的卵巢不再排卵,也不会出现月经来潮。

排出的精子和卵子都有一定的生存期限,如果卵子没有受精,它就会在一两天内化解。变厚的子宫内膜也随着脱落,和血液一起排出体外,这就是月经。精子进入女性生殖道内 24 小时未与卵子相遇,也会丧失受精能力。受精的最佳时间在排卵 12 小时内。在女性排卵期,宫颈黏液变稀薄,有利精子穿过,黏液呈碱性能保护精子。因此,在女子排卵日前后数天内性交,精子和卵子在输卵管壶腹部相遇的机会最大,最有可能受孕。

怎样才能保证成功地受孕呢？首先,男女双方要有健全的精子和卵子,其次要保证受精过程的正常进行,使精子和卵子能顺利成功地结合为受精卵,同时,还要保证受精卵能顺利到达子宫。所以只有当夫妇双方的精神和身体都处于最佳状态时,并掌握科学的保健知识,才会成功受孕。

遗传性疾病与优生

遗传性疾病,简称遗传病,是指生殖细胞或受精卵的遗传物质(染色体和基因)发生突变(或畸变)所引起的疾病,通常具有垂直传递的特征。一般可以分为三大类:单基因遗传病、多基因遗传病和染色体异常遗传病。

单基因遗传病起因于突变基因,在一对同源染色体上,可能其中一条含有突变基因,也可能同源染色体对应点都含有突变基因。单基因病通常呈现特征性的家系传递格局。目前已知的有 6 500 多种,在群体中的发病率通常比较低。但某些病种的发病率并不低,如红绿色盲男性发病率约为 7%。另外多指病、软骨发育不全、白化症、苯丙酮尿症、抗维生素 D 性佝偻病和进行性肌营养不良等并不少见。总的估计,有 3%～5% 的人受累。

多基因遗传病是由多个基因改变导致的疾病,其发病受遗传基础和环境因素的双重影响,包括一些先天性发育异常和一些常见病,如原发性高血压、冠心病、哮喘、精神分裂症、先天性心脏病等。总的估计,15%～25% 的人受累。多基因病有家族聚集现象,但无单基因病那样明确的家系传递格局。多基因病与单基因病比较,多基因遗传病在患者亲属中的发病率都高于一般人群的发病率,但在同胞(兄弟姐妹)中的发病率明显低于单基因病。

染色体异常遗传病即染色体数目异常或结构异常,表现为各种综合征,如唐氏综合征、猫叫综合征等。此外,在自然流产儿中,除了最常见的常染色体三体类型外,目前已经发现的人类染色体数目或结构异常的遗传病约有 400 余种。

虽然许多遗传病在出生后即可见到,大多数先天性疾病实际上是遗传病,而且遗传病也有家族性特点,但遗传病不应与先天性疾病和家族性疾病等同看待,应当分清这三个概念。

优生就是要繁衍优秀后代,促使有优良健康遗传素质的人口增加,提高人类素质,使人类朝着理想的方向发展。优生与遗传的关系十分密切,遗传性疾病是影响人口素质的重要因素之一。提倡优生可以预防有严重遗传病和先天性疾病个体的出生,限制遗传病基因携带者繁衍下一代,免除个人、家庭的不幸,减轻国家和社会的负担。目前我国开展的优生措施有:在人群中普及有关遗传病的知识;对遗传病进行群体普查,检出某些致病基因的携带者;禁止近亲结婚;提倡适龄生育和节制生育;开展遗传咨询;进行产前诊断和终止妊娠。其中禁止近亲结婚、进行遗传咨询属于胚胎形成前的一级预防措施,产前诊断及终止妊娠属于胚胎形成后的二级预防措施。适龄生育和节制生育也是一项重要的优生措施。

妊娠与致畸因素

十月怀胎,一朝分娩。若分娩后发现日夜盼望的宝宝是一个畸形儿,这是一件多么令人痛苦的事情!导致胎儿畸形的因素很多,主要有环境因素和遗传因素。其中遗传因素是决定胎儿发育是否正常的关键因素。遗传物质发生改变是导致胚胎发育异常的重要原因,占胎儿畸形的 $15\%\sim20\%$,常见的有 21-三体综合征、先天性睾丸发育不全、先天性卵巢发育不全、真两性畸形等。导致胎儿畸形的环境因素有生物因素、药物及化学物理因素等。

生物因素主要包括病毒、细菌、寄生虫、立克次体等。在孕妇患流感、麻疹、风疹、疱疹及肝炎等疾患后,病原体侵入胎盘,造成胎儿宫内感染,引发胎儿畸形。宠物虽可爱,但密切接触宠物狗、猫时,易感染弓形虫,致胎儿畸形。

药物致畸已明确。可导致胎儿发生先天性畸形的药物有抗癫痫药、抗癌药物、抗过敏药物、反应停、氨蝶呤钠、激素类等。几乎所有的药物都可以通过胎盘进入胎儿体内,对胎儿造成直接或间接的影响。孕期生病必须治疗,但应特别慎重,不能滥用药物,应在医生指导下用药,也不能因为怀孕而不用药致延误病情。

化学物理因素中辐射、噪音对胎儿的伤害较大,工业"三废"、农药、食品添加剂、防腐剂中都含有致畸因子,妊娠期间尽可能避免与这些物质接触。职业接触的物质性质不明时,可向医生咨询,以便能控制接触时间、剂量等条件,做好防范工作,可不至贻害胎儿。发热是常见的致畸因素,高温作业、桑拿浴、热盆浴等均不适于早孕妇女。妇女孕早期应避免这些因素的危害。

另外,吸烟或被动吸烟会影响胎儿发育。酒精是公认的致畸物,孕妇饮酒可导致胎儿多发畸形、发育迟缓及智力低下;母亲患糖尿病时,如血糖未能控制至正常,也可导致胎儿畸形、死胎、生长受限和巨大胎儿;孕早期缺乏叶酸可导致胎儿神经管缺陷,引起无脑儿、脑积水、脊柱裂等。

胎儿畸形通常不是单一因素造成的,常由遗传和环境因素共同作用所致,这种共同作用引起的胎儿畸形占 60%～70%。

妊娠早期是指怀孕后 1～3 个月内的一段时间。这一时期是"未来宝宝"重要组织、器官的分化期,对外界的不良刺激最为敏感,受致畸因素影响易发生胎儿畸形,是胎儿畸形的高发期。因此孕早期保健尤为重要,加强孕早期保健可以预防胎儿畸形。

窥测小儿疾病的窗口——囟门

婴儿的头部有一个柔软的、有时能看到跳动的没有骨质的"天窗",医学上称之为囟门。孩子出生后,颅骨尚未发育完全,骨与骨之间存在缝隙,在头的顶部和枕后部形成两个没有骨头覆盖的区域,分别称为前囟门和后囟门。前囟,在头顶前部,由两侧顶骨前上角与额骨相接而组成,出生时斜径为 2.5 厘米,一般在 1～1.5 岁时闭合;后囟,由顶骨和枕骨交接而组成,在头顶后部,一般出生时就很小或已闭合,最晚在 2～4 个月时闭合。人们常说的"天窗"或"囟门"主要是指前囟门。细心的家长会观察到囟门有时鼓,有时瘪,有时还会看到搏动;孩子囟门有大有小,闭合时间有早有晚。这些都意味着什么呢?

囟门的表面是头皮,其下面是脑膜,其次是大脑和脑脊液。将手指轻放在囟门上,可以摸到跳动。那是脑脊液压力随着其心脏搏动、血压变化而变化,与脉搏一致。正常的囟门外观是平坦的,用手指抚摸囟门,有柔软和手下空虚的感觉。

颅内的脑脊液和身体的血液、组织液不断交换,保持平衡。当身体丢失较多水分时,脑室的脑脊液也会减少,压力降低,囟门便会明显凹陷。如婴儿因呕吐、腹泻后出现这种症状,说明身体已中等程度的脱水,要及时补充水分,否则,因婴儿自然调节能力差,耐受力不足,可能发生循环衰竭,危及生命;由于喂养不当造成重度营养不良的极度消瘦婴儿也会出现囟门凹陷,此时需加强营养,合理喂养。

前囟部位变得饱满甚至比头颅表面突出来,像个小鼓包似的,用手按一按,感觉很硬,绷得很紧。这说明头颅里面压力增高。引起压力增高的原因很多,最常见的原因是感染,如各种脑炎、脑膜炎、颅内有出血或脑肿瘤、脑积水时也都可以引起颅内压增高。有时小儿吃鱼肝油过多,造成维生素 A 中毒也可引起。正常小儿哭时或用力时,颅内压也可以增高,摸前囟门比较硬,不能算作异常。

前囟门关闭过早(6 个月前),往往表示小儿脑发育不好或小头畸形。一般认为,囟门过早关闭常由于胚胎时母体感染或因围产期缺氧、颅内感染等其他疾病导致脑发育不良、脑萎缩所致。此时,孩子的智商也有不同程度的低下。

如孩子出生 18 个月后,前囟门仍未完全闭合,则属闭合延迟。影响小儿生长发育和骨骼系统代谢的因素均可导致囟门闭合延迟。常见原因有佝偻病(维生素 D 缺乏症)、甲状腺功能减低(又称呆小病或克汀病)和脑积水。若发现小儿囟门迟闭时,要及时就诊,查明原因,及早治疗。

以上内容是通过孩子的前囟来观察孩子状况的一个方面。由此看来,很多儿科疾病都可引起囟门的变化。囟门看上去仅方寸之地,却能反映身体内部的情况,因此,对于婴幼儿,特别是新生儿,应十分注意前囟的观察。另外,前囟这部位虽然重要,但也不是禁区,有的人连摸也不敢摸,给孩子洗澡时也不敢洗。这些都没有必要,应提倡给孩子洗前囟皮肤,以保持卫生,不过洗的时候动作要轻柔。

新生儿黄疸

新生儿黄疸又称高胆红素血症,是因胆红素在体内积聚而引起的皮肤或其他器官黄染。新生儿黄疸是新生儿期常见症状之一,尤其是早期新生儿(生后 1 周)。它可以是正常发育过程中出现的症状,也可以是某些疾病的表现,严重者可致脑损伤。由于新生儿胆红素生成增多,肝脏功能不成熟,以及肠肝循环的特点,容易导致血胆红素浓度增高,临床易出现黄疸。

新生儿黄疸分为生理性黄疸和病理性黄疸。生理性黄疸大多在生后2～3日出现,第4～6日最明显,足月儿多在生后7～10日内消退,最晚不超过2周,早产儿可延迟至第3～4周消退。血清胆红素足月儿不超过12 mg/dl,早产儿不超过15 mg/dl。黄疸先见于面、颈,然后可遍及躯干及四肢,巩膜可有轻度黄染,但手心足底没有黄染。除黄疸外,小儿全身健康状况良好,不伴有其他临床症状,大小便颜色正常。

家长在家里如何判断新生儿黄疸的程度呢?我们可以在自然光线下,观察新生儿皮肤黄染的程度,如果仅仅是面部黄染为轻度黄染;躯干部用手指将皮肤按压后抬起,观察皮肤黄染的情况,躯干部皮肤黄染为中度黄染;用同样的方法观察四肢和手足心,如果也出现黄染,即为重度黄染,应该及时到医院检查和治疗。

凡新生儿黄疸出现下列情况之一者,应考虑为新生儿病理性黄疸:① 生后24小时内出现黄疸;② 黄疸程度较重、发展快:血清胆红素足月儿>12 mg/dl,早产儿>15 mg/dl,或每日上升>5 mg/dl;③ 黄疸持续过久(足月儿>2周,早产儿>4周);④ 黄疸退而复现;⑤ 血清结合胆红素>2 mg/dl。病理性黄疸常意味着婴儿患有某些较严重的疾病,如Rh血型不合、ABO血型不合溶血病,颅内出血和其他部位出血,严重感染、窒息、缺氧、酸中毒、胎粪排出延迟、新生儿肝炎、胆汁淤积、胆道闭锁,以及其他遗传代谢性疾病。

新生儿的生理性黄疸是可以自行消退的,一般无须处理。生后较早地开始进食可以使胎粪较早排出,而且建立肠道的正常菌群,从而减少胆红素自肠道吸收,能在一定程度上减轻黄疸。新生儿有黄疸时要避免使用磺胺药、阿司匹林和含苯甲酸钠的药物,因这些药物有利于核黄疸的发生。红细胞葡萄糖-6-磷酸脱氢酶缺陷时很多具有氧化作用的药物(如维生素K_3、K_4,磺胺类,呋喃类)不能使用。病理性黄疸必须尽早发现,寻找病因,尽早治疗。因为血清未结合胆红素浓度达到一定程度时,会通过血脑屏障进入脑细胞,干扰脑细胞的正常活动和功能,引起胆红素脑病(又称核黄疸),可导致死亡或脑性瘫痪、智能障碍等后遗症。阻塞性黄疸如不及时治疗可以起肝功能的进行性损害,严重者也可危及生命,所以一旦怀疑小儿有病理性黄疸,应立即送医院诊治。除了治疗基本疾病外,尚可选用光照疗法、换血疗法、中药、口服鲁米那及尼可刹米,以降低血清胆红素的浓度。对高结合胆红素血症患儿根据病因可采取手术治疗。

小儿惊厥

惊厥是小儿时期常见的急症,表现为突然发作的全身性或局限性肌群强直性和阵挛性抽搐,多数伴有意识障碍。小儿惊厥发病率很高,5％～6％的小儿曾有过一次或多次惊厥,尤以婴幼儿多见。惊厥频繁发作或持续状态可危及生命或可使患儿遗留严重的后遗症,影响小儿智力发育和健康。

小儿惊厥的病因很多,一般按感染的有无分为感染性(热性惊厥)及非感染性(无热惊厥)两类;按病变累及的部位分为颅内与颅外两类。感染性惊厥又称热性惊厥,如各种脑炎、脑膜炎等。非感染性惊厥又称无热惊厥,如脑外伤、颅内出血、脑肿瘤等。除此之外,还有一些颅外疾病可引起惊厥,如低血钙、低血糖、低血镁,食物或药物及农药中毒等。

惊厥典型表现为突然起病、意识丧失、头向后仰、眼球固定上翻或斜视、口吐白沫、牙关紧闭、面部或四肢肌肉呈阵挛或强直性抽搐,严重者可出现颈项强直、角弓反张、呼吸不整、青紫或大小便失禁。惊厥持续时间可达数秒至数分或更长,继而转入嗜睡或昏迷状态。新生儿惊厥常表现为无定型、多变的各种各样的异常动作,如呼吸暂停、不规则,两眼凝视、阵发性苍白或发绀。婴幼儿惊厥有时仅表现口角、眼角抽动,一侧肢体抽动或双侧肢体交替抽动。当惊厥持续30分钟以上,或两次发作间歇期意识不能完全恢复时,则称为惊厥持续状态,为惊厥的危重型。

小儿一旦出现惊厥应及时处理,在家庭中一般怎样处理呢？首先,小儿发生惊厥时,家长要镇静,不要大声哭叫或摇动小儿,也不要喂水,更不要给孩子吃药。要让患儿安静平卧,头向一侧,衣领松开。用布包着竹筷放在上下牙齿间,以防痉挛时咬伤舌头。在家里可用指甲掐人中穴止痉。如有高热,可在患儿的前额上放一块冷湿的毛巾,经常更换冷敷。也可用30％～50％的酒精擦浴腋下、后背、头颈、大腿根部2～3遍。如果采取以上处理,惊厥仍不能平息,以至引起呼吸停止,则马上进行人工呼吸,然后立即送医院诊治,切勿延误。同时惊厥平息后也不能掉以轻心,必须去医院检查。

医院中主要应用哪些止惊药物？主要使用安定、水合氯醛、苯巴比妥钠、氯丙嗪、异戊巴比妥钠（阿米妥钠）等药物。

因此，小儿惊厥病因很多，是儿科的一个重要急症，在家中进行简单的处理后，应及时到医院就诊。

缺钙与佝偻病

佝偻病（又称维生素 D 缺乏症）是婴幼儿常见的营养缺乏病，尤其是一岁以内的婴儿更为多见，不仅仅是婴儿，成人也可患病称之为骨质软化病。

佝偻病的发病原因是什么？骨骼能够支撑人体，使人具有特殊的形态。构成骨骼的主要成分是钙，钙质占人体骨骼 95％以上。钙缺乏可使骨骼钙化发生障碍，骨质变软而易变形。有人认为缺钙可造成佝偻病，可是对于婴儿来讲每日从食物中摄取的钙并不少，为什么还易患佝偻病？这就与缺少维生素 D（以下简称 VD）有关。怎样才能使吃进的钙被机体吸收和充分利用？VD 在体内可促进食物中钙的吸收，提高血液中钙的浓度，促进血液中的钙、磷沉积到骨骼中去，还可减少钙从尿中排出，从而有利于骨的钙化。VD 是保证婴儿骨骼正常代谢不可缺少的重要物质。如果缺少便可引起钙磷代谢紊乱和骨样组织的钙化障碍。因此，发生佝偻病的主要原因是 VD 缺乏。在北方寒冷地区，户外活动少，双胎、早产和发育快的婴儿，喂养不合理及护理不当而常患腹泻及呼吸道疾病等都是促使佝偻病发生的因素。

佝偻病的表现有哪些？VD 缺乏性佝偻病是较常见的全身性疾病，最初表现为烦躁、哭闹、夜啼、易惊、出汗多等自主神经紊乱的症状。由于出汗刺激头部摩擦，在枕骨周围出现一圈脱发，我们称之为"枕秃"。骨骼改变：头骨：在前额及后顶呈方颅，或臀颅。由于颅骨软化，用手按压头顶或枕部有压乒乓球样感觉为"乒乓头"。前囟闭合晚，出牙晚；胸部：两侧肋缘的上方呈水平线内陷呈沟状称"肋软沟"或"郝氏沟"，胸骨前突而两侧内陷而似鸡胸脯故"鸡胸"，在每条肋骨和肋软骨交界处向外突出呈球状好像一串佛珠，故称"串珠"；下肢：由于站立、行走时因体重的压迫，骨骼较软不能持重而弯曲呈"O"或"X"形腿；腹部：因患儿缺钙肌张力低下，腹部膨隆呈"蛙腹"。患有佝偻病的婴幼儿，免疫机能低下，易患呼吸道疾病及其他感染性疾病。

佝偻病应该怎样治疗和预防？总的原则是：早防、早治。VD 是治疗小

儿佝偻病的首选药,直接有效,轻度患儿可一次肌注或口服 VD 20 万～30 万
单位,同时每日服钙剂 1 克。一个月后转为预防量。较重者可酌情加大 VD
剂量。预防佝偻病应采取多方面综合措施:VD 对预防佝偻病起重要作用,
但在食物中含 VD 很少,仅有蛋黄、牛奶、黄油、肝脏含有少量。人类可以从
大自然中要营养,阳光中的紫外线照射到人的皮肤时,可使皮肤下面含有的
7-脱氢胆固醇脂类变成 VD,被人体利用,这是生理过程,既经济又安全。因
此婴儿满月后就应该加强户外活动,开始 10 分钟再逐渐延长时间,最好每日
坚持两小时。婴儿在出生后 15 天或满月加服鱼肝油,VD 每日 400 单位。
母乳喂养的婴儿要及时添加辅食,提供婴儿生长发育全面的营养,进食一些
含钙多的食物,如牛奶、虾皮、骨头汤、鱼类、豆制品等。此外要科学育儿,加
强护理使婴儿少患消化道、呼吸道疾病。

四、保护好你的五官

屈光不正

屈光不正这个词一般人并不太熟悉,但提到近视、远视和散光,人们并不陌生。屈光不正就是指近视、远视、散光、屈光参差等不正常的屈光状态。

人们常把眼睛比作人体的"照相机"。眼的构造和功能与照相机有许多相似之处,但眼是有生命的人体器官,比照相机精巧、复杂得多。眼球的透明部分(角膜、晶状体、玻璃体)可以使进入眼内的光线折射、聚焦,晶状体的厚度和弯曲度可由睫状肌的活动而改变,适当的调节使进入光线恰好聚焦在视网膜上,成为一个清晰的倒像,这一点人眼与照相机确有相似之处。另外,用照相机拍摄远近不同距离物体时,必须相应改变镜头与底板之间的距离,使光线恰好聚焦在底板上,照片才能清晰。而人则通过改变晶状体屈折力相应增减来看清不同距离物体,也就是通过眼的调节功能来完成。当不使用调节时(调节可以理解为眼看远变换看近的能力),来自 5 米以外的平行光线经眼的曲折聚焦在视网膜上,形成清晰的物像,这种正常屈光状态的眼称为正视眼。如果光线聚焦在视网膜的前、后,或不能聚焦,则视网膜上的物像模糊不清,这样的眼就是非正视眼,或称为屈光不正。平行光线聚焦在视网膜之前就是近视眼,主要表现为远视力不好,近视力不正常,故患者喜欢把本等置于近距离处阅读。平行光线聚焦在视网膜之后是远视眼,轻度远视,青少年时期因调节力强,远近视力可正常;高度远视则有不同程度的视力障碍,一般以看近物时明显。因眼球表面各个子午线聚光力不等,光线经屈光系统折射后不能聚焦于同一平面的是散光眼,主要表现为视力模糊,看远看近都不清楚,戴小孔镜时视力有增加,似有重影,常易发生视疲劳。

屈光不正一般可以用眼镜矫正,外观上看人们戴的眼镜都差不多,但近视、远视、散光戴的眼镜性质却并不一样。近视眼需要用凹透镜矫正,对青少年应散瞳验光,配戴获得最好视力的最低度凹透镜为原则。近年来尚有准分子激光角膜切削术、角膜放射状切开术等手术治疗近视眼。大多数近视是由于用眼习惯不良所致,故应强调预防为主。远视眼需戴用凸透镜,配镜前应散瞳验光,特别是幼儿有内斜视者,更应及早矫正,防止弱视。散光眼则需要柱镜来矫正。

青光眼

我们对于血压这个词都很熟悉,但是提到眼压,很多人都不了解。眼压就是眼球内容物作用于眼球内壁的压力,它的高低与房水循环有关。眼内有一个叫做睫状体的部位可以不断地产生房水以维持眼压,房水经过一个叫房角的结构通过小梁网排出眼外。当房水产生过多或者外流受阻时,眼压就升高。正如高血压对人体有害一样,眼压超过眼球所能耐受的最高水平时,就会造成视神经损害、视野缺损及视力下降等视功能的损伤,我们称之为青光眼。

青光眼是主要的致盲眼病之一,发病与多种因素有关,如解剖因素、遗传因素、神经血管系统影响及环境因素等。医学上根据青光眼的发病病因及年龄等通常将青光眼分为原发性、继发性及先天性青光眼。根据房角的宽窄,又可以将原发性青光眼分为闭角型和开角型。

急性闭角型青光眼有明显眼痛、头痛、畏光、流泪、呕吐等感觉,症状进行急速,发病典型,早期患者就可能到医院接受治疗,但有时容易误诊为胃肠道疾病或者偏头痛。与此相对,也有病情逐渐发展的慢性闭角型青光眼及开角型青光眼,眼压升高幅度小,由于没有自觉症状,往往容易被忽略而耽误治疗,在发现时已经有严重的视神经损害和视野缺损。先天性青光眼是由于胎儿时期前房角组织发育异常而引起,多在1岁内发病,典型表现是怕光、流泪、夜间啼哭、眼球增大、角膜增大,故有"牛眼"、"水眼"之称。

青光眼可以治愈吗?青光眼是不能被治愈的,青光眼对眼部造成的任何组织损伤都是不可逆转的,是终生进展性疾病。虽然青光眼不能被治愈,但能被控制。因此,早期诊断及早期治疗,尽量避免青光眼的发作,是青光眼防治的关键。

由于青光眼的发病与多种因素有关,如解剖因素、遗传因素及环境因素等,对于青光眼的高危人群应尽量避免诱发因素,做到以下几点:① 情绪稳定,不着急,不发脾气;② 保证睡眠,不熬夜;③ 避免暗室工作,不在电影院看电影;④ 少饮浓茶及咖啡;⑤ 保证每日大便通畅。青光眼早期症状不明显,有的患者可有疲劳,眼胀,头痛,晚间看灯光周围有彩虹样的光圈等症状。因此当怀疑自己患青光眼时,特别是有青光眼家族史的患者,应该立即到医院眼科相关检查,包括眼压、眼底检查、视野检查等。一旦确诊,就需要经常的、终生的护理,积极与医生配合,严格规律用药或/和手术治疗,从而保护视神经,保护视功能。

白内障

在正常人的眼睛内部,虹膜的后面有一个扁圆形的透明体,形状像双凸透镜,这就是晶状体。如果把人的眼睛比作照相机,晶状体就是照相机的镜头,像照相机的镜头可以伸缩一样,眼睛也可以通过改变晶状体的形状来看清远近不同的景物。在正常的情况下晶状体是透明的,当光线透过角膜后,需经晶状体的折射,才能将影像清晰地呈现在视网膜上,就好像照相机的镜头使光线聚焦在底片一样。

在世界范围内,白内障是致盲的首要病因,在我国也是引起失明的最主要的眼病。那么白内障是怎样造成的呢? 想象一下,如果我们用毛玻璃或者是其他不透明的物体替换照相机镜头上的透镜,还能拍到清晰的照片么? 白内障的形成与此类似。由于各种原因,本来完全透明的晶状体发生混浊,遮挡了部分进入眼内的光线,外界的物体在视网膜上成像变得模糊,视力自然下降。白内障患者视力的下降和白内障混浊的程度有关。初期混浊对视力影响不大,而后逐渐加重,明显影响视力甚至失明。

白内障的形成可能有多方面的原因,如先天因素、外伤、放射线照射,或者患有全身性的疾病如糖尿病等。最常见的老年性白内障发病机制迄今尚未完全揭示,可能与年龄老化、紫外线长期过度照射、遗传因素、营养不良等有关。

因为白内障的病因不明确，目前还不能有效地预防白内障。减少引起白内障的危险因素可以减少白内障的发生，如：预防红外线、紫外线和阳光对眼的损害，预防和控制糖尿病、肾病等。一般白内障的症状是视力逐渐下降，最后失明，整个过程中没有明显眼痛、视力迅速下降等症状。如果出现明显眼痛或者是视力迅速下降的情况，可能是发生了白内障的并发症（如青光眼、眼内炎等）或者出现了眼底的病变，发生这些情况时需及时到医院诊治。

手术是治疗白内障的最好方法，当白内障发展到一定程度时，如引起明显的视力下降（矫正视力低于0.3）、影响美容等，必须手术治疗。如果我们的照相机的镜头坏了，可以把坏了的镜头取下来，换上一个新的镜头，照相机就可以拍到清晰的照片了。白内障的手术方法就是摘除混浊的晶状体，植入一个人工晶体。人工晶体，即人工合成材料制成的一种特殊透镜，它的成分包括硅胶、聚甲醛丙烯酸甲指、水凝胶等。如果患者术前没有屈光不正（即无近视、远视等），则白内障手术摘除了晶状体，术眼就处于高度远视状态，需要戴一个相等度数的凸透镜来矫正。人工晶体在人的眼内相当于一个凸透镜。白内障手术后，恢复了屈光间质的透明性，大部分患者可以恢复视力。

耳鸣的原因

耳鸣是指患者自觉一侧或两侧耳内有各种不同的声音或响声，如蝉鸣、嘶嘶声、哨声、汽笛声、马达轰鸣声等单调声，但环境中并无相应的声源。这种声音时大、时小或不变，可持续性，也可间断性。外界环境越安静，耳鸣声越大。耳鸣是一种极其常见的症状，据统计我国的耳鸣患者超过1亿，而且至少有4千万人受耳鸣的严重困扰，生活质量下降。随着人们生活方式、饮食结构的改变，环境和噪声污染的加剧等原因，耳鸣的发病率还会逐渐升高。有60％的耳鸣患者临床医生可以找到病因，归纳如下：① 耳部的疾病，如外耳道炎、耵聍栓塞、外耳异物、中耳的急慢性炎症、鼓膜穿孔、耳硬化症、梅尼埃病、听神经瘤，都能引起耳鸣。② 噪声原因，如某些工厂的工人、拖拉机和汽车司机、交警、武装警察、军人、迪厅工作人员以及长期戴耳机人员等都是噪音的受害者，长期的噪音刺激都可能引起耳鸣和耳聋。③ 血管性疾病，如颈静脉球体瘤、耳内小血管扩张，血管畸形、血管瘤等也可引起耳鸣，来自静脉的耳鸣多为嘈杂声，来自动脉的耳鸣与脉搏的搏动相一致。④ 使用对耳有毒性作用的药物如庆大霉素、链霉素或卡那霉素等，也可出现耳鸣和耳聋。⑤ 其他一些全身性疾病也能引起耳鸣，如自主神经紊乱、脑供血缺乏、中风前期、高血压、低血压、贫血、糖尿病、营养不良等。⑥ 过度疲劳、睡眠不足、情绪过于紧张也可导致耳鸣的发生。⑦ 年龄也是耳鸣的原因之一，60 岁以上人耳鸣发病率高达 30％，主要原因是随年龄的增长，听觉神经系统的退行性变所致。

眩晕与梅尼埃病

　　眩晕是一种常见的临床症状，很多人在一生中都经历过眩晕，真正的眩晕是由于内耳迷路、前庭神经、前庭神经核或中枢神经核相互联系的径路中，发生病变或其他因素刺激而产生的机能紊乱现象，表现为自我感觉的异常，有一种天旋地转的感觉，自觉周围景物或自身旋转摇动，站立不稳，并常伴有面色苍白、周身出汗、恶心、呕吐等。

　　眩晕多因耳病、眼病、脑病引起，也可由于心血管病、内分泌系统疾病和药物中毒等引起。由内耳疾病引起的眩晕称为耳源性眩晕，其特点有：眩晕多突然发作，持续时间不长，一般数分钟至数小时，但可复发；发病时意识清楚，恶心呕吐、面色苍白、出汗等反应剧烈，一般均出现眼球震颤，多有耳鸣、听力减退。此类眩晕临床最常见。

　　梅尼埃病为最典型的内耳病引发的眩晕，是以内耳膜迷路积水为主要病理特征的疾病，典型表现为反复发作的眩晕伴听力下降、耳鸣和耳闷胀感。可能的病因有内淋巴液吸收障碍、自身免疫反应引起的内淋巴囊吸收障碍、自主神经功能紊乱等。眩晕呈旋转性或摇摆性，持续时间从数十分钟到数小时不等，发作时意识清楚常伴有面色苍白、出冷汗、恶心、呕吐。间歇期眩晕消失。患者出现波动性听力下降，即发作期听力下降，而间歇期听力可部分或全部恢复。随着病情发展，听力逐渐恶化且双耳受累。耳鸣多于眩晕发作前出现，而于眩晕时加重，久病者可知其为眩晕之先兆；间歇期随眩晕缓解而消失，但反复发作的患者耳鸣可持续存在。另外，患者常有患侧头部或耳内发胀感。

梅尼埃病的诊断要经过一系列的听力和前庭功能检查。梅尼埃病目前还没有特效的治疗和预防方法，但病情发作常与情绪波动或疲劳等有关。因此，患者首先在日常生活中注意避免上述因素，注意休息，低盐饮食；药物治疗主要有扩血管药、镇静药及维生素类制剂。约有80%的患者通过药物治疗能够缓解症状，控制病情。但有少部分患者仍然出现严重的眩晕症状（顽固性梅尼埃病），应该考虑手术治疗。手术方法有内淋巴囊手术、迷路切除术、前庭神经切断术等。其中选择性前庭神经切断术为目前各种手术治疗方法中疗效较好、损伤较轻者。

鼻炎

鼻炎分为急性鼻炎和慢性鼻炎。急性鼻炎即我们通常所说的"伤风"、"感冒"，是由病毒感染引起的急性鼻黏膜炎症，病程一般为7～10天，如无并发症，经治疗一般可获痊愈。最初1～2天患者感觉疲倦、头痛、鼻腔干燥并打喷嚏。之后2～5天体温升高、全身乏力、鼻塞、流清水样鼻涕，称为卡他期。接下来的3～4天为化脓期，全身症状减轻，鼻涕变黏稠成黄脓性不易擤出、鼻塞加重。若无并发症，即进入恢复期，鼻塞减轻，鼻涕减少至消失，患者恢复正常。平时加强体育锻炼，增强机体的抵抗力，可预防急性鼻炎。一旦罹患该病，即应适当休息，多饮水，饮食宜清淡、易消化而富有营养，应保持大小便通畅。可洗热水浴或用生姜、葱白煎水加红糖热服发汗，也可服用中成药并适当对症处理如口服解热镇痛、化痰止咳药及鼻腔局部用药。抗菌消炎药无需常规使用，仅在合并细菌感染或有并发症时使用。提倡正确的擤鼻方法即压一侧鼻翼将鼻涕擤出或吸至咽部吐出，不正确的擤鼻可引起中耳炎或鼻窦炎。慢性鼻炎是一种常见病，又分为慢性单纯性鼻炎和慢性肥厚性鼻炎。前者是以鼻黏膜肿胀、鼻腔分泌物增多为特征，后者则以黏膜、黏膜下甚至骨质局限性或弥漫性增生为特点。单纯性者鼻塞为间歇性和交替性，平卧时较重，侧卧时其下侧较重，变换体位后鼻塞情况也随之发生改变，运动或呼吸新鲜空气后鼻塞可减轻，寒冷时则加重，故一般冬季症状明显，夏季相对较轻。鼻涕多呈黏稠半透明黏液状。肥厚性者鼻塞较重，多为双侧持续性，鼻涕量不多但较黏稠，不易擤出。患者头痛、头昏、失眠、精神萎靡等症状较单纯性更为常见。慢性鼻炎患者应到医院就诊，由专科医生作出诊断并给予治疗,慢性单纯性鼻炎以药物治疗为主,肥厚性鼻炎则需要考虑手术方法治疗。另外,慢性鼻炎尚有萎缩性鼻炎、干燥性鼻炎、干酪性鼻炎等,较为少见。

鼻窦炎

鼻窦炎分为急性鼻窦炎和慢性鼻窦炎。症状发作持续时间<8周为急性鼻窦炎;症状发作持续时间儿童>12周、成人>8周为慢性鼻窦炎。急性鼻窦炎常有畏寒、发热、食欲不振等全身症状及持续性鼻塞、鼻窦局部压痛、头痛等局部症状。及时、彻底、合理治疗鼻、咽、牙齿的急慢性疾病,积极治疗糖尿病、纠正贫血和营养不良,增强体质,减少罹患感冒和急性传染病的机会可预防急性鼻窦炎的发生。急性鼻窦炎的治疗原则为祛除病因,保证鼻窦窦口引流通畅,控制感染和预防并发症。可给以支持、对症治疗、抗感染治疗、鼻腔局部合理用药,必要时可行上颌窦穿刺治疗。慢性鼻窦炎多因急性鼻窦炎反复发作未彻底治愈迁延而致。症状与急性鼻窦炎相似,但全身症状不明显。及时彻底地治愈急性鼻窦炎是预防慢性鼻窦炎发生的关键。预防感冒、加强营养、增强体质、提高机体免疫力可起到预防和辅助治疗慢性鼻窦炎的作用。鼻腔合理用药、上颌窦穿刺、鼻窦排气置换均为有效的治疗方法。经上述治疗无效者可考虑手术治疗,手术的目的是以改善鼻窦通气引流、促进鼻窦炎症消退为目的。包括经典的鼻窦根治性手术和功能性鼻窦内窥镜手术等,现多趋向于开展鼻窦内窥镜手术,其广泛地开展已基本取代了传统的所谓根治性手术。

鼻出血

鼻出血为耳鼻咽喉科常见疾病,多为单侧出血,也可双侧出血,可表现为间歇性反复出血,亦可呈持续性出血。轻者仅鼻涕带血或倒吸有血性鼻涕,重者可大量出血,甚至可导致患者休克。儿童和青少年患者出血部位大多在鼻中隔前下方的易出血区,中老年患者多见于鼻腔后部。引起鼻出血的常见原因大致可分为局部和全身病因两类。局部病因包括鼻、鼻窦的外伤及医源性损伤如挖鼻、用力擤鼻、剧烈喷嚏、鼻腔异物、鼻部骨折、鼻—鼻窦手术或经鼻腔插管等损伤鼻腔血管或黏膜;各种鼻腔、鼻窦的非特异性或特异性感染均可因黏膜病变损伤血管；鼻中隔偏曲、糜烂、溃疡或穿孔是鼻出血常见的病因；鼻腔、鼻窦及鼻咽部肿瘤破溃出血经鼻流出。全身原因所致的鼻出血多为双侧或两侧交替出血，常有以下原因引起：病变侵犯到血管、血液成分或性质发生改变、血压的变化。如急性发热性传染病，多因高热、血管发生中毒性损害致毛细血管破裂出血。高血压、动脉硬化发生鼻出血者多由鼻腔内较大血管破裂所致，一般出血较为凶猛。出血性疾病如白血病、再生障碍性贫血、血友病等是因毛细血管壁受到损伤和血液成分发生改变致鼻出血，多为双侧性渗血、持续不断并可反复发作且常伴有全身其他部位的出血，营养障碍或维生素缺乏如维生素 C、K、B_2、P 和钙缺乏均易出血，肝脏疾病可影响到凝血酶原和纤维蛋白原的合成、尿毒症易致小血管的损伤而发生鼻出血，化学药物中毒如磷、汞、砷、苯等可破坏造血系统的功能引起鼻出血，内分泌失调如女性青春发育期的月经期鼻出血及妊娠期鼻出血可能系毛细血管脆性增加之故。除上述鼻出血原因外，还有一部分鼻出血的患者找不出可能的出血原因，且鼻出血被控制以后不再出血，此类鼻出血称为特发性鼻出血。

慢性咽炎

慢性咽炎为咽部黏膜、黏膜下及其淋巴组织的慢性炎症。其病因主要为急性咽炎反复发作或延误治疗转为慢性咽炎，或者鼻腔鼻窦及鼻咽部炎性分泌物刺激，或慢性扁桃体炎、龋病等影响，也可以因为各种物理化学因素刺激：如粉尘、颈部放疗、长期接触化学气体、烟酒过度及喜欢吃刺激性食物等。另外，全身因素如各种慢性病如贫血、气管疾病、肝肾疾病等患者也易患本病。本病主要分为慢性单纯性咽炎、慢性肥厚性咽炎、萎缩性或干燥性咽炎。

临床表现为咽部可有各种不适感觉，如异物感、发痒、灼热、干燥、微痛、干咳、痰多不易咳净，讲话易疲劳，或吞咽疼痛，急性发作期间咽痛可能较为剧烈。由于咽后壁常有较黏稠分泌物刺激，部分患者出现晨起刺激性咳嗽，早上起床及刷牙时特别明显，伴恶心。

慢性咽炎一般不需要使用抗生素治疗。慢性咽炎的治疗主要针对病因，如戒烟戒酒，积极治疗急性咽炎及鼻腔、鼻窦、扁桃体的慢性炎症，改善工作和生活环境,避免粉尘及有害气体的刺激,加强锻炼,增强体质,预防感冒。患者如有咽干、咽痛可选用一些含化片,如华素片等,以减轻或解除症状;也可选用各种中成药,如果患慢性肥厚性咽炎,咽干、咽部异物感明显时,可采用分次微波电灼治疗。对于常年不愈、反复发作的患者,中医根据不同的病因和症状,辨证施治处以中药汤药,并结合中药雾化吸入,大多可获得满意的疗效。

需要注意的是,慢性咽炎极易反复,症状常发生在疲劳、受凉、烟酒过度、进刺激性食物、气候突变及吸入寒冷空气后,因此在平时注意饮食清淡、避免劳累感冒是做好预防工作的关键。如果患者咽干、咽痛较为剧烈,部分患者或有发热,检查除可见咽部黏膜急性充血、肿胀外,血常规检查白细胞增高,中性粒细胞百分率增高,此时,可在医生指导下使用广谱抗生素治疗或根据药敏试验选用相应的抗生素治疗3～5天,急性症状消失后马上停药。同时,患者需休息,多饮水。

声音嘶哑

声音嘶哑必须进行喉镜检查,方能确定病因。喉镜检查包括间接喉镜、纤维喉镜、电子喉镜、动态喉镜、支撑喉镜等,其中间接喉镜是检查声音嘶哑最常用的方法,但纤维喉镜尤其是电子喉镜显示更加清晰。喉镜下正常声带的图片显示为双侧声带运动正常,闭合良好。凡影响声带运动和闭合的病变均可以导致声音嘶哑。

声音嘶哑常见病因有声带息肉、声带小结、慢性喉炎、急性喉炎、喉的良恶性肿瘤、声带囊肿、声带麻痹、胃酸反流性咽喉炎等。

(1)声带息肉,声带小结,慢性喉炎:患者多有过度发音,如长时间讲话、高声喊叫、长时间啼哭的病史,或者有用声不当、习惯性清嗓、经常烟酒刺激的病史,慢性喉炎和早期的声带小结发音异常多表现为间断性,发声稍久以后就会出现声嘶,声带病变明显时,也可以出现持续性声嘶,而声带小结和声带息肉多表现为持续性声嘶。

(2)急性咽喉炎:在感冒发热后出现、伴有喉痛、吞咽痛,可能为急性咽喉炎。严重的喉痛,长时间不愈,还要考虑喉结核或者恶性肿瘤。

(3)喉癌:声音发哑,甚至刺耳,伴有喉部阻塞感,咳嗽,痰中带血,伴有颈部包块，年龄较大的患者要警惕喉癌的可能。

（4）声带麻痹：亦可以出现声音嘶哑，以哑为主，刺耳。

（5）癔症：突然发生的失声，或者低如耳语，但大笑和咳嗽可完全正常，可能为癔症性声音嘶哑。此时喉镜检查可见声带内收异常，但咳嗽后声带可正常内收。

（6）反流性喉炎：喉部异物感，伴有咳嗽，声音易发倦，或有睡前喜食，或经常出现反酸，嗳气，也可能是反流性喉炎，但有的反流性喉炎的患者也可仅有一种症状。

（7）其他：另外，外伤（包括环杓关节脱位）及喉部的物理化学损伤均可以导致声音嘶哑。

急性扁桃体炎

急性扁桃体炎是腭扁桃体的一种非特异性急性炎症，可分为充血性和化脓性两种，常伴有一定程度的咽黏膜及其他咽淋巴组织炎症，多发于儿童及青年，季节更替、气温变化时容易发病，劳累、受凉、潮湿、烟酒过度或某些慢性病等常为诱发因素。若治疗不适宜，可引起扁桃体周围脓肿、急性中耳炎及急性风湿热、心肌炎、肾炎、关节炎等局部或全身并发症。

急性扁桃体炎有传染性，传染潜伏期2～4天，为飞沫或直接接触传染。通常呈散发性，偶有暴发流行，多见于集体生活者，例如部队、工厂和学校。

（1）分型：急性扁桃体炎依其病理可分为两种类型，其临床表现有所不同。

① 急性卡他性扁桃体炎。病变较轻，炎症仅限于表面黏膜，隐窝内及扁桃体实质无明显炎症改变。可有咽痛，低热，疲劳，食欲欠佳等，局部表现咽痛，见扁桃体及舌腭弓、咽腭弓充血、水肿，扁桃体无明显肿大，表面无明显渗出物。

② 急性化脓性扁桃体炎。炎症从扁桃体隐窝开始，很快进入扁桃体实质，因此扁桃体明显肿大，隐窝内充满脱落上皮、脓细胞、细菌等渗出物，严重时化脓。发病很急，全身症状重，发热，畏寒，食欲不振，体温可升至38℃～40℃，局部表现咽痛明显，甚至饮食、语言困难，咽痛可向耳部放射，有时感到转头不便，下颌角淋巴结肿大。幼儿高热可引起呕吐，抽搐，昏睡。检查示

扁桃体明显肿大、充血、化脓,甚至脓点连成一片,形成假膜,但假膜仍在扁桃体上不超出扁桃体范围,擦去假膜时表面不出血,当扁桃体实质内化脓时,扁桃体表面呈黄白色突起。

(2)治疗:急性扁桃体炎的治疗应着重于以下几个方面:

① 应用抗生素。一般首先用青霉素,肌注或静脉滴注均可,也可选用磺胺类药物。因本病多为链球菌感染,故抗菌消炎是主要治疗原则,解热镇痛是重要的对症治疗措施,可用阿司匹林等水杨酸制剂。在应用抗生素治疗时,应严密观察患者体温、脉搏变化,如仍持续高热,可增大剂量,或在医生指导下更换药物。

② 一般治疗。患病后注意休息,多饮开水,以流质饮食为宜,体温增高可予以解热止痛剂,如复方阿司匹林,大便秘结则服用缓泻剂。

③ 降温。小儿体温过高时,应物理降温,用凉水或冰袋敷头颈部,也可用酒或低浓度酒精擦拭头颈、腋下、四肢,帮助散热,防止病儿发生惊厥。

④ 局部治疗。可用淡盐水、复方硼酸溶液或1∶5 000的呋喃西林溶液漱口,每日4~5次,可配合喉片含化保持口腔清洁无味。也可用0.5%~1%普鲁卡因封闭两侧下颌角皮下及两侧扁桃体周围,每侧5~10毫升。

⑤ 通便。保持大便通畅,大便秘结时可服用缓泻药。

⑥ 手术治疗。反复发作经保守治疗仍无效者,可待急性炎症消退后施行扁桃体切除术。

⑦ 防止并发症。急性扁桃体炎不是一种单纯的局部疾病,当细菌或病毒毒素进入血液循环后,会引起严重的并发症。如风湿热、心肌炎、肾炎、关节炎等。临近器官也可并发颈淋巴结炎、中耳炎等,因此对此病必须重视,严密观察病情发展,给予及时处理,防止并发症发生。

⑧ 未病先防。为预防疾病的反复发作,应注意锻炼身体;增强体质,增强抗病能力。

睡眠呼吸暂停综合征

打鼾仅仅影响他人,但如果有睡眠呼吸暂停综合征,问题就大了。睡眠时有呼吸暂停,往往伴有血氧饱和度下降,也就是说表面上看来睡得"香",但实际上存在着缺氧,睡眠质量很差,长此以往就会带来全身各个系统的疾病：如心脏病、高血压、记忆力减退、血黏稠度增高、性功能下降、阳痿、夜尿频繁、性格孤僻、甚至突然死亡等，因此说睡眠呼吸暂停综合征是一个源头性疾病，危害极大。

睡眠打鼾的患者通常咽腔结构较正常人狭窄如腭垂过大、扁桃体肥大、鼻中隔偏曲、舌根肥厚、下颌小。夜间入睡后，肌肉松弛，咽部周围增生肥大的软组织部分阻塞气道，引起气道局部狭窄。当气流经过这个狭窄部位时，产生涡流并引起振动，由此产生人们熟悉的鼾声。睡眠时打鼾未出现呼吸暂停，称为单纯鼾症或良性鼾症，简称鼾症。鼾症严重者不仅影响他人安宁，甚至发生睡时呼吸暂停或窒息发作，乃至屡次突然惊醒，这在医学上又称为阻塞性睡眠呼吸暂停综合征（简称 OSAS）。

典型的 OSAS 患者的主要表现是白天嗜睡，夜间可因为窒息而唤醒，晨起头痛和打鼾。在睡眠中，OSAS 的患者可以在每小时呼吸道阻塞 30～100 次。每一次阻塞都可以使其离开深度睡眠进入浅睡眠甚至被唤醒，直到呼吸道重新开放为止。结果睡眠被严重打断，患者可以感到白天嗜睡，严重的嗜睡患者可以在坐在板凳或者站立时就能睡着。

假如怀疑自己患上睡眠呼吸暂停综合征，应及时到医院耳鼻喉科就诊，必要时进行睡眠呼吸功能监测，除可确定自己是否患上睡眠呼吸暂停综合征外，还可了解其严重程度及属于哪种类型的睡眠呼吸暂停。医生会根据具体情况决定你是否需要接受进一步的治疗。

治疗方法包括非手术治疗和手术治疗。非手术方法包括减肥、锻炼身体、适当增加运动量，避免酗酒与吸烟，避免使用镇静剂；在平卧时打鼾多会加重，所以可以鼓励患者侧睡，或者在睡衣背部缝一个小球，但某些人会对此感到睡眠时极不舒服。目前可用的许多药物副作用大，效果不显著。小型家庭用无创呼吸机如经鼻持续气道正压通气（CPAP）、双相气道正压（BiPAP）、自动调节持续气道内正压通气（Auto-CPAP）是目前国内外公认最有效的无创治疗方法。手术治疗包括鼻中隔偏曲矫正、鼻甲部分切除和鼻息肉切除术、腭垂腭咽成形术（UPPP）、下颌骨移位及舌骨悬吊术、气管切开术等。低温等离子射频治疗利用射频的能量来加热软腭的组织，并引起它的变形和疤痕化，治疗并不像激光或者烧灼那样能立刻起效，一般在 3～6 周后可以达到最佳的效果。

如何正确刷牙

日常生活中,人们虽然知道每天都应该刷牙,可是仍有相当一部分人不懂得刷牙的"学问"。

(1)人们为何要刷牙:刷牙的目的主要是保持口腔清洁。正确的刷牙方法可以去除牙面上的食物残渣和牙菌斑,对牙龈有一定的按摩作用,促进血液循环,增强组织抗病能力,对于预防龋病和牙周病均有一定效果。

(2)何时刷牙最好:目前专家们提倡"早晚刷牙、饭后漱口"。我们每天都应做到早晨起床后和晚上临睡前各刷牙一次,并坚持饭后漱口。晚上睡前刷牙更为重要,睡后唾液分泌量减少,口腔自洁能力差,有利于细菌的滋生繁殖;另一方面,睡前刷牙所保持的口腔清洁的有效时间最长。

国内外有关资料表明,科学刷牙的最佳次数和时间是"三、三、三"——每天刷3次,每次都在饭后3分钟后刷,同时每次刷牙3分钟。这是因为饭后3分钟正是口腔齿缝中细菌开始活动并对牙齿产生危害的时刻。如果有条件,更应提倡"三三三"刷牙法。

(3)不正确刷牙方法的后果:不正确的刷牙方法会损伤牙齿,尤其典型的是有些人采用横刷法,结果在牙齿的颈部出现楔形缺损,轻者仅表现为局部的牙体缺损,出现牙本质过敏症状——冷热刺激痛,严重者则会造成牙齿折断。

(4)正确的刷牙方法:首先,牙刷的选择至关重要。选择牙刷应根据自己口腔内牙齿的排列情况,选择大小、形状、刷毛软硬适度的牙刷。一般来说,选择牙刷应以刷毛软硬度适中、刷头较小为宜。保健牙刷的标准是牙刷头宽窄适当(成人一般不超过4列、儿童不超过3列刷毛)、长短适中(一般覆盖2~3个牙面),便于刷牙时面面俱到。牙刷毛应采用优质尼龙丝制作,弹性好、吸水性差,可防止细菌积存。各组刷毛的间隔距离适当,利于保持牙刷本身的清洁,每组刷毛经过磨圆处理,防止刺伤或擦伤牙龈。牙刷柄应当握持舒适,长短适中,使牙刷具有足够的去除污物和按摩牙龈的力量。另外,对于那些刷牙有困难或者手不灵活的人而言,电动牙刷也是不错的选择,它可以更好地清洁牙齿。

其次,应选择适合自己的牙膏。现在有很多针对不同情况,比如龋坏、牙龈炎、牙结石、牙齿着色和牙齿敏感等而设计的牙膏,可以咨询牙科医生来选择正确的牙膏。

再次,刷牙的水温要适当。研究表明牙齿适应在 30～36℃ 的温度下进行正常的新陈代谢。若刷牙时不讲究水温,长时间使牙齿受到骤热或骤冷的刺激,这不但容易引起牙龈出血和痉挛,而且会直接影响牙齿的正常代谢,甚至缩短牙齿的寿命,同时会引起牙本质过敏症状。

目前我们提倡的是不损伤牙齿及牙周组织的竖刷法。具体方法是:刷上颌后牙时,将牙刷置于上颌后牙上,使刷毛与牙齿呈 45°,然后转动刷头,由上向下刷,各部位重复刷 10 次左右,里外面刷法相同。刷下颌后牙时,将牙刷置于下颌后牙上,刷毛与牙齿仍呈 45° 角,转动刷头,由下向上刷,各部位重复 10 次左右,里外面刷法相同。上、下颌前牙唇面刷法与后牙方法相同。刷上前牙腭面和下前牙舌面时,可将刷头坚立,上牙由上向下刷,下牙由下向上刷。刷上下牙咬合面时,将牙刷置于牙齿咬合面上,稍用力以水平方向来回刷。

最后,我们需要强调的几点:① 每次刷牙时间不可过短,一般需 3～5 分钟才能将牙齿的各个部位刷到。② 刷牙时应按照一定顺序,防止遗漏。牙齿邻面的菌斑单靠刷牙不能完全清除,还应配合使用牙线、牙签等。③ 每次刷牙后必须用清水把牙刷清洗干净并甩干,将刷头朝上置于通风干燥处。应注意,牙刷使用时间长了,刷毛就会弯曲蓬乱甚至脱落,减弱了洁齿能力;每次刷牙后应该将牙刷清洗干净,尽量甩干刷毛的水分,因为湿润环境容易滋生细菌。牙刷不要用热水烫,以免尼龙线变性弯曲,失去弹性。牙刷头应该向上放漱口杯中,置于干燥通风处,不要把用完的牙刷放在密闭的容器中。④ 当牙刷开始磨损或者使用 3 个月以上需要更换,当你感冒以后也应该及时更换新牙刷,因为牙刷毛积存的细菌可能会导致再次感染。切忌几个人合用一把牙刷。

龋齿

龋齿俗称"蛀牙、虫牙",是现代人类三大疾病之一。它的危险性仅次于癌症、心血管性疾病,是一种常见病、多发病。它是在细菌、口腔环境、机体和牙齿的状况以及时间等四联因素共同影响下,引起牙齿硬组织无机物脱矿,有机物分解的一种慢性破坏性疾病。如果不进行及时的治疗,龋齿则会危害口腔健康,甚至还可以危害全身的健康,所以必须十分重视。龋齿的治疗原则是早发现、早治疗,龋齿的预防已成为口腔预防工作中的重要内容。

龋齿的预防分为三级:一级预防为促进健康,即搞好口腔卫生教育,制订及实施营养摄取计划,定期口腔健康检查;特殊防护措施,即使用氟化物防龋,窝沟封闭及初期龋的预防性充填;二级预防为早期诊断、早期治疗,包括定期口腔检查,使用 X 线片辅助诊断龋病以便早期充填;三级预防为防止功能障碍和康复,即对于龋病引起的牙髓病、根尖周病进行治疗,以保存牙齿,防止疾病向牙槽深部蔓延,对于严重的病灶牙进行拔除,防止牙槽脓肿和面部感染,对于牙体组织的缺损和牙齿的缺失进行修复,以恢复牙殆系统的生理功能。

防龋的具体方法有:

(1)保持口腔卫生:养成良好的刷牙习惯,定期到医院洁牙,可减少黏附在牙表面的细菌及牙菌斑。儿童从 3 岁开始应该学会正确的刷牙方法(可参考《如何正确刷牙》一文)。

(2)氟化物防龋:氟可以增强牙齿和骨骼的结构,抑制细菌生长,抵抗酸腐蚀,目前应较为普遍的方式是含氟牙膏、含氟漱口液等,还有饮水加氟,但这需要有关部门严格周密地安排进行,因为含氟量过高又会出现另外的问题。

(3)控制食用糖的摄入量和次数:因口腔细菌利用糖的发酵产酸,腐蚀牙齿,所以提倡少吃糖果,特别是临睡前;不吃含有或少吃含糖分过高的食物,不喝或少喝含糖分过高的饮料,喝完饮料后要马上漱口。

(4)窝沟封闭可有效地预防龋齿的发生:牙齿萌出后,窝沟深而多,致龋物质易滞留,导致龋齿发生,而窝沟封闭剂可渗入牙齿窝沟部位与牙齿矿物组织结合固化,填塞窝沟裂隙,隔绝致龋物质对牙齿的侵害,从而达到防龋的目的。

(5)定期进行口腔检查:一般儿童半年一次,成人每年一次,及时发现早期的龋病,及早治疗。

复发性口疮

口疮的学名为口腔溃疡,主要症状为口腔黏膜连续性、完整性发生缺损,表层坏死脱落形成凹陷。口腔溃疡发病率很高,许多口腔黏膜疾病都是以溃疡的形式出现。最常见的是复发性口疮。

复发性口疮以反复发作而得名,可自愈。有人每年发作几次,这边没好,那边又起,连续不断。各个年龄阶段都可发病,多见于女性,20～50岁为高峰。

复发性口疮的病因目前尚不清楚。许多学者提出了很多与该病有关的因素,如免疫功能异常、遗传因素、感染因素、营养缺乏、精神因素等,但均未得到充分证实。有些患者可自行体会出自身的发病诱因,例如生活不规律、精神紧张、月经周期不正常等。

复发性口疮多以三种形式发病。最常见的是轻型口疮,溃疡面较小,直径2～3毫米,数量在1～5个不等,好发于唇颊、舌腹等部位,呈圆形或椭圆形,持续7～10天,可自愈。第二种为重型口疮,又称腺周口疮。溃疡大而深,一般数量只有一个,好发于口角内侧、咽旁、软硬腭交界处等,溃疡深,直径10～30毫米,呈"弹坑"状,持续月余或数月,愈合后留有疤痕。第三种是疱疹样口疮,溃疡小而多,以舌腹、口底、唇颊黏膜多见,可自愈,愈合后不留疤痕。三种溃疡形式可交替发病。

复发性口疮患者局部疼痛,口水增多,较重的患者不敢进食,可伴有低热,颌下淋巴结肿大、压痛。

复发性口腔溃疡应该与最常见的创伤性溃疡及疱疹样口炎相鉴别。创伤性溃疡一般有创伤史,如刷牙、咀嚼硬物、牙齿龋坏形成的残根残冠、劣质义齿等。若病因不除,溃疡不能自愈。疱疹性口炎儿童多见,由单纯疱疹病毒引起。初期有类似"感冒"症状:发热,上下唇、舌、牙龈充血,出现针尖样成簇的小水疱,因疱壁薄很快破溃形成溃疡,患儿哭闹、流涎、拒食。口腔黏膜出现疱疹后体温恢复正常。

复发性口疮的防治应该根据诱发因素给予治疗。首先应缓解紧张情绪,劳逸结合,睡眠充足。特别是发育期的青少年,饮食营养要丰富,多吃新鲜蔬菜、水果,补充足够的维生素。根据病情,可以使用免疫调节剂,如转移因子、迪赛等,防腐抗菌剂漱口,局部涂金达甘油或西瓜霜喷剂。口疮数量多、发作频繁的患者可给予激素类药物治疗,如强的松、地塞米松等。腺周口疮可在溃疡基底注射少量的强的松龙加速其愈合。但创伤性溃疡、疱疹样口炎不宜使用激素。

发生口腔溃疡应及时到正规医院就诊,由医生根据具体情况进行正确治疗。

牙龈炎

牙龈炎又叫"烂牙花子",是局限在牙龈部位的疾病,牙缝间嵌塞的食物与口内脱落的细胞、唾液内黏稠物及病菌等沉着于牙齿与牙龈间成为牙垢。日积月累,牙垢与唾液中的钙等矿物质沉淀在一起。便产生了黄褐色的坚硬物质—牙结石。牙结石积聚多了,经常刺激牙龈而形成牙龈炎。其他如食物嵌塞、咬𬌗不良、不合适的冠桥或托牙的边缘、用口呼吸致使口腔干燥而缺乏湿润,牙龈沟内大量细菌繁殖滋生,加上空气中的灰尘,都直接刺激牙龈,而产生牙龈炎。

牙龈出血是一种常见症状,引起出血的原因可以是局部因素,也可能是全身性疾病的口腔表现。出血部位可以是全口牙龈或局限于部分牙龈。局部因素中以牙龈炎最常见,常在刷牙、说话、咀嚼时出血,牙面附有牙垢与牙石,牙龈充血肿胀,一碰就出血。其次是牙周炎,除有牙龈肿胀出血外,还有牙齿松动、牙周溢脓等症状。另外,妇女在妊娠的中、晚期,牙龈呈球状突出,色鲜红或紫红,易出血,称为妊娠龈瘤,妊娠中止后多可消失。坏血病是由于缺乏抗坏血酸(也称维生素 C)所致的全身性出血性疾病,而牙龈出血是该病的一个突出症状。在我国坏血病已十分罕见。

诊断牙龈炎的简单方法是观察牙龈的色泽、质地以及有无出血表现;正常牙龈呈粉红色,质地柔韧致密,表面存在点状色彩。如果牙龈呈暗红色,质地柔软肿胀,表面色彩消失,进食、刷牙、触碰时容易出血,此时即可诊断为牙龈炎。

牙龈炎常伴有口臭,有碍患者工作社交活动,有的会给患者带来精神负担。养成良好的口腔卫生习惯,坚持早晚刷牙,饭后漱口,清除污物和食物残渣,可防止牙垢和牙结石的形成,从而可以预防牙龈炎的发生。治疗牙龈炎的有效方法是牙齿洁治(俗称洗牙)。清除牙龈附近牙面沉积的牙石和菌斑,防止菌斑、牙石的再沉积,必要时配合药物治疗。常用 3％双氧水、1％碘甘油等局部涂抹,或用 0.1％洗必太液等漱口。当牙龈的色泽、质地转为正常,刷牙、进食不再出血,表明牙龈炎得到了有效控制。

五、皮肤健康

荨麻疹

荨麻疹是由于皮肤、黏膜小血管反应性扩张及渗透性增加而产生的一种局限性水肿反应,主要表现为边界清楚的红色或苍白色风团。

(1) 病因:荨麻疹的病因复杂,大多数患者不能找到确切原因,常见的病因如下:

① 食物。食物以鱼虾、蟹、蛋类最常见,其次是某些肉类和某些植物性食品如草莓、可可、番茄或大蒜等调味品。

② 药物。许多药物可导致本病,常见的有青霉素、血清制剂、各种疫苗、痢特灵(呋喃唑酮)、磺胺药等。

③ 感染因素。包括病毒、细菌、真菌、寄生虫等。最常见的是引起上呼吸道感染的病毒和金黄色葡萄球菌,其次是肝炎病毒。慢性感染病灶如鼻窦炎、扁桃体炎、慢性中耳炎等,亦与荨麻疹发病有关。

④ 物理因素。如冷、热、日光、摩擦及压力等物理性刺激。

⑤ 动物及植物因素。如昆虫叮咬、荨麻刺激或吸入动物皮屑、羽毛及花粉等。

⑥ 精神因素。如精神紧张可引起乙酰胆碱释放。

⑦ 内脏和全身性疾病。如风湿热、类风湿性关节炎、系统性红斑狼疮、恶性肿瘤、传染性单核细胞增多症、代谢障碍、内分泌紊乱等,可成为荨麻疹尤其是慢性荨麻疹的原因。

(2) 分类:荨麻疹为常见病,15%～20%的人一生中至少发生过一次。

根据病程,分为急性和慢性两类,前者在短时期内能痊愈,后者则反复发作达数月至数年。

① 急性荨麻疹。起病常较急,皮肤突然发痒,很快出现大小不等的红色风团,呈圆形、椭圆形或不规则形。风团持续时间一般不超过 24 小时,但新风团此起彼伏,不断发生。病情重者可伴有心慌、烦躁、恶心、呕吐甚至血压降低等过敏性休克样症状。部分可因胃肠黏膜水肿出现腹痛,亦可发生腹泻。累及气管、喉黏膜时,出现呼吸困难,甚至窒息。若伴有高热、寒战、脉速等全身中毒症状,应特别警惕有无严重感染如败血症等。

② 慢性荨麻疹。全身症状一般较轻,风团时多时少,反复发生,常达数月或数年之久。有的有时间性,如晨起或临睡前加重,有的则无一定规律。大多数患者不能找到病因。

(3)治疗:急性荨麻疹一般可选用氯苯那敏、赛庚啶、酮替芬等第一代抗组胺药;一些对抗组胺药嗜睡作用较敏感者、驾驶员、高空作业人员、工作及学习要求高度集中精力者选第二代抗组胺药,如盐酸西替利嗪、特非那定、阿司咪唑、氯雷他定等。通常以2~3种抗组胺药合用。维生素 C 及钙剂可降低血管通透性,与抗组胺药有协同作用。伴腹痛者可给予解痉药物,如普鲁本辛、654-2、阿托品等。

慢性荨麻疹应积极寻找病因,不宜使用糖皮质激素,一般以抗组胺药物为主。给药时间一般应根据风团发生的时间予以调整。风团控制后,可持续再服药月余,并逐渐减量。一种抗组胺药物无效时,可 2~3 种联合,并以多种抗组胺药交替使用,也可合并用 H_2 受体拮抗剂,如雷尼替丁。

外用药物夏季可选用止痒液、炉甘石洗剂、锌氧洗剂等,冬季则选有止痒作用的乳剂,如苯海拉明霜。

湿疹

湿疹是由多种内、外因素引起的一种具有明显渗出倾向的皮肤炎症反应,皮疹多样,慢性期皮疹局限有浸润和肥厚,瘙痒剧烈,易复发。

(1)临床表现:湿疹可多年不愈,发病机理主要是内外激发因素相互作用所引起的一种迟发型变态反应。内因包括患者的过敏体质、神经因素、内分泌、代谢及胃肠功能障碍、感染病灶等。外因包括日光、湿热、干燥、搔抓、摩擦、化妆品、肥皂、皮毛、燃料、人造纤维等均可诱发湿疹。某些食物如鱼虾、蛋等也可使湿疹加重。

湿疹的表现以丘疱疹、丘疹或小水疱为主,基底潮红、瘙痒,由于搔抓,丘疹、丘疱疹或水疱顶端搔破后呈明显点状渗出及小糜烂面,日久可表现为皮肤增厚、浸润、褐色色沉,表面粗糙,覆以少许糠秕样鳞屑、结痂。

一般湿疹的形态为多形性,弥漫性,分布对称,急性者有渗出,慢性者则有浸润肥厚。病程不规则,常反复发作,瘙痒剧烈。

(2)治疗:对湿疹的治疗首先要去除任何可疑病因,其次应避免局部刺激,如搔抓、肥皂热水烫洗及不适当的治疗,避免饮酒、浓茶、咖啡及酸辣等刺激事物。对瘙痒明显者,可用 10％葡萄糖酸钙 10 毫升静脉注射,每日 1 次;维生素 C 1 克静脉注射,每日 1 次,或维生素 C 500 毫克,口服,每日 3 次。另外可服用抗组胺药物如氯苯那敏、安太乐、赛庚啶等。

局部治疗:急性期有渗液时,可用 3％硼酸溶液、醋酸铝溶液或野菊花煎液等湿敷;如无渗液则应用水粉剂,如炉甘石水粉剂等。亚急性湿疹可用糊剂或霜;慢性期用软膏或酊剂。

瘙痒病

瘙痒是皮肤病的一个症状。许多疾病都有多少不同程度的瘙痒感觉。瘙痒病是指只感觉到皮肤上剧烈地发痒,而从外表看来,皮肤无任何改变的一种皮肤病,即使有改变,也是搔抓的结果,如表皮脱落、发红、血痂等抓痕。

根据瘙痒的部位和广泛程度,瘙痒病可以分全身性和局限性两类。

(1)分类:

① 全身性瘙痒病。患这种病时感觉全身一阵阵发痒,特别是晚上睡在被窝时这种感觉更厉害,开始发作时,只有某一处发痒;抓后这处的痒还未停止,而另一处瘙痒又起,这样发展到全身,皮肤常被抓破。有时候还有烧灼、虫爬、蚂蚁爬,或者咬刺等感觉。感情冲动,温度变化、饮酒和吃辛辣食物、衣服刺激或其他轻微的刺激都可以引起发作。痒得厉害时,患者常因奇痒而不能入眠,影响休息,甚至引起精神抑郁、食欲不好,非常痛苦。

在中老年人中,由于皮肤退化和皮脂腺萎缩,皮肤表面皮脂分泌减少,因而皮肤比较干燥,容易发生瘙痒病,这类瘙痒病常称为老年瘙痒病。

另一类瘙痒病发生在每年秋冬季节,从天气逐渐变冷的时候开始,到来年春暖后,症状才消失。这种瘙痒病又称做冬令性瘙痒病。常常发生在下肢,特别以大腿前内侧和小腿后面最常见。在皮肤比较干燥的成年人,常使用肥皂尤其药皂时容易发生此病。

② 局限性瘙痒病。患此病时瘙痒往往集中在某些特殊部位,常见的有肛门瘙痒病,瘙痒常局限在肛门,也有扩展到邻近皮肤像会阴等处;外生殖器瘙痒病包括女阴瘙痒病和阴囊瘙痒病。在早期,这些部位的皮肤只有痒感,而皮肤的外观没有什么特殊,经过长期搔抓的结果,病损处变厚,颜色加深,有裂隙和皱纹。

(2)病因:瘙痒病的发病原因很多,也比较复杂。有些疾病像精神神经障碍、内分泌紊乱、肝病、肾病、膀胱病、糖尿病、肠寄生虫病、慢性便秘等,都可以伴有瘙痒。不论外来刺激或内在病变,经过神经反射或局部直接刺激,都可以刺激神经感觉末梢而引起瘙痒。下列一些因素可以加重或诱发瘙痒:① 被窝温度过高、衣服过暖时,瘙痒症状加重,用冷水敷时减轻;② 热水肥皂洗涤和淋浴,使皮肤血管扩张,发生充血,因而刺激神经末梢引起瘙痒。③ 肥皂破坏了油脂,使皮肤易于接受外界刺激,发生瘙痒;④ 辛辣食物如辣椒、胡椒,刺激性饮料如酒类、浓茶及过热的饮食都会引起瘙痒;⑤ 穿着质地粗糙和浆硬的衬衣,毛织和丝织的袜子等,对部分人的皮肤也有刺激作用;⑥ 精神作用,一般在白天工作忙碌或者思想集中的时候,不觉得瘙痒,而在空闲和晚上的时候发作,心情烦躁、悲痛和抑郁时容易发痒。

(3)治疗:患瘙痒病后,应当寻找发病原因而祛除之。平时多喝水,少用热水肥皂特别是碱性肥皂洗澡。衣服柔软宽大,不搔抓以减少机械性刺激和切断恶性循环。养成清洁习惯。

药物方面,可以口服镇静剂如溴化钠、巴比妥钠药物,止痒剂如苯海拉明等。外用药方面可以使用止痒剂和麻醉剂如薄荷、樟脑、苯酚等。经上述治疗无效可采用奴弗卡因封闭治疗、针灸和紫外光照射。

银屑病

银屑病又名"牛皮癣",是一种常见的、慢性、复发性、红斑鳞屑性、炎症性皮肤病。

银屑病病因尚不完全明确,目前认为,是遗传因素与环境因素等多种因素相互作用引起的疾病。主要包括遗传学因素、免疫功能紊乱、感染因素、代谢及内分泌机能障碍等。气候的变化、感染、精神紧张、应急事件、外伤、手术、妊娠、饮酒、吸烟和某些药物(系统应用糖皮质激素、免疫抑制剂和非甾体抗炎药)为银屑病常见的诱发因素。

银屑病可出现寻常型银屑病、脓疱型银屑病、关节型银屑病和红皮病型银屑病。寻常型银屑病通常好发于头皮、四肢伸侧,严重泛发全身,对称分布,皮损一般为绿豆至钱币大小的红色斑疹、斑丘疹、丘疹,表面覆有厚层银白色鳞屑;脓疱型银屑病表现为在红斑基础上突然泛发密集针帽至绿豆大小的黄白色无菌性脓疱,可相互融合成脓糊,舌面常有较深的沟纹,称为沟纹舌。可伴全身不适、发热、关节酸痛;红皮病型银屑病常在寻常型银屑病的基础上,治疗不当或由泛发型脓疱型银屑病转化所致,全身皮肤弥漫性潮红、浸润、肿胀、大量脱屑,指趾甲浑浊、增厚、变形和脱落,持续发热、全身浅表淋巴结肿大。关节病型银屑病在其他类型银屑病的基础上并发关节损害,出现关节红肿、疼痛、压痛和畸形。

银屑病是一种良性疾病,目前尚无彻底根治的疗法。积极寻找诱因并加以避免,避免乱治,特别是系统应用糖皮质激素、免疫抑制剂和抗肿瘤化疗药物以及外用强烈刺激性药物。根据不同的临床类型和病情采取适宜的治疗。治疗上不可盲目和急躁。对于脓疱型、关节病型和红皮病型银屑病等重症临床类型需住院治疗。

银屑病的预防与调养非常重要,急性期患者一般不宜饮酒及食用刺激性食物。避免物理性、化学性物质和药物的刺激,防止外伤和滥用药物;要注意避免呼吸道感染及控制感染性病灶;消除精神创伤,解除思想顾虑,树立战胜疾病的信心。

六、向肿瘤宣战

情绪抑郁与癌症

癌症是 21 世纪最痛苦和最可怕的疾病之一,严重危害人类健康。人们正努力探讨癌症病因,苦苦寻求防癌良方。癌症的病因十分复杂,原因尚未十分明了。癌症发生与人类本身的外部环境和内部因素有着非常密切的关系。外部环境包括化学的、物理的和生物的三大类;内部因素则主要指机体的素质,包括年龄、激素、代谢、免疫以及遗传等多方面。但是,现代医学在研究癌症病因时都过度强调有形因素,比如化学致癌物质、辐射能、遗传、病毒和病菌、机体衰老和免疫缺陷等,却忽略了无形因素即心理和性格对癌症的发生和治疗的影响。研究表明 90% 以上的肿瘤患者均与精神、情绪有直接或间接的关系。

现代生活中,生活节奏越来越快、竞争日趋激烈、工作和学习压力大、人际关系不协调、生活中的重大不幸都是导致情绪抑郁的主要原因,也是致癌的重要因素。目前世界上 7%～9% 的妇女、3%～5% 的男士患有抑郁症,抑郁症已位居世界十大疾病的第 4 位,预计到 2020 年其排名将升至第 2,仅次于心脏病。

精神因素与人体免疫功能密切相关。我们知道,免疫系统作为我们体内的"军队",保证机体的正常运行,包括防止癌症的发生。精神抑郁等消极情绪作用于中枢神经系统,引起自主神经功能和内分泌功能的失调,使机体的免疫功能受到了抑制,而且情绪抑郁可以使免疫系统过早老化。由于机体内的平稳被打破,使细胞失去正常的状态和功能,发生变异,产生了癌细胞。另一方面,减少体内抗体的产生,阻碍了淋巴细胞对癌细胞的识别和消灭,使癌细胞突破免疫系统的防御,过度地增殖,无限制地生长,形成癌肿。同样,由于机体免疫力下降,对于肿瘤的抑制作用下降,情绪抑郁对癌的发展、扩散,也起着非常重要的作用。

鉴于情绪抑郁与癌症的关系,有专家甚至提出了"癌症性格"的概念。癌症性格的具体表现是:性格内向,表面上逆来顺受、毫无怨言,内心却怨气冲天、痛苦挣扎,有精神创伤史;情绪抑郁,好生闷气,但不爱宣泄;生活中一件极小的事便可使其焦虑不安,心情总是处于紧张状态;表面上处处牺牲自己来为别人打算,但内心又不情愿;遇到困难,开始时不尽力去克服,拖到最后又要做困兽之斗;害怕竞争、逃避现实,企图以姑息的方法来达到虚假和谐的心理平衡。

来自各方面的不良情绪刺激是无法避免的,但只要我们重视不良情绪的危害,平时生活中不断提高自己的修养,增强自己的心理素质,以健康的心态面对生活中不幸事件,及时调整自己的情绪,便可以远离癌症性格,远离癌症。

谨防生活中的致癌物

癌症是令人恐怖的,也是值得我们重视的。但只要我们在日常生活中做到防患于未然,癌症就不会有可乘之机。在生活环境中时刻存在着致癌的危险因素。与其恐惧逃避试图"零接触",还不如掌握科学知识,学会安全接触。

那么,日常生活中有哪些致癌因素呢?简单地说,可分为3种,即入口,入鼻,入皮。

(1)入口:病从口入。如果我们食用了不当的食物,致癌物质就会进入体内。这些致癌食物包括:

① 含黄曲霉素的食物。黄曲霉素是引起胃癌、肝癌、食道癌的罪魁祸首。它是由发霉的粮食、花生所长出的黄曲霉菌产生的。所以,发霉的粮食、花生千万不能吃。

② 含亚硝酸盐的食物。亚硝酸盐可导致食道癌和胃癌,它存在于腌制食品中。咸菜,咸肉,酸菜等都含有亚硝酸盐。所以,腌制的食品应少吃

为宜。

③ 含苯并芘的食物。苯并芘也是一种重要的致癌物质。多次使用的高温植物油,烧焦的或油炸过火的食物中都含有这种物质。所以,用过的油不宜再次使用,烧烤或油炸食品也不宜多吃。

④ 动物脂肪。过多的动物脂肪可导致大肠癌、生殖系统的癌症。因此,动物脂肪也不宜过多食用。

⑤ 辛香食品。过辣或过量食用肉桂、茴香、花椒等会促进癌细胞的生长,加速癌症的恶化。嗜嚼槟榔可诱发口腔癌。

⑥ 含残留农药的蔬菜,水果。由于农作物大多使用农药,所以出售的农产品上一般都残留有农药。如果食用时不清洗干净,那些残留的杀虫剂进入体内就会成为致癌"杀手"。

⑦ 自来水。自来水中的"杀菌剂"氯气会放出活性氯,它与水中的污染物发生化学作用生成一种氯化物。这种氯化物可诱发膀胱癌和直肠癌。所以,粗劣处理的或氯气味大的自来水不宜饮用。

（2）入鼻:鼻子是另外一张嘴,它也可吸入致癌物质。

① 烟雾。香烟和食用油烟及石油气燃烧所产生的烟都含有致癌物质,无论是主动和被动吸入都对人体有害。

② 涂料。涂料中的一些挥发性气体也可致癌。所以,刚装修的房子尤其是新房不宜立即入住。

（3）入皮:一些辐射性物质可诱发癌症,其中以紫外线最为常见。

紫外线辐射可诱发皮肤癌。特别是现在,大气层中的臭氧层被破坏,传达到地面的紫外线增多,皮肤直接接触阳光的时间不宜过长。夏季正午的阳光是最应防范的。

家用电器会产生各种不同波长和频率的电磁波,形成威胁人们健康的电磁污染。科学家曾在老鼠身上进行过微波辐射的实验,发现它们的白细胞无规律地增殖,与血癌所产生的白细胞增殖极为相似,也就是说微波可能致癌。

癌症的早期信号

癌症早期发现的困难在于癌症早期没有典型的症状,即没有特征性的病状,但这并不等于说癌症早期没有任何蛛丝马迹可以让人察觉。癌症早期是有某些迹象的,肿瘤学家称之为癌症的早期信号。癌症的早期信号大致有如下几个方面。

(1) 身体的各个部位出现肿块:肿块不等于癌,但癌常有肿块。所以凡是出现肿块皆应该到医院进行检查。一般地说炎症引起的肿块大多表面红肿、发热,有时甚至全身发热。压迫肿块有疼痛,肿块一般也比较柔软。若是囊性肿块更是柔软,甚至有弹性。若是腹部有移动的"肿块",则大多是结肠充气或结肠中的粪块,并非真正的肿块。癌性肿块大多数质地坚硬,表面不发红、发热,压迫也多不痛,而且大多比较固定、不易推移。从部位来看,出现在颌下、腋下、腹股沟(大腿根部)部位的多为炎症性肿块。而出现在耳后、锁骨上窝、甲状腺部位、乳房及腹部的则癌性肿块的可能性大些。

(2) 不明原因的出血:对老年人来说任何部位的出血都应该就医检查。特别是痰中带血或咯血、呕血或黑粪、大便带血、血尿、绝经后的阴道流血、回缩鼻涕带血以及乳头出血等,皆应警惕有癌症的可能。

(3) 上腹不适:上腹部胀痛、隐痛、针刺样感觉等不适,经过一个阶段治疗后不见改善的,应该就医检查以排除胃癌、肝癌、胰腺癌等的可能。

(4) 贫血、消瘦:消化道的癌症常表现为贫血、消瘦。造血系统的恶性肿瘤亦常有贫血、消瘦等表现。

(5) 无痛性黄疸:即不伴有上腹部疼痛的黄疸,尤其是进行性加深的,要考虑是否有胰头癌的可能。

(6) 吞咽困难:吞咽困难者有食管癌的可能性。在早期甚至只是表现为进食时胸骨后不适。

(7) 声音嘶哑:经治疗不见好转者应即检查。

(8) 大便习惯改变:有便秘、腹泻、便条瘦细者应就医检查以排除结肠、直肠癌的可能。

(9) 溃疡经久不愈:尤其是在唇、舌、下肢等部位的溃疡,如果久治不愈应考虑癌变的可能。体内的胃溃疡,尤其是胃小弯部位的胃溃疡经久不愈的也应警惕癌变的可能性。

(10) 黑痣增大:黑痣明显增大,伴破溃、出血或原有的毛发脱落。

(11) 其他:鼻塞、鼻衄、单侧头痛或伴有复视。

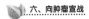

以上所述多数都不一定是癌,但有这些症状的人都应该就医检查,不能疏忽,以免延误癌症的早期诊断。当然另一方面也应该相信医生检查的结果,如果肯定可以排除癌症,则就不必忧心忡忡。

痰中带血与肺癌

隔壁的刘大爷去世了,大家都很惊讶,因为平时刘大爷的身体十分健康。后来才知道刘大爷死于肺癌。

根据统计显示,肺癌的发病率和死亡率在全球范围内均居首位,在美国等发达国家肺癌的死亡率已经超过其他常见恶性肿瘤死亡的总和。

知情人透漏,刘大爷有吸烟嗜好 20 多年了,5 个月前,早晨咳痰,痰中带血丝,当时刘大爷没当回事。两个月前去医院,一检查,是肺癌晚期。

一般讲肺癌早期主要表现为咳嗽,痰中带血,伴有胸痛,但是有的人可以没有任何症状,仅仅是健康查体发现的。肺癌的恶性程度非常高,一般来说 5 年生存率不超过 30%,是恶性程度最高的肿瘤之一。因此对于肺癌的防治基本原则是:早期诊断,早期治疗,综合治疗。如果刘大爷有科普知识,5 个月前及时去医院,可能会是另外的结局。

一般我们对于肺癌的诊断依靠影像检查,比如胸部 X 线,或者 CT,如果痰中带血也可以做一下纤维支气管镜的检查。

治疗肺癌应首选手术治疗。手术治疗的原则是:最大限度的切除肿瘤病变和周围淋巴结,最大限度地保留健康的肺组织。

由于我们对于肺癌的宣传力度不够,目前,肺癌的治疗情况不容乐观。

我们有时用"三个三分之一"来描述目前肺癌治疗的三大误区。① 有接近三分之一的肺癌患者是被"吓死的"。由于肺癌的高死亡率的现状,有些患者患了肺癌以后,本来可以活三五年或者七八年,因为不了解肺癌的治疗手段,也不知道自己患的是哪期肺癌,终日恐惧癌症、恐惧治疗,患者受朋友、亲友死于肺癌的信息、医生的医疗术语的误解、生活工作环境及其经济方面的困难的影响,使得患者整天生活在恐惧当中,吃不好、睡不好,治疗产生的毒副作用也影响到患者的生活质量。② 有三分之一的肺癌患者接受了不科学、不恰当的治疗,给"治死了"。也就是讲过轻或过重的治疗,明明有些肺癌患者做完手术证实还有纵隔淋巴结转移,需要做一些术后辅助治疗,比如放疗、化疗、中药治疗，可是他什么都不知道，有一些家属为了不让患者知道病情，即使有效的治疗手段也全给拒绝了。也有些医生缺乏这方面的知识，盲从于患者意愿，没有提供科学的辅助治疗。还有一些肺癌患者根本不接受科学的办法，找一些特殊的偏方治疗，耽误了病期，延误了治疗。这样，不是过重的治疗，就是过轻的治疗，给"治"死了。③ 有三分之一的晚期肺癌患者认为有广泛的淋巴结或者骨髓转移，治与不治一个样。其实这也是错误的，晚期患者只要是治疗得当，照样可以延长寿命，提高患者的生活质量。

以上的三大误区告诉我们，肺癌的知识的普及任重而道远，我们普及肺癌知识，让全民享受健康。

特别值得一提的是，吸烟的人比不吸烟的人肺癌的发病率高5～7倍，因此我们从小养成健康的习惯，也同时劝自己周围的人不要吸烟，因为吸二手烟的人肺癌的发病率与吸烟的人相当。

吞咽困难与食管癌

小红的爷爷今年60岁，两个月前大家一起给他过了生日，老人家很高兴。可是最近1个多月来，老人家吃饭的时候总觉得吞咽食物的时候有一种食物贴附在食管上的感觉，吃完饭后就没感觉了。老人起初没在意，后来，情况不但没有好转，反而渐渐地觉得吞咽食物时候有阻塞的感觉，有时候还有觉得胸部像针刺一样疼痛，特别是吃粗糙的、热的还有刺激性食物的时候更加厉害。就这样老人家在家属的陪伴下到了医院检查。医生让老人家做了钡餐、胃镜等检查，最后给出了检查结果。原来小红的爷爷患了食管癌。食管癌是一种什么病呢？我们在日常生活中如何及早发现这种病呢？我们要如何养成好的习惯预防食管癌呢？

食管癌是一种以咽下困难为其最典型表现的恶性肿瘤，发病年龄以高年龄组为主，多见于40岁以上的男性，以60～64岁组最高，男女发病率之比3∶1。引起食管癌的病因尚不明了，但饮食所致的慢性刺激（如长期饮烈性酒和强型刺激性食品）、进食过快、过热、过粗、慢性口腔炎症、口腔内化脓性病变、食管的某些疾病均可能为本病的发病因素。本病是世界一些国家和地区常见的恶性肿瘤，中国是世界上食管癌的高发国家，也是目前世界上食管癌死亡率最高的国家之一。据调查,在中国,食管癌发病仅次于肺癌、胃癌和肝癌,列第 4 位。可见食管癌是中国最常见的严重危害人民生命健康的恶性肿瘤之一。

本病的根治关键在于对食管癌的早期发现和早期诊断,因此需要我们对食管癌的表现提高警惕。食管癌可能有很多种表现,进行性的咽下困难为其最典型的表现。吞咽困难的主要特征为持续性、进行性吞咽困难。初起时仅感食物通过时有不适感或阻塞感,数月后逐渐发展为食物通过受阻,起初时不能吞咽硬的食物,以后仅能进流质,最后甚至完全不能进食或呈现进食后呕吐。其次,食管癌可以出现胸骨后疼痛。有时疼痛可放射至背部或咽喉部,这是由于癌肿侵犯至食管壁外,侵犯到肿瘤旁边的组织或压迫神经引起的。

因此,当我们在生活中发现周围的人出现上面的情况后,一定要劝他立即到医院看医生。到医院做一个消化道钡餐检查,以确定病变性质,或者做食道纤维镜,这样就可以直接看到食道情况并确定性质。

如确定为食道癌,首先考虑手术治疗,能手术切除的尽量及早手术。如果病变较大,有广泛的淋巴结转移的晚期患者也要尽量手术,术后可以辅助放疗、化疗。这样可以减少瘤负荷。有时单纯的放疗也可以有较满意的疗效。

食管癌的恶性程度很高,但是我们在日常生活中只要注意饮食:不吃发霉变质食物;不吃过热、过烫食物,喝茶、喝粥以 50℃ 以下为好;防止水源污染、改善水质;不吸烟、不饮烈性酒;补充人体所需的微量元素;多吃蔬菜水果,增加对维生素 C 的摄入。我们照样可以保持健康的身体。

结直肠癌

随着人民生活水平的提高,结直肠癌的发病率逐年升高,目前已成为最常见的消化道肿瘤之一,仅次于胃癌、肝癌、食管癌,多发生于 40 岁以上的男性。与其他消化道癌肿比较,结直肠癌生长较慢,转移也较晚。大肠癌约一半发生在直肠,其次为乙状结肠、盲肠、升结肠、降结肠及横结肠。

经常进食高脂肪、高动物蛋白、低蔬菜饮食的人比进纤维性食物的人更容易患结直肠癌。若家族中有结直肠癌患者,而你本身又有结直肠腺瘤、息肉、慢性便秘、溃疡性结肠炎、结肠慢性血吸虫病等,就应警惕结直肠癌的发生,需定期到医院检查。

如果经常出现腹部,特别是右下腹隐痛不适、贫血、低热、乏力或有体重减轻、大便习惯改变、右下腹包块等,要注意有患右半结肠癌的可能;若经常出现便血、黏液血便、腹部隐痛、绞痛、左下腹包块等要考虑左半结肠癌的可能;若出现排便习惯改变、便意频繁、便不尽感、便前肛门下坠感、大便带鲜血、脓血便、大便变形、变细等情况,应注意直肠癌的可能。一旦出现上述情况,应尽早去医院就诊。

结直肠癌的患者应该怎样治疗? 目前,手术切除是治疗结直肠癌最主要且有效的方法。故一旦发现患有结直肠癌,即使肝脏发现转移,亦应积极争取手术治疗。对于结肠癌及距离肛门 10 厘米以上的上段直肠癌,手术主要切除肿瘤两侧足够长的肠段、切除区域的全部系膜,并清扫相应的淋巴结;对于中下段直肠癌患者,可采用"保肛"的低位直肠癌前切除术或不"保肛"的经腹会阴联合切除或经腹直肠癌切除、近端造口、远端封闭手术;对于早期直肠癌还可采用局部切除的方法。

另外,手术配合化疗对结直肠癌效果亦非常明显。化疗、放疗对结直肠癌均有效,放化疗可于手术前或手术后进行。

目前结直肠癌患者手术后 5 年生存率已达 60%～70%,故不应轻易放弃手术治疗机会。

肝癌

肝癌是我国常见的恶性肿瘤之一,其死亡率在消化系统肿瘤中列第 3 位,仅次于胃癌和食管癌。肝癌的发病与多种因素有关,综合起来有以下几方面的因素。

(1)病毒性肝炎和肝硬化:肝癌发病与肝炎病毒关系密切,90%～95% 肝癌患者的肝炎病毒呈阳性。肝炎病毒很多,有甲肝、乙肝、丙肝等,在我国比较多见的是乙肝。据调查,我国乙肝高发区与肝癌高发区是一致的,而肝癌组织内,也可以发现乙肝病毒,说明肝癌和乙肝病毒关系密切。乙肝病毒可以入侵肝细胞的细胞核内,整合到肝细胞的 DNA 上,导致肝细胞在分裂和复制的时候出现突变,突变以后就变成癌细胞了。我国丙肝的发生率也是比较高的,占肝炎患者的 5%～15%。丙肝患者容易发生肝硬化,也很容易发生肝癌。肝癌的发生与甲肝无关,患过甲肝的人不必恐慌。

肝炎后肝硬化与肝癌发生的关系早已引起了人们的高度重视。关于肝癌与肝硬化的关系,有研究报告:肝细胞癌患者中 70%～100%并发肝硬化。我们如果积极治疗肝炎,就可以阻断肝炎发展到肝癌的中间过程,预防肝癌。

(2)黄曲霉毒素:黄曲霉毒素是诱发肝癌的一个重要因素。特别是黄曲霉毒素 B_1 是最强的动物致癌剂。在我国南方、东南沿海地区,玉米、花生等作物黄曲霉毒素污染最为严重。因此要防止粮食霉变,严格卫生管理,防止食入黄曲霉毒素。

(3)饮水污染:湖泊塘沟中有许多有机致癌促癌物,还有一种容易生长的蓝绿藻,其对肝脏的毒性作用被确定为肝癌的又一危险因素。改善水质,注意饮水卫生,特别是高发区和工业污染严重的地区。农村宜饮用活水、井水,城市宜改用污染少的水源作自来水。

(4)遗传因素:在高发区肝癌有时出现家族聚集现象,尤以共同生活并有血缘关系者的肝癌罹患率高。可能与肝炎病毒垂直传播有关,但尚待证实。

(5)饮酒:长期大量饮酒,可以引起肝脏营养障碍,形成肝硬化。如果在此基础上再饮酒,则可促使肝硬化向肝癌转化。

现在随着医学技术的发展,我国肝癌的诊断和治疗都已达到了世界先进水平。小于 5 厘米的无症状肝癌切除后,5 年、10 年生存率均可达 54%～76%、43%～45%。人们要改变观念,肝癌不再是"不治之症",不要太惧怕它。但要挑战肝癌,除了医学的努力,人们正确的防治观念也十分重要。肝癌治疗生存率的提高有很大原因归功于早期诊断。防癌体检针对健康人群,检测方法对身体安全无损害,而且简便易行,价格也比较低廉,人人适宜。

无痛性肉眼血尿与泌尿系肿瘤

尿液中带血即为血尿,又称尿血。正常情况下,尿液中是没有红细胞的。医学上把患者尿液离心沉淀后,用显微镜来检查,如果每个高倍视野中

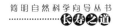

有 3 个以上的红细胞,而眼睛看不出来有血的尿就叫镜下血尿。如果眼睛能看出尿呈"洗肉水样"或带血色,甚至尿中有血丝或血凝块,叫做肉眼血尿。所以血尿并不是都能被眼睛发现的。用眼睛能看出尿中有血时大约 1 000 毫升尿液中起码混入 1 毫升血,这说明血尿较严重,应迅速查明原因,积极治疗。

在无数原因的血尿中,我们要警惕一种无痛性肉眼血尿。因为这种血尿常是泌尿道恶性肿瘤的信号,如肾肿瘤、肾盂和输尿管肿瘤、膀胱肿瘤、尿道肿瘤、男性前列腺肿瘤等。在肾癌患者中,70%有无痛性肉眼血尿,而膀胱癌则为 75%。为此,对于一个无痛性肉眼血尿患者,在未找到病因之前,不能轻易排除泌尿道的恶性肿瘤。医学专家认为凡 40 岁以上的人,当出现无痛性间断肉眼血尿,首先应考虑泌尿道恶性肿瘤。

为了确定发生血尿的部位,在尿液检查中可作"尿三杯试验":如仅在第一杯尿中有血,称为初始血尿。在第二杯或第三杯有血尿,则为终末血尿。一、二、三杯均有血尿,则为全血尿。初始血尿可能是来自尿道的癌瘤,终末血尿可能是来自膀胱的癌瘤,而全血尿则可能是来自输尿管或肾脏的癌瘤。此外,为进一步明确诊断,还可做以下检查:① 反复寻找尿液中癌细胞,如在新鲜尿液中找到癌细胞,则有助于膀胱癌的诊断。② 放射学检查,包括腹部平片、静脉肾盂造影以及肾血管造影等。③ B 型超声检查:有助于诊断多囊肾及肾肿瘤。④ 放射性核素检查,常用的肾扫描,有利于肾肿瘤的诊断。⑤ 膀胱镜窥查,可直接发现出血的部位及其性质。⑥ 其他检查:对不能确定血尿的来源或疑来自肾脏,还可做 CT 扫描或肾活检。

肾肿瘤早期会有无痛性肉眼全程血尿,为间歇性,血尿常突然发作,没有明显的外界因素。膀胱肿瘤好发于 40 岁以上的男性,主要症状是肉眼血尿,其特点是无痛性和间歇性,有时血尿仅出现几天便不治而愈,但以后又会间歇发生。因此,中老年人当出现无痛性间歇血尿时,要特别小心膀胱癌,绝不能因为血尿暂时"自愈"或减轻而放松警惕。

对于泌尿系肿瘤的防治关键在于早发现、早诊断、早治疗,及早采取全面的、适宜的治疗措施可以大大延长患者的寿命。

从眼睛捕捉脑瘤

青少年近视,中老年花眼。这对大多数人来说是再常见不过的事,好多人以为配戴眼镜就可以。但需要提醒的是颅内肿瘤同样会引起视力下降，因为眼睛不仅是心灵的窗口，也是人脑部疾患的窗口。当出现眼部疾患时，我们不得不警惕是否有颅内肿瘤的存在。脑瘤又称颅内肿瘤，是神经系统的严重疾病之一，常造成神经系统的功能障碍，轻者给患者带来痛苦或残疾，重者则威胁患者的生命。早期发现脑肿瘤的一些信号症状对于尽早治疗至关重要。

（1）视觉障碍：颅内肿瘤压迫视神经或挤压眼球就会引起视力下降或屈光度改变，导致视力下降或花眼等视觉障碍。

（2）视力下降：许多颅脑肿瘤的首发症状是视力下降、视乳头水肿。视神经外面的3层鞘膜分别与颅内的3层鞘膜相连续，颅内的压力可经脑脊液传至视神经处。通常眼压高于颅内压，一旦此平衡破坏可引起视盘水肿。脑瘤时颅内压增高引起原发性视盘水肿，往往表现为双侧、短暂的视力丧失，常由姿势改变而突然引发，慢性长期视盘水肿可发生视野缺损及中心视力严重丧失甚至失明。此外，脑肿瘤引起颅内压增高后，眼静脉血液回流不畅导致淤滞水肿，会损伤眼底视网膜上的视觉细胞而使视力下降。

（3）视野缺损：有的患者表现为范围不全的视野缺损。视野改变与肿瘤定位有关。肿瘤压迫视交叉的内侧会引起双颞侧偏盲。压迫视交叉外侧会造成鼻侧偏盲。压迫一侧视束会造成同像性偏盲。额叶肿瘤表现为向心性视野缩小，伴患侧视神经萎缩、对侧视盘水肿，称 Foster-Kennedy 综合征。颞叶肿瘤表现为同侧偏盲或上象限盲。枕叶肿瘤表现为对侧同向偏盲，常有黄斑回避。如果存在脑积水会造成视物模糊。

（4）眼胀痛：由于眼压增高所引起。

（5）单眼突出：即一侧眼球向前突出，严重时导致眼睑闭合不全。

（6）复视、斜视：难以用眼部疾病解释。

当然，脑肿瘤是很复杂的，其眼部临床症状也远不止这些。我们要有早期诊断的意识，如有的垂体瘤压迫视神经引起视力减退和双颞侧偏盲，会到眼科当成"视神经炎"或"视神经萎缩"来治疗，直至接近失明时才做 CT 检查而发现是垂体瘤。像以上的例子还有很多。如果能在刚刚出现视力改变时发现颅内肿瘤，那么治疗效果会好很多，患者术后也会保持较高的生活质量。

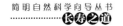

为了能早期发现颅内肿瘤,现总结了几条临床经验以供参考:① 原因不明的视力障碍或视野缺损,即使无明显的眼底改变,也应进行常规头部 CT 检查,对可疑病例应进一步行 MRI 检查。② 对于眼肌麻痹患者,在排除外伤、糖尿病及炎症等因素后,应行头颅 CT 检查。③ 因颅咽管瘤多发生于儿童或青春期前,因此,若幼儿仅出现轻微的视力障碍或视野缺损,同时伴发育停滞、智力低下,应高度警惕颅内肿瘤的存在。④ 鞍区肿瘤除眼部视觉改变外,常常伴随其他全身症状,如内分泌障碍、头痛等。因而当出现这些症状时要怀疑颅内肿瘤的存在。

乳腺癌

乳腺癌是女性中发病率最高的恶性肿瘤,发病年龄在我国有年轻化的趋势,严重危害妇女的健康。哪些人容易发生乳腺癌? 乳腺癌如何预防? 如何早期发现? 患了乳腺癌,怎样选择最佳治疗方案? 这都是广大妇女关心的问题。

乳腺癌的确切病因虽尚不清楚,但是研究证实与许多因素有关。有以下情况的人更容易罹患乳腺癌:① 有乳腺癌家族史者,尤其是一级亲属(母亲、姐妹)中有一人以上患过乳腺癌;② 月经初潮年龄小于 12 岁、绝经年龄大于 55 岁的妇女;③ 初产年龄大于 35 岁,或大于 35 岁未生育过的妇女;④ 有良性乳腺肿瘤史者;⑤ 长期进食高动物脂肪、高动物蛋白、高热量食物,体重超重者;⑥ 年轻时经常接受胸部 X 线照射者;⑦ 更年期长期补充外源性雌激素者。适当节制脂肪和动物蛋白质的摄入,增加体育活动避免体内过量的脂肪积聚,避免不必要的 X 射线及其他电离辐射,避免长期补充外源性雌激素等,均有利于降低乳腺癌发生的危险,是预防乳腺癌的重要措施。

对于高危妇女必须采取措施争取早期发现乳腺癌,从而能够早期治疗,获得最佳治疗效果。目前倡导的乳腺癌早期发现手段包括:乳房自我检查、临床体检以及乳房摄片。每月一次乳房自我检查,每年接受一次临床体检,从 40 岁起每 1～2 年进行一次乳房摄片检查,有利于早期发现乳腺癌。

乳腺癌的常用治疗方法有手术治疗、放射治疗、化学治疗、内分泌治疗和免疫治疗。手术需切除患侧乳房或肿瘤生长区域的乳腺组织,同时清扫腋窝淋巴结。手术治疗主要分为不保乳的根治术(或改良根治术)和保乳手术两大类,许多患者恐癌心理重,往往要求选择切除范围大的根治术;临床研究证明,早期乳腺癌的保乳切除术辅以放疗、化疗的远期生存率与不保乳的根治术相比没有差别。既然有同样的远期效果,在适应证合适的情况下,选择保乳手术已成为一种新的趋势。由于保乳手术对术中病理检查及术后放疗的要求较高,因此施行保乳手术最好在医疗水平和放疗设备有保证的大医院进行。放射治疗主要是用来提高手术切除的局部效果,预防癌的局部复发。由于乳腺癌是一种全身性疾病,早期即可能扩散到身体其他部位,手术再大也仅仅做到局部控制,对于播散到全身的癌细胞,则有赖于术后的全身治疗,主要包括化疗、内分泌治疗和免疫治疗。根据以上特点,各种单一的治疗方法都难以达到理想的疗效。

因此,乳腺癌的最佳治疗方法是综合治疗,合理的综合治疗可大大提高患者的长期生存率。

子宫肌瘤

子宫肌瘤又称子宫平滑肌瘤,是发生于子宫平滑肌及纤维结缔组织的良性肿瘤。子宫肌瘤是最常见的妇科肿瘤,多见于 30~50 岁妇女,尤以 40~50 岁高发。育龄妇女子宫肌瘤发病率为 20%~25%。因此,可以说子宫肌瘤是中年妇女的常见病、多发病。

什么因素导致子宫肌瘤在中年妇女如此多发呢? 虽然子宫肌瘤的病因尚不明确,但性激素尤其是雌激素可能是肌瘤发生的必要因素,孕激素及生长因子等也起一定作用。子宫肌瘤好发于生育期,绝经后停止生长,极少出现新的肌瘤,在青春期前罕见;降低雌激素水平的药物如促性腺激素释放激素类似物等,可引起肌瘤及子宫本身缩小。这些都表明雌激素与子宫肌瘤发病有关。

子宫肌瘤有什么临床表现呢? 子宫肌瘤的临床症状取决于肌瘤的部位、大小和数目等。多数患者无症状,仅 10%~40% 的患者出现症状。包括:① 月经改变:表现为经量增多、经期延长、周期缩短,可导致继发性贫血。② 下腹部包块。③ 白带增多。④ 疼痛。⑤ 压迫症状:可出现下腹坠胀、腰酸背痛,尿频,便秘等。⑥ 不孕。⑦ 贫血,严重者出现乏力、面色苍白、心慌、气短等。

如何早期发现子宫肌瘤？通常根据病史和体格检查即能初步诊断。肥胖患者或肌瘤较小时，临床体检难以判定是否存在肌瘤时，超声检查可辅助诊断。超声检查可较准确地评估子宫大小和肌瘤大小、位置及数目。

患了子宫肌瘤怎么办？子宫肌瘤有不同于其他肿瘤的特点，患者也有其各自不同的情况，因此，对子宫肌瘤的处理需因人而异。子宫肌瘤的特点：子宫肌瘤是激素依赖性肿瘤，多见于中年妇女，于绝经后随着体内雌激素的降低，肌瘤将自然萎缩以至消失；子宫肌瘤恶变率低，生长缓慢；无症状的肌瘤不影响月经、生育及健康。因此，子宫肌瘤的治疗并非都需要作子宫切除。

子宫肌瘤的治疗方法有多种，包括定期随诊观察、药物治疗、手术治疗及放射治疗。如近绝经期妇女肌瘤不大，无症状，可采取定期随诊观察，待绝经后肌瘤自然消退；无生育要求的患者，如子宫肌瘤大，有症状，子宫切除便是一个简单而有效的治疗方法。对有生育要求的患者应力争保留生育能力，采取肌瘤切除术为宜。因此，制订治疗方案需根据患者的年龄、婚姻、生育状况，肌瘤的部位、大小、数目、有无症状及其轻重以及患者的周身情况等全面考虑，使治疗方案个体化，更有针对性，达到既要解除患者的病痛，又能提高生活质量的目的。

宫颈癌

宫颈癌是危害全世界妇女健康的主要恶性肿瘤之一，也是中国妇女最常见的生殖系统恶性肿瘤。自20世纪50年代以来，我国广泛开展了巴氏涂片和宫颈癌的普查普治工作，使宫颈癌发病率及死亡率都明显下降。但近年由于人类乳头状瘤病毒（HPV）感染增多，宫颈癌发病率在我国又有明显上升趋势，且患者趋于年轻化。

宫颈癌是如何发生的呢？目前国内外研究已证实人类乳头状瘤病毒（HPV）感染是宫颈癌的主要病因。HPV有100多种亚型，宫颈癌主要与HPV 16、18、31等高危型有关。HPV主要通过性行为、皮肤接触等传播。

宫颈癌发病的高危因素有哪些？① 感染因素：目前认为HPV感染是宫颈癌的主要病因，单纯疱疹病毒-2型（HSV-2）是宫颈癌发病的协同因素；

其他病原体感染如巨细胞病毒(CMV)、梅毒螺旋体、滴虫、衣原体、真菌等感染也可能与宫颈癌发病有关。② 性生活及婚育相关因素：a. 过早性生活（即在 16 岁以前已有性生活）及早婚(20 岁以前结婚)者，因其下生殖道发育尚未成熟，对致癌因素的刺激比较敏感，一旦感染某些细菌或病毒后，易导致宫颈癌。b. 多个性伴侣、性生活活跃、性生活不洁者，HPV、HSV-2、CMV等的入侵机会增加而导致宫颈癌发病率升高。c. 早产、多产、密产者，因分娩所致宫颈裂伤、糜烂、宫颈外翻及慢性宫颈炎使宫颈癌危险性增高。d. 男性性行为及有关因素：配偶有性病史、婚外性伴侣者，其宫颈癌发病率高。③ 宫颈病变：慢性宫颈疾病如慢性子宫颈炎、宫颈湿疣、产后宫颈裂伤等与宫颈癌可能有一定关系，具有发生癌变的潜在危险。

宫颈癌发生前有无癌前病变阶段？宫颈癌的发生一般均经过癌前病变阶段。这为我们防治宫颈癌提供了机会。宫颈上皮内瘤变(CIN)是宫颈癌的癌前病变的总称，包括宫颈不典型增生和宫颈原位癌。宫颈非典型增生发病后 5 年内约 10％进展为原位癌。

如何早期发现宫颈癌及癌前病变？由于宫颈癌病因明确，生长部位特殊，宫颈癌及癌前病变是可以早期发现的。具有上述高危因素的妇女为宫颈癌及其癌前病变的高危人群，应特别重视，定期进行妇科检查、细胞学检查及 HPV 检查。部分患者有白带增多、接触性出血或不规则阴道出血，而宫颈浸润癌一般均有阴道出血及阴道分泌物增多的表现。

宫颈癌的早期诊断有赖于多种辅助检查，这些方法各有优缺点，需互为补充。目前国内外普遍认为 HPV＋细胞学检查是筛查宫颈癌及其癌前病变的最佳手段；三阶梯式诊断程序：细胞学→阴道镜→组织学（包括宫颈活检、宫颈管刮取术、宫颈椎切术），是早期诊断宫颈癌的理想方法。目前认为HPV 临床感染及亚临床感染属于宫颈上皮内瘤变范围。基因杂交信号放大系统(hc2)是目前国内外公认的 HPV 检测方法。

七、学会急救

食物中毒

食物中毒在急性中毒中发生率最高,对人民健康危害最大。患者多表现恶心、呕吐、腹痛、腹泻、头晕、全身无力、发热等,一般在进食后2~24小时内出现。但剧毒化学物质污染的食物引起中毒则会迅速发病。

如果吃了被细菌或细菌毒素污染的食物,就可能引起食物中毒。一旦出现上吐、下泻、腹痛等症状时,应冷静地分析发病原因,针对引起中毒的食物及服用的时间长短,及时采取如下应急措施。

(1)催吐:如果吃下去的时间在1~2小时之内,可使用催吐的方法。立即取食盐20克加开水200毫升,冷却后一次喝下,如果不吐,可多喝几次,迅速诱发呕吐。亦可用鲜生姜100克,捣碎取汁,用200毫升水冲服。如果吃下去的是变质的荤食品,则可服用十滴水来促使呕吐。有的患者还可用筷子、手指或鹅毛等刺激咽喉,引起呕吐。

(2)导泻:如果患者吃下去的中毒食物时间较长,已超过2~3小时,而精神状态较好,则可服用泻药,促使中毒食物尽快排出体外。一般用大黄30克,一次煎服。老年患者可选用延胡索粉开水冲服,即可导泻。对老年体质较好者,也可采用番泻叶15克,用开水冲服,也能达到导泻的目的。

(3)解毒:如果吃了变质的鱼、虾、蟹等引起的食物中毒,可取食醋约100毫升,加水200毫升,稀释后一次服下。此外,还可采用紫苏30克、生甘草10克,一次煎服。若误食了变质的饮料或防腐剂,最好的急救方法是用鲜牛奶或其他含蛋白质的饮料灌服。

如果经上述急救，症状未见好转，或中毒较重者，应尽快送医院抢救。在治疗过程中，要给患者以良好的护理，尽量使其安静，避免精神紧张，注意休息，防止受凉，同时补充足量的淡盐开水。

煤气中毒

煤气中毒，即通常所说的一氧化碳中毒。一氧化碳无色无味，比空气轻，易于燃烧，燃烧时为蓝色火焰。空气中一氧化碳含量如果达到 $0.04\%\sim0.06\%$ 时，就可使人中毒，如果达到 12.5% 以上时，还可能产生爆炸。常见于冬季在密闭的住室中用煤炉或炭炉取暖时；亦可见于在工业生产过程中（与接触一氧化碳有关的作业如炼钢、炼铁等）处理不当所致。一氧化碳经呼吸道吸入后，与血红蛋白结合成稳定的碳氧血红蛋白，使之不能携氧而造成全身缺氧。急性中毒者皮肤和黏膜特别是口唇，呈樱桃红色。缺氧严重者可以致命。如昏迷时间过长，即使得救，常因脑部损害而留下智力减退、肌张力增高等后遗症。

轻度中毒在上述可能产生大量煤气的环境中，感觉头晕、头痛、眼花、耳鸣、恶心、呕吐、心慌、全身乏力，这时如能觉察到是煤气中毒，及时开窗通风，吸入新鲜空气，症状很快减轻、消失；中度中毒除上述症状外，尚可出现多汗、烦躁、步态不稳、皮肤苍白、意识模糊、总感觉睡不醒、困倦乏力，如能及时识别，采取有效措施，基本可以治愈，很少留下后遗症；重度中毒中毒时间较长，已发生神志不清、全身抽动、大小便失禁、面色口唇呈樱红色、呼吸脉搏增快、血压上升、心律不齐。如果持续深度昏迷，脉细弱，不规则呼吸，血压下降，可出现 $40℃$ 高热。这时生命垂危，死亡率高。即使有幸未死，遗留严重的后遗症如痴呆、瘫痪、丧失工作、生活能力。在同样环境条件下婴幼儿较成人易于中毒；原有慢性病如贫血、心脏病，较其他人中毒程度重。

那么如何对煤气中毒患者实施急救呢？

（1）开窗通风或迅速离开中毒环境：在有可能发生煤气中毒的环境中，感到头晕、头痛，应想到煤气中毒的可能，立即打开门窗通风，并尽快离开中毒室内。在封闭的室内或车中有人昏倒，必须打开门窗通风，有时需砸碎门窗玻璃。

（2）拨打求助电话：及早向附近的人求助或打 120 电话呼救。

（3）救助者，如需进入室内，应先确定安全再进屋：如有爆炸、火灾的危险应先避险，并向 110 、119 报警。立即将患者移至空气新鲜处。因一氧化碳比空气轻，故救护者应匍匐入室，立即打开门窗，解开患者领口，保持呼吸道通畅，注意保暖。一般轻度中毒者，经吸入新鲜空气后即可好转。

（4）首先判断患者有无意识：轻轻呼叫和拍打、摇动。神志不清的中毒患者必须尽快抬出中毒环境。平放在地上，将其头转向一侧。

（5）吸氧：如有自主呼吸，充分给以氧气吸入，必要时吸入高压氧或进高压氧舱治疗，促使碳氧血红蛋白离解。

（6）人工呼吸：有呼吸困难或停止呼吸者，应立即进行人工呼吸，并坚持在 2 小时以上。同时可作针刺治疗，并注射呼吸兴奋剂。心跳停止者应立即进行人工呼吸和心脏按压。

（7）休息：轻度中毒患者应安静休息，避免活动后加重心、肺负担及增加氧的消耗量。

（8）送医院：发生严重中毒时应立即急送医院抢救，可行输血换血，以迅速改善组织缺氧。

（9）高压氧治疗：争取尽早进行高压氧舱治疗，减少后遗症。即使是轻度中度，也应进行高压氧舱治疗。

窒息

窒息一般是指呼吸道（或气道）中由于食物或其他异物突然堵塞造成呼吸困难，严重时即刻呼吸停止。窒息是非常危急的，如不及时抢救，患者常因缺氧在 5 分钟左右死亡。所以，必须就地抢救。

（1）窒息的常见原因：主要包括① 老年人久病卧床，进食较大的块状食物不慎进入气道内；② 儿童吞食花生、玉米等大粒食物时，突然哭闹、说笑，食物滑入气管内；③ 儿童将玻璃球等玩具放在口腔内玩耍，不慎落入气管内等。

（2）识别窒息患者：① 发生窒息时，患者不能说话，常被误认为是心脏病发作，而作出错误的处理。② 老年人在吃饭时发生呛咳或儿童在吃饭时嬉笑打闹，接着突然不能说话，面色、唇色很快青紫发绀，身体不能支持而摔倒。小儿或儿童还可出现翻白眼，不省人事。③ 完全性气道异物阻塞时，患者完全不能呼吸，如不能及时解除阻塞，很快呼吸停止。④ 不完全性气道阻塞时,患者感到呼吸费力,剧烈咳嗽不止。

(3)急救措施:

① 尽快解除呼吸道阻塞。可使用腹部冲击法、拍背法、手指掏取法等。① 腹部冲击法:鼓励患者利用椅背、桌角等坚硬物体,推挤上腹部,迫使异物排出,如图7-1。② 拍背法:在患者背部中央用力拍击5次,如图7-2。③ 协助患者腹部冲击法:在患者神志尚清醒,能配合时使用。抢救者站在患者身后,用两臂紧抱患者腰部,一只手握拳,用大拇指顶住患者腹部(略高于脐部);另一只手紧握握拳之手,然后两手突然快速向上冲击,以给患者腹部加压,如图7-3。在患者已经倒地,神志模糊时,患者仰卧位,头偏向一侧,抢救者面向患者,跪骑其大腿两侧,一只手的手掌置于患者上腹部,另只手置于该手之上协助用力,以快速向下冲击挤压,如图7-4。④ 手指清除法:此法仅适用于意识不清的患者。患者仰卧位,救助者用一只手抓住舌头和下颌,打开口腔,另一只手沿颊内侧深入咽喉部舌根处,钩住异物并移至口腔外。

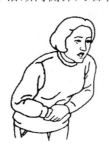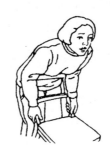

图 7-1　腹部冲击法

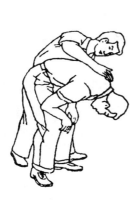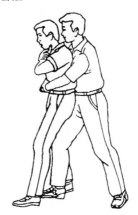

图 7-2　拍背法　　　　　　图 7-3　协助患者腹部冲击法

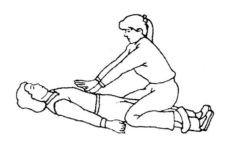

图 7-4　卧位腹部挤压冲击法

② 环甲膜穿刺法。具体方法:迅速摸清患者颈部的两个隆起,第 1 个隆起是甲状软骨(俗称喉结),第 2 个隆起是环状软骨,在这两个隆起之间的凹陷处,就是环甲膜穿刺点。找到穿刺点后,用一个或几个较粗大的注射针头,垂直刺入,当针尖进入气管后(有突破感),再顺气管方向稍往下推行,让针末端暴露于皮肤表面,用胶布固定,随后送医院抢救。

如没有注射针头,可以环甲膜穿刺点为中心,由左向右做一横行切口(无手术刀,其他小刀也可),切口长 2～3 cm,儿童酌情缩短,切开环甲膜后,再用一根橡皮管或其他圆形管状物(如两头相通的圆珠笔杆、比较光滑的塑料管等),顺切口插入气管,随后将露出皮肤以外的部分加以固定,以防通气管坠入气管,然后急送医院。

酒精中毒

酒精亦称乙醇,是酒类饮料的主要成分。短时间喝了过量的酒,就会引起急性乙醇中毒,俗称"醉酒"。如血中乙醇浓度超过 600 mg/dl,常导致死亡。经常漫无节制地喝酒,时间长了就会产生慢性乙醇中毒。

(1) 表现:

① 兴奋期。患者呼气带酒味,面红,兴奋多语,毫无顾虑,说话滔滔不绝,有时感情易于冲动,喜怒哀乐无常,行为粗鲁无礼,有时会默默入睡。

② 共济失调期。患者动作笨拙,举步不稳,行动蹒跚,脸色潮红,语无伦次,易摔倒。

③ 昏睡期。患者神志不清,面色苍白,皮肤湿冷,呼吸缓慢,鼾声大作,心率快,大小便可失禁。因此时神经中枢受抑制,可死于呼吸麻痹。

另外,慢性乙醇中毒常有消化不良和营养缺乏、智力减退、手指震颤、多发性神经炎等症状,甚至造成肝硬化。

(2)急救措施:① 多数醉酒一般不需急救,但应静卧、保温,并给予浓茶、咖啡,促使醒酒。② 中毒严重者可压迫舌根催吐,然后肌肉注射氯丙嗪12.5~25毫克,禁用阿扑吗啡,因其可加剧乙醇的抑制作用。③ 昏迷者肌肉注射安纳咖0.5克或哌甲酸、回苏林等。脱水者予静脉补液。惊厥者酌用安定,勿用吗啡及巴比妥类药物,以防加重呼吸抑制。④ 纳洛酮对酒精中毒有特效。

溺水

溺水常为失足落水或游泳中发生的意外事件。溺水致死的原因是由于呼吸道被水、泥沙堵塞而造成急性窒息缺氧。此外,淹没于淡水者,肺内很快吸入大量水分,因而血液被稀释,出现溶血,细胞内钾离子大量进入血浆,引起高血钾症,导致心室颤动而造成死亡;淹没于海水者,因高张力海水进入肺毛细血营,使血液中大量水分进入肺内,而引起严重的肺水肿,患者多因缺氧或循环衰竭而死亡。

急救措施如下:① 尽快将溺水者救到陆地或船上,清除溺水者口、鼻内的淤泥、杂草、呕吐物等,以免杂物堵塞气道或坠入气管。注意溺水者的保温,如果在严寒的天气或长时间浸在水中,体温急剧下降,应给患者裹上棉被之类,以保持身体温暖。② 检查溺水者有无意识和呼吸,如果既无意识又无呼吸,必须马上对溺水者进行口对口人工呼吸,使患者血液中的氧气增多,增加抢救成功的机会。抢救现场如果有急救设备,应立即作气管内插管,吸出水分,作加压人工呼吸,如溺水者心脏停搏,除应对其进行心脏按压外,还应静脉或心内注射强心剂。③ 排出溺水者肺内和胃内的水。方法是救护者一腿跪地,另腿屈膝,将溺水者腹部放在膝盖上,使其头部下垂,同时用手按压其腹、背部,以利控水。④ 针刺或用力按压人中、涌泉、十宣、内关等穴,以利激发或促进溺水者自主呼吸的恢复。

触电

触电又称电击,是人体直接接触电流或电弧所引起的损伤。电流对人体的伤害,轻者触电肢体有麻木感,呼吸、心跳加快,触电皮肤呈焦黄色,创面干燥,面积不超过 2 厘米;重者可出现呼吸增快变浅,不规则,心律不齐,甚至出现心跳呼吸停止。若属高压电或雷电击中者,烧伤面积较大,伤口可深达肌肉、骨骼,甚至骨折。触电的急救措施如下:

(1)切断电源:电流作用于人体的时间愈长,后果愈严重。因此,最先应帮助伤员立即脱离电源。具体方法:① 关闭电闸:在电闸关闭后,应再将保险盒打开,并挑开总电闸。② 斩断电路:在野外触电,可以用有干燥木柄的刀、斧子或铁锹来截断电线,使电流中断。③ 挑开电线:一旦无法找到电门,也可用干燥的木棒或竹竿等绝缘工具,将接触人体的电线挑开。挑开的电线要放置妥当,以免周围的人再次接触。④ 拉开触电的人:在以上方法一时不易办到时,救护者可以用干燥的大木棍把触电者剥离触电处。救护者使用此方法时,一定要注意自身的安全,应先在脚下垫好干燥的厚木板或棉被、厚塑料等绝缘物。

(2)现场救护:在伤员脱离电源后,如发现其呼吸不规则或停止、无脉搏时,必须立即对伤员行口对口人工呼吸和心脏按压,并及时转送到医院救治。

烫伤烧伤

热烧伤包括火焰、沸水、蒸汽等所引起的组织烧伤。家庭中开水烫伤和火灾是引起热烧伤的常见原因。水烫、火烧对人体造成的损害及其治疗的方法和预后,基本上是相同的。其伤情随着热力的程度、作用时间以及受损面积的大小和深浅而不同。

烧伤分三度:第一度是损伤仅到表皮层,皮肤表面红肿热痛;第二度损伤达真皮层,皮肤出现水疱等;第三度损伤波及皮肤全层、皮下组织、肌肉、血管神经、骨骼等,损伤处痛觉消失。

烧伤的危险性主要在于烧伤面积。小面积的烧伤局部症状和全身反应都较轻,而大面积的烧伤常有休克、感染、内脏及代谢的改变等,严重者多因低血容量休克、急性肾衰竭、败血症等并发症而死亡。一般来说,成人烧伤面积>20%、儿童 10%就能引起休克。

急救措施如下:① 若属火焰烧伤,必须迅速脱离现场,将伤者移至安全处。② 帮助伤员脱去着火的衣服,如来不及脱掉,应迅速卧倒,就地滚动,压灭火焰。或用棉被、毛毯等物覆盖灭火。若附近有水源,用水将火浇灭或跳入水池、河内灭火则更好。③ 伤员不要在火场内惊慌乱跑,因火借风力燃烧更旺;也不要在火场内大声呼喊,以免引起严重的呼吸道灼伤。④ 若被沸水或蒸汽烫伤,应立即将湿衣服脱去,肢体可浸入冷水中以减轻疼痛。避免将水疱挤破。当水疱过大时可用缝衣针(火灼烧几秒钟或用60度白酒、75％酒精消毒后)刺破水疱,慢慢放出疱液,但切忌剪除表皮。⑤ 如烧伤较重,应保护烧伤创面,最好用消毒敷料包扎(家庭可急用熨斗熨过的手帕等物代替)。如无敷料可用清洁被单、床单、衣服等包裹后,争取在伤员发生休克之前,转移到就近医院处置。⑥ 及时处理并发症,有大量出血者,应予以止血,有骨折脱位应简单固定。有呼吸道烧伤并出现呼吸困难者,要及时做气管切开,无气管套管时,可用大小合适的硬胶管代替。

外伤出血的家庭处理

因外伤而致血液从伤口向体外流出者称为外伤出血。出血可分为动脉出血、静脉出血及毛细血管出血3种。毛细血管因血管微小,出血后容易凝固而能自行止血,而动脉出血由于压力很高,可在短时间内造成大量出血,威胁生命,所以必须立即急救止血。一般认为,如果出血量超过全身血量的1/4,生命就会发生危险。

急救措施如下:

(1) 一般包扎止血法:伤口较小的出血,即一般的小血管或毛细血管出血,可用生理盐水或清水冲洗伤口,再涂上红汞药水或常用的消炎止血药,然而再用纱布包扎即可。记住一定不能在伤口上乱涂泥土、香灰、花椒面、烟丝、牙粉之类不洁之物,以免引起化脓感染。

(2) 指压止血法:用手指压住动脉经过骨骼表面的部位,即压迫出血血管的近心端,使血管被压闭,以达到止血目的。此种方法只是一种应急措施,压迫时间不宜过长。四肢动脉伤,有时先用指压法止血,再根据情况改用其他止血法。

(3) 屈肢止血法:此方法适用于肘或膝关节以下的肢体出血。当前臂或小腿出血时,可在肘窝或腘窝部放一清洁纱布垫,强度屈曲肘或膝关节,再用绷带将屈肢缠紧,使纱布垫压迫窝部的血管,而达到止血的目的。

(4)直接压迫止血法:出血量较大时,可急用清洁的纱布块或毛巾等柔软洁净之物用力按压在出血的部位,严重者可再用加压绑扎来止血。

(5)止血带止血法:当四肢较大的血管破裂而采用上述方法不能止血,才可以考虑采用止血带止血。

① 用具。止血带宜选用柔软而富于弹性的橡皮管或橡皮带,紧急情况下,可用较宽的布带、裤带、绷带、毛巾等代替,禁用过细的电线或绳子作止血带。

② 部位。扎止血带的部位原则上是选在出血处的稍上方(近心端)。常用的部位是大腿中部和上臂上1/3处,一般在前臂或小腿部不结扎止血带。

③ 方法。操作时先将受伤的肢体抬高,使血液尽量流回体内,在欲扎止血带处,裹上毛巾或棉布之类,再将止血带绕肢体两周打结,结扎的松紧应以止血为度,不宜过紧。

八、营养与健康

人体所需的营养成分

食物含有的对人体有用的成分称为营养素。营养素是机体组织细胞进行生长发育、修补更新组织、保护器官、制造各种体液、调节新陈代谢的重要物质基础。人体内所需要的营养素归纳起来可分为蛋白质、脂类、糖类、无机盐、维生素、食物纤维和水。如果在日常生活中的饮食经常缺少某一种或几种营养素，就会影响身体健康。

（1）蛋白质：蛋白质是构成生命的物质基础，由碳、氢、氧、氮、硫等多种元素构成多种氨基酸，再由 20 多种氨基酸组成蛋白质。蛋白质的功能是构成机体细胞和组织，促进生长发育，参加机体物质代谢，形成抗体，增强免疫能力和供给热能。

（2）糖类：是由碳、氢、氧三种元素组成的有机化合物。糖类主要是供给热能，每克糖类产热 16.75 焦耳，是人体能量的主要营养素。

（3）脂类：脂肪是由碳、氢、氧三种元素组成，主要以脂肪酸组成的甘油三酯为主要形式。磷脂、胆固醇均为类脂。磷脂由脂酸、磷氮等有机物构成，是所有细胞的重要成分。磷脂在体内脂肪代谢中起重要作用。胆固醇是机体的重要组成成分。胆固醇摄入过多或过少都对身体健康不利。脂类的主要功能是供给热能。每克脂肪产热 37.68 焦耳，是产热最高的营养物质。它可促进脂溶性维生素的吸收，维持体温，保护脏器，供给必需脂肪酸，改善食物口味，增进食欲等作用。

（4）无机盐：又称矿物质，是人体的组织成分。其中人体所需无机盐含量较多的称宏量元素,如钙、磷、钾、钠、镁、氯、硫等。仅含微量或极微量的元素称微量元素,如铁、碘、铜、锌、硒、钼等。无机盐的功能是参与构成骨骼、牙、肌肉、腺体、血液、酶类、毛发等组织,调节人体的生理功能,维持渗透压,保持酸碱平衡,维持心脏的正常搏动。

(5)维生素。

(6)食物纤维:可分为可溶性纤维和非溶性纤维两类。食物中的果胶、海藻、豆胶等为可溶性纤维。粗纤维、半纤维和木质素等为非溶性纤维。

(7)水:占人体体重的 50%～70%。水是维持生命的最基本的营养素,是构成机体的重要原料,是各种物质的溶剂。水在体内直接参与物质代谢、输送氧气和各种物质、调节体温、滋润器官等。

主要食品的营养价值

人体要维持每天的生理活动,就必须通过日常饮食摄入足够的蛋白质、脂肪、纤维素、糖类等各种营养物质,才能为机体提供能量,促进机体生长、发育,增加机体的免疫力,提高抗病能力。

五谷类食品是正常饮食的重点。如大米、豆、玉米、小米、小麦、大麦、荞麦等谷类都含有丰富的营养成分,能为人体提供能量,以供给机体的正常运行和活动。如大米含淀粉、脂肪、维生素 B、单糖、蛋白质、有机酸、枸橼酸、麦芽糖、葡萄糖、钙、镁、磷、钾等营养成分。

蔬菜类食品含有丰富的维生素、纤维素、无机盐等营养成分。如白菜就含糖类、尼可酸、B 族维生素及铜、铁、钙、磷、钠、锌、镁、锰等多种微量元素;菠菜含有铁、糖、脂肪、维生素、镁等营养成分。

肉类食品含有大量的蛋白质、氨基酸、脂肪、有机酸、糖原及硒、铜、钙、镁、锌等微量元素。不仅能提供充足的热量,还有一定的食疗价值。如:牛肉可以强健筋骨、补充血气;羊肉可以益气补中,温胃暖肾;狗肉可以补肾健胃,强腰健膝,活血通络。

水产食品包括各种鱼、海味及食用藻,大都含有丰富的蛋白质、维生素、无机盐等营养成分。如:甲鱼含有蛋白质、动物胶、角质蛋白、维生素及多达 22 种氨基酸等营养成分,具有较高的滋补保健的营养价值。

水果类食品含有大量糖类和纤维素、维生素、无机盐、果胶物质、有机酸、色素及芳香油等成分。如苹果含蛋白质、脂肪及丰富的糖类、维生素、微量元素、果胶、纤维素、苹果酸、山梨酸等营养成分,具有润肺化痰、止咳生津、增进食欲等作用。

禽蛋、奶类食品含有较高优质蛋白质和维生素、脂肪、无机盐等物质。营养丰富的鸡蛋、牛奶等食品成为大众营养食品,其食疗价值日益突显。如鸡蛋可以补虚强身、滋阴养血,牛奶可以安心镇静、健脾补肾等。

合理膳食与健康

吃,有很大的学问。食物搭配合理,会起到营养互补、相辅相成的作用。以下几种食物搭配已经是由来已久,其美妙的口味也被人们所接受,习惯上也觉得这些种搭配是顺理成章的了。但从健康的角度讲,还是不科学的,如果您很重视健康,还是要听从专家们的忠告。

(1)土豆烧牛肉:由于土豆和牛肉在被消化时所需的胃酸的浓度不同,就势必延长食物在胃中的滞留时间,从而引起胃肠消化吸收时间的延长,久而久之,必然导致肠胃功能的紊乱。

(2)小葱拌豆腐:豆腐中的钙与葱中的草酸,会结合成白色沉淀物——草酸钙,同样造成人体对钙的吸收困难。

(3)豆浆冲鸡蛋:鸡蛋中的黏液性蛋白会与豆浆中的胰蛋白酶结合,从而失去二者应有的营养价值。

(4)茶叶煮鸡蛋:茶叶中除生物碱外,还有酸性物质,这些化合物与鸡蛋中的铁元素结合,对胃有刺激作用,且不利于消化吸收。

(5)红白萝卜混吃:白萝卜中的维生素C含量极高,但红萝卜中却含有一种叫维生素C的分解酵素,它会破坏白萝卜中的维生素C。一旦红白萝卜配合,白萝卜中的维生素C就会丧失殆尽。不仅如此,在与含维生素C的蔬菜配合烹调时,红萝卜都充当了破坏者的角色。还有胡瓜、南瓜等也含有类似红萝卜的分解酵素。

(6)海味与水果同食:海味中的鱼、虾、藻类,含有丰富的蛋白质和钙等营养物质,如果与含有鞣酸的水果同食,不仅会降低蛋白质的营养价值,且易使海味中的钙质与鞣酸结合成一种新的不易消化的物质,这种物质会刺激胃而引起不适,使人出现胃脘痛、呕吐、恶心等症状。含鞣酸较多的水果有柿子、葡萄、石榴、山楂、青果等。因此这些水果不宜与海味菜同时食用，以间隔两个小时为宜。

（7）吃肉时喝茶：有人在吃肉、海味等高蛋白食物后，不久就喝茶，以为能帮助消化，殊不知，茶叶中的大量鞣酸与蛋白质结合，会生成具有收敛性的鞣酸蛋白质，使肠蠕动缓慢，从而延长粪便在肠道内滞留的时间。既容易形成便秘，又增加有毒和致癌物质被人体吸收。

（8）西红柿和黄瓜同食：很多人喜欢将西红柿和黄瓜一起食用，其实这是很不科学的。西红柿中含大量维生素 C，有增强机体抵抗力，防治坏血病、抵抗感染等作用，而黄瓜中含有维生素 C 分解酶，同食可使西红柿中的维生素 C 遭到破坏。

常见疾病的饮食禁忌

饮食禁忌指在摄入饮食时应注意避免的内容，也就是通常我们所说的忌口。日常生活中疾病种类繁多，无论患有急性病或是慢性病，了解饮食禁忌尤为重要。下面简要介绍一些常见病的饮食禁忌：

心血管病患者，对于饮食方面的要求非常严格，首先味精、盐类含量高的食物要避免；其次是胆固醇含量高的食物，如海鲜类、内脏类、肥肉、肉皮、油炸食物、蛋类制品、奶油等，都应尽量避免；此外，冠心病患者不宜饱餐、不宜多吃糖、不宜喝咖啡、不宜多饮可乐型饮料。

脑血管患者一般伴有动脉硬化、高血压。狗肉热性大、滋补强，食后会使血压升高，甚至导致脑出血。因此，脑血管患者不宜吃狗肉。在各种食品中，鹌鹑蛋含胆固醇的比例最高，患有脑血管疾病的人，以少食鹌鹑蛋为好。

糖尿病患者忌吃易使血糖升高的食品，如红糖、白糖、冰糖、水果罐头、巧克力、奶糖、葡萄糖以及糖糕点、蜜饯、冰激凌、甜饮料等甜食；忌吃易使血脂升高的食品，如黄油、奶油、奶酪、猪油、动物内脏等，以植物性脂肪代替。另外，糖尿病患者忌饮酒，其他营养素，如无机盐、微量元素、维生素等必须供应充足。

胃、十二指肠溃疡的患者禁忌各种刺激性食物、饮料，如辛辣食物、酒类、浓茶、咖啡；易胀气难消化的食物如豆类、干果；多纤维的蔬菜，如芹菜、韭菜。此外，油炸物和腌制品、酸物和糖类亦不宜多食。

肝炎患者绝对禁止饮酒,酒精可以引起肝细胞的急性损伤,转氨酶上升,加重肝炎病情,导致脂肪肝、酒精性肝炎和肝硬化。尽量避免油腻煎炸及刺激性食物。肝硬化患者应避免食用生硬、带刺或带骨的肉类,以及含植物纤维素过多的蔬菜。因这些食物很易伤及曲张的静脉。

哮喘患者忌吃疑为过敏原的食物,如有些人对虾、蟹过敏,应禁食;有些人喝牛奶就气喘,也应忌食。对可能诱发哮喘发作的食物,性味过分寒凉、刺激性过强的食品,均要忌之。如竹笋、苦瓜、西瓜、绿豆芽以及烟酒等。

感冒患者不宜进食冷饮冷食、油腻食物、油炸食物和酸、辣等刺激性食物,不宜饮酒和吸烟。

总之,患病不同,食性不同,我们若能根据病情选择适宜的食物,掌握饮食禁忌的要领,将有益于疾病的预防和治疗。

九、合理用药

使用青霉素类药物的注意事项

青霉素药物属于 β-内酰胺类抗生素,它分为天然青霉素和部分合成青霉素。天然青霉素易被酸、碱、醇、氧化剂、重金属等破坏,故不易口服。部分合成青霉素和广谱类青霉素可口服。如青霉素 V、苯唑西林、氨苄西林、阿莫西林等。抗绿脓杆菌类青霉素如羧苄西林和磺苄西林等口服无效。

青霉素的不良反应为可引起高血钾症及局部刺激反应,超大剂量静脉给药可引起中枢神经反应(青霉素脑病)。但常见的不良反应为过敏反应,严重者可发生过敏性休克,其发生率为(5～10)/10 万,可引起死亡,使用时应极其重视。为了预防青霉素过敏性休克,可采用以下措施:① 掌握适应证,避免局部用药;② 详细询问病史,有青霉素过敏者禁用;③ 注射前应做皮试。初次使用者,3 天以上未使用青霉素者,及用药过程中更换不同批号、不同厂家生产的青霉素均需做皮试。需注意的是,偶有少数患者在皮试时即可发生过敏性休克,国外推荐使用青霉噻唑－多赖氨酸作抗原以提高阳性检出率;④ 必须现用现配,如放置时间过长,青霉素可分解成为青霉烯酸及青霉噻唑使抗原性提高,药效降低;⑤ 避免患者在过度饥饿时用药,注射后观察半小时;⑥ 用药时备好抢救用品如肾上腺素等,做好抢救准备。

另外需注意的是,口服青霉素也要作皮试。静脉给药时一定在正规医疗机构注射,旁边一定有人守候,及时观察。

家庭使用抗生素的误区

不少家庭都备有小药箱,但在使用抗生素药物方面存在以下误区:

(1) 抗生素是消炎药:实际上抗生素仅适用于由细菌引起的炎症,而对由病毒引起的炎症就没有疗效。而且,人体内存在大量正常有益的菌群,这些菌群互相制约,保持体内的微生态平衡。如果用抗生素治疗非细菌性炎症,会引起菌群失调,招致其他疾病的发生。日常生活中经常发生的局部软组织的淤血、红肿、疼痛,过敏反应引起的接触性皮炎、药物性皮炎以及病毒引起的炎症等,都不宜使用抗生素来进行治疗。

(2) 无规律服用抗生素:许多人患病后,病情较重时尚能按时按量服药,一旦病情缓解,服药便随心所欲。但抗生素的药效有赖于其有效的血药浓度,如达不到有效的血药浓度,不但不能彻底杀灭细菌,反而会使细菌产生耐药性。

(3) 抗生素储备量越多越好:由于现在就医费用日益昂贵,人们越来越习惯在家储备包括抗生素在内的药品;再加上从国家规定必须凭处方购买抗菌类药物开始,不少市民开始提前囤积抗生素。而药品都具有一定的保质期,大量囤积药物很容易造成药品过期,而且药品一般都需要相应的存储条件,一旦吃了过期、变质、失效药,不仅会贻误治病的时机,甚至会引起不良反应。

(4) 成人儿童,剂量一样:小儿用药剂量和大人不同,而有的家长不按医嘱服药,拿成人用的药量给孩子服用,以为只要对症就能治病。殊不知,有些抗生素对骨骼发育会产生抑制作用,成人可用,但孩子万万吃不得。

人自出生起,身体组织和皮肤内就有大量微生物及病毒,但在大多数情况下,这些微生物及病毒不活跃,不会引起临床症状,人体免疫系统也不会对它们产生免疫应答,双方"和平相处"。也就是说,即使体内具有这些微生物及病毒,人体也呈健康状态。专家说,人们在服用了抗生素后并不能将病毒及微生物杀死,这是因为人体免疫系统对它们根本没有反应。相反,在抗生素的刺激下,这些微生物及病毒被激活,开始加速复制,并产生大量毒素,损坏细胞,导致发炎,而人体免疫系统对此不能有效组织。滥用抗生素还将杀死人体内大量有益细菌,引起菌群紊乱。

所以,家庭在使用抗生素时,还应与医生多一点互动,学会"三问":

① 所患病与细菌感染有无关系? 不同的疾病有不同的病因,并不是所有的疾病都是由细菌感染引起,这就需要医生的专业判断,因此应询问疾病的成因。

② 需要吃抗生素吗? 不同的疾病有不同的治疗方法,只有细菌感染才需抗生素治疗,所以应向医生询问病因是否是细菌感染,并不是非吃抗生素不可。

③ 应该如何服用抗生素? 一旦确定诊断,经医生判断需用抗生素治疗,也应询问医师,了解正确的用药方法,如何时能停药? 服药时需注意什么?

饮食与药效

日常饮食所含成分相当复杂,可能改变药物在体内的吸收代谢,特殊情况下还可以引起药物的毒性增大或失效。而另一方面,药物进入人体后也可妨碍或促进食物中营养素的吸收,改变人体对营养素的需要量等。药物之间的相互作用及由此产生的药物禁忌早已为人们所重视,但饮食与药物的相互作用直至 20 世纪 70 年代以后才逐渐被认识。

饮食成分既可以促进也可以阻碍或延缓药物的吸收。如钙,镁,铁,锌等矿物质可与四环素类抗生素结合成不溶性物质,故服用土霉素、四环素等药物的患者若同时摄入富钙的牛奶或富含上述元素的其他食物可妨碍药物的吸收。某些甜味饮料使人的消化液偏酸性,尤其喝的较多时,会使降压药利血平、解痉药阿托品、止喘药麻黄碱等药物吸收减少,从而减弱药效。反之,如在服用上述药物时饮用大量碱性饮料,会使消化液呈碱性导致吸收增加,大剂量使用可能发生毒性反应。

阿司匹林、巴比妥、青霉素、氨茶碱等多数药物饭前服用吸收快,药效高。这是因为它们在胃内停留的时间越长,有效成分破坏得越多。而硝呋妥因、心得安等在饭后服时吸收完全,因为此类药物停留的时间越长,溶解到胃里的药物成分就越多,其生物利用率也就越高。

据国内外药理专家证明,服药与配餐有很大的关系。配合得好可增强药效,反之则降低药效。如服用脂溶性药物(如鱼肝油,维生素 A 时),可适当多吃脂肪类食物,促进人体对药物的吸收。服用维生素 C 时,不宜同食动物肝脏,因为动物肝脏中含丰富的铜,如同时服用可因为铜的存在使维生素C氧化失效。安体舒通、氨苯喋啶是两种常用保钾利尿剂,使用这两种药物时体内血钾容易升高,故不应同时吃香蕉、橘子、菠菜、土豆、海带等含钾量高的食物,以免引起高钾血症。

药物在体内代谢主要经过氧化和还原两个阶段。饮食因素主要影响氧化反应,对结合反应的影响目前所知甚少。由微粒体混合功能氧化酶催化的药物代谢反应可被药本身诱导加速,也可被蛋白质以及十字花科蔬菜如卷心菜中的某些成分诱导加速。研究表明,高蛋白、低糖饮食可使血浆中氨茶碱的半衰期缩短约1/3,而进食较多的十字花科蔬菜,能加速非那西汀等药物的清除。反之,低蛋白、高糖以及某些维生素和矿物质的不足都能降低药物代谢酶的活性,从而使药物代谢减慢,体内药物浓度维持时间长。因而多数情况下,营养不足可使药物的作用增强。

一般而言,饮食和药物相互作用的临床表现是不明显的,多数情况下只有实验室检查才能发现。饮食对药物吸收和代谢的影响是多方面的。应尽量从有利于药效发挥及减少毒副作用等方面考虑服药者的饮食。尤其是老年人,孕妇和儿童。对药物的毒副作用较为敏感,更应该注意药物与饮食的相互作用及其所产生的可能危害。

用药禁忌

用药不当很容易发生不良反应,不但起不到药物原有的治疗作用,反而会适得其反。如何能使药物发挥更好的疗效? 下面从以下常见的几个方面提出用药的禁忌:

(1) 老年人的用药禁忌:

① 忌滥用解热镇痛药。老年人因骨关节的退行性病变,易患腰腿痛、背痛、关节痛,长期服用解热镇痛药如去痛片、消炎痛等已成习惯。实际上,长期服用该类药物,害多利少。如老年人使用解热镇痛药用量大或用药时间间隔过短。患者可因大量出汗而引起虚脱。

② 忌随便服用安眠药。老年人因入睡时间延长,熟睡时间缩短,极易早醒。这是老年人正常生理现象,不必焦虑。但因各种原因,如精神紧张、气候变化、疾病因素等影响睡眠时,则可服用安眠药进行治疗。老年人因对安

眠药的分解排泄变慢,长期应用可形成依赖性,所以不可滥用,只可偶尔短期应用,且宜减少用量,不断更换用药品种,以减少药物依赖性。

③忌滥用抗生素。抗生素一般只对细菌性感染有效。个别抗生素对立克次体、衣原体、支原体、螺旋体及真菌有效。抗生素一般对病毒感染无效。即使是细菌性感染,也不是所有抗生素都有效,故不可滥用。加之老年人身体各系统功能都有不同程度的减退,即使是常用抗生素,如用药不当,亦可造成不良反应。

(2)儿童用药有禁忌:阿司匹林或含阿司匹林的药对小孩感冒发热确有良好的解热镇痛作用。但是,对12岁以下的儿童要慎用。英国卫生部门经多年调查,确认12岁以下儿童服用阿司匹林容易患瑞氏综合征。瑞氏综合征开始时发热、惊厥、频繁呕吐,最后昏迷、肝功能受损害,很容易误诊为中毒性脑病或病毒性脑炎。儿童患流感、水痘时,服用阿司匹林导致瑞氏综合征的概率,比其他情况要高25倍。

(3)高血压病的用药禁忌:

①忌降压过急。有些人一旦发现高血压病,恨不得立刻把血压降下来,随意加大药物剂量,很容易发生意外。短期内降压幅度最好不超过原血压的20%,血压降得太快或过低都会发生头晕、乏力,重的还可导致缺血性脑中风和心肌梗死。

②忌单一用药。除轻型或刚发病的高血压外,尽量不要单一用药,要联合用药,复方治疗。其优点是产生协同作用,减少每种药物剂量,抵消副反应。

③忌不测血压服药。有些患者平时不测血压,仅凭自我感觉服药。感觉无不适时少服一些,头晕不适就加大剂量。其实,自觉症状与病情轻重并不一定一致,血压过低也会出现头晕不适,继续服药很危险。正确的做法是,定时测量血压,及时调整剂量,维持巩固。

④忌间断服降压药。有的患者用降压药时服时停,血压一高吃几片,血压一降,马上停药。这种间断服药,不仅不能使血压稳定,还可使病情发展。

⑤忌无症状不服药。有些高血压患者平时无症状,测量血压时才发现血压高。用药后头昏、头痛不适,索性停药。久不服药可使病情加重,血压再升高导致心脑血管疾患发生。事实表明,无症状高血压危害不轻,一经发现,应在医生指导下坚持用药,使血压稳定在正常水平。

（4）冠心病的用药禁忌：

① 心绞痛发作时忌直立含药。心绞痛发作时，应立即在舌下含 1 片硝酸甘油，或嚼碎后含在舌下，含药时不能站立，以免突然晕厥而摔倒，应坐靠在宽大的椅子或凳上。

② 伴有低血压、心动过缓、肺心病、慢性支气管炎、心功能不全、哮喘的冠心病患者，忌用或禁用心得安。因为心得安兼有降血压和抗心律失常的作用，只适合高血压伴有心动过速的冠心病患者。

③ 忌自作主张随意联合用药。在临床上发现，心得安合并异搏定，可发生心动过缓、低血压、心衰、严重者甚至心脏骤停；而洋地黄和异搏定合用，则可发生猝死。

④ 忌自作主张随意加减药量。有些患者治病心切，擅自加量，结果反而欲速则不达，如硝酸甘油是缓解心绞痛的速效药，个别人因一次含服不见效，就在短时间内连续服好几片乃至 10 多片，结果不仅疗效不佳，反而疼痛加剧。因为，任意加大硝酸甘油量不仅产生耐药性，而且还直接造成冠状动脉痉挛。

慎用解热药

解热药应用非常广泛，它们不但具有解热的功效，有些还具有止痛、消炎、抗风湿等作用。解热药大部分属非处方药，一般在药店就能买到，因此大部分人认为一般的解热药属非麻醉镇痛药，没有成瘾性。近 20 多年来，人们发现，如果滥用像阿司匹林、扑热息痛、消炎痛、布洛芬等常用的解热药，也会形成依赖性。

滥用是指患者为解除疼痛，在数周、数月或更长的时间内连续用药或者随意超剂量用药。

虽然解热药物所导致的成瘾性不能与吗啡类成瘾相提并论，一般也不会引起心理、家庭社会等严重问题，但应用不当仍可对健康、工作、生活和学习带来不良影响，有些生理性损害甚至是不可逆的。有报告认为，长期滥用解热药，可因药物积蓄而导致急性中毒，如头痛、眩晕、视力听力下降、胃肠道出血、哮喘发作、高热、脱水，甚至危及生命。美国一项最新研究表明：非甾体抗炎药(阿司匹林醋氨酚)可使服药者高血压的危险性增加。另有资料显示,随意服用解热药还会破坏胃肠道黏膜,导致溃疡的形成,或使原有的溃疡面扩大,有的甚至引起中毒性肝炎,或造成肾功能衰竭。其中以阿司匹林、布洛芬、扑热息痛、消炎痛最为明显。

解热药物一般不宜联合应用。以阿司匹林为例:① 阿司匹林与钙通道阻滞剂合用(硝苯地平、维拉帕米)可提高钙通道阻滞剂的抗血小板作用,但是会出现皮下出血。② 阿司匹林与维生素 C 合用,会使维生素 C 的吸收率降低 1/3。③ 阿司匹林与乙醇合用,增加便血的可能性。

所以,防止此类药物的滥用是非常重要的。这就需要我们,特别是医生和药剂人员,对服用此类药物的患者进行正确的用药指导,限制此药的处方或零售数量;甚至可以在药品包装上标明其危害性。是药三分毒,滥用任何药物都会产生不良后果,选择药品时一定要谨慎,最好在医生或药师的指导下购买和使用。

家庭药品储存需知

随着人们生活水平的逐步提高和医药卫生知识的不断普及,越来越多的家庭开始注重家庭常用药的备存,以备不时之需。大多数药品都很容易受到环境因素的影响而发生物理、化学变化。引起这些变化的常见原因包括光线、湿气和温度等。如果不注意科学合理地保存药品,就可能在打开药箱找药时遍寻不着,或发现一些药品过期、变质,或因弄丢说明书,无法用药,甚至还有加重病情产生副作用的后果。在药房,药品有专门的存放设备,如低温、恒湿、通风、干燥和避光设备等,那么,家庭怎样保存药品呢?

2005 年版《药典》为您详细解析药品的贮藏与保管条件。

遮光:指用不透光的容器包装,如棕色容器或黑纸包裹的无色透明、半透明容器等。

密闭:指将容器密闭,以防止尘土及异物进入。

密封:指将容器密闭以防风化、吸潮、挥发或异物进入。

熔封或严封:指将容器熔封或用适宜的材料严封,以防止空气与水分的侵入并防止污染。

阴凉处:指不超过 20℃阳光直射不到的地方。

凉暗处:指避免阳光直射,不超过 20℃。

冷处：指 2～10℃。

常温：指 10～30℃。

另外，辅助提高患者免疫功能的生物制品应在 2～8℃避光贮藏。特别提醒患者在携带药品的往返途中，应采用最快速的冷藏方法以缩短运输时间。夏季可采用保温瓶加上冰块或冰袋保温，而冬季则应注意防止液体制品发生冻结，在家中可保存于冰箱的冷藏室内（包好与食物分开存放）。如果药品没有特别说明需要冷冻保存，切勿将药品放置在冰箱冷冻室内。

家庭药品应集中放在固定的地方，如洁净、阴凉的小柜或抽屉里。外用药和内用药分开存放，以免混淆。原包装完好的药物，可以原封不动地保存，这样便于识别，便于掌握用法、用量，散装药应按类分开，最好选用干净的容器盛装，并注明时间、名称、用法和用量，以免相互污染或拿错药。

药品最好存放在阴凉处，特别是西药，西药大部分是化学制剂，阳光能加速药物的变质，特别是维生素类、抗生素类药物，见光后都会变色，导致药效降低，甚至会产生有毒物质。因此，储存这类药物时最好选择暗不透光的容器盛装，更好地起到避光的作用。

有些药品暴露在空气中很容易造成潮解、挥发或者氧化，从而失去本来的效应。所以，无论是内服药还是外用药，最好存放在密闭容器里，用后塞紧瓶盖。

请将药品放在儿童不能触及的地方，更不要把药品给孩子当做玩具玩弄，以免造成误服。

定期整理及检查所贮存的药品，查看药品是否超过有效期或变质。如储备药品出现以下情况，则不能再用：片剂产生松散、变色；糖衣片的糖衣粘连或开裂；胶囊剂的胶囊粘连、开裂；丸剂粘连、霉变或虫蛀；散剂严重吸潮、结块、发霉；眼药水变色、混浊；软膏剂有异味、变色或油层析出等。过期的药品可以将外包装撕掉后再冲入马桶。

处方药和非处方药

处方药是必须凭职业医师或职业助理医师处方才可调配、购买和使用的药品。

非处方药是不需要凭医师处方即可自行判断、购买和使用的药品，在国外又称之为"可在柜台上买到的药",简称 OTC。

处方药和非处方药不是药品的属性,而是管理上的界定,无论是处方药还是非处方药都是经过国家药品监督管理部门批准的,其安全性和有效性是有保障的,其中非处方药主要是用于治疗各种消费者容易自我诊断、自我治疗和常见轻微疾病。

国家药品监督管理局于 1999 年 6 月 18 日以第 10 号局长令印发了《处方药与非处方药分类管理办法》,并于 2000 年 1 月 1 日起正式实施。

处方药与非处方药是如何划分的?我国上市中、西药品有上万种,哪些能作为非处方药、处方药,不是由药品生产企业或经营企业自行决定的,是由国家药品监督管理部门组织有关部门和专家进行遴选并批准的,第一批国家非处方药目录是根据"应用安全,疗效确切,质量稳定,使用方便"的遴选原则,由医药学专家从我国上市药品中遴选出的,现已由国家药品监督管理局予以公布。

非处方药与处方药相比有以下特点:① 不需要医生处方;② 适应证是自我判断的病症;③ 应用相对安全;④ 不良反应发生率低。那么如何使用非处方药呢?俗话说"是药三分毒",非处方药虽然是经过医药学专家的严格遴选,并经过药品监督管理局批准,但他们仍然是药品。因此,在使用时同样要十分谨慎,切实要注意下述几点:① 通过各种渠道,充实、提高个人的用药知识,作为自我药疗的基础,便于小病的自我判断。② 正确选用有国家统一标志的非处方药。③ 仔细阅读标签及说明书,了解其适应证、注意事项及不良反应。④ 认真检查所选药品,有无批准文号及非处方药"登记证书编号"。⑤ 注意药品的内外包装是否有破损及有效期。⑥ 严格按说明书用药,不得擅自超量,超时使用,若有疑问要向医师咨询。⑦ 按要求储藏药品。

处方药与非处方药相比哪个疗效比较好?非处方药均来自处方药,多是经过临床较长时间考验,疗效肯定,服用方便,安全性比处方药相对要高的药品。但疗效的比较不是一个简单的问题,一些处方药的疗效很好,由于安全性问题或使用不方便等原因不能作为非处方药。虽然疗效很好,但尚缺乏较长的考察,安全性未定,也不能作为非处方药。一般上市的处方药要经过 3～5 年的考察才能转为非处方药。

十、预防传染病

法定报告传染病

传染病有很多种,由于其危害人民健康程度、发病区域及对社会经济的影响有所不同,在控制和管理方面有所区别。为加强传染病控制,促进规范化管理,国家对一些严重危害人民健康的传染病以法律的形式做了规定。

《中华人民共和国传染病防治法》规定管理的传染病分为甲类、乙类和丙类。

甲类传染病共有两种,包括鼠疫、霍乱。

乙类传染病共有 25 种,包括传染性非典型肺炎、艾滋病、病毒性肝炎、脊髓灰质炎、人感染高致病性禽流感、麻疹、流行性出血热、狂犬病、流行性乙型脑炎、登革热、炭疽、细菌性和阿米巴性痢疾、肺结核、伤寒和副伤寒、流行性脑脊髓膜炎、百日咳、白喉、新生儿破伤风、猩红热、布鲁氏菌病、淋病、梅毒、钩端螺旋体病、血吸虫病、疟疾。

丙类传染病共有 10 种,包括流行性感冒、流行性腮腺炎、风疹、急性出血性结膜炎、麻风病、流行性和地方性斑疹伤寒、黑热病、包虫病、丝虫病、除霍乱、细菌性和阿米巴性痢疾、伤寒和副伤寒以外的感染性腹泻病。

我国传染病防治法还规定,对乙类传染病中传染性非典型肺炎、炭疽中的肺炭疽和人感染高致病性禽流感,采取甲类传染病的预防、控制措施。根据其危害程度,对一些新发的传染病由卫生部做出相应管理规定,根据疫情动态适时调整。

对于法定传染病在管理和控制措施上都作了详细的规定,包括疫情的报告,患者和病原携带者的管理、密切接触者的管理、疫区的封锁等。另外,卫生部门对一些技术措施以规范和方案等形式公开发布。

目前我国实行法定传染病报告制度。制度规定中华人民共和国公民都有义务对法定传染病进行报告,执行职务的医疗卫生人员是责任人,并且规定发现甲类传染病要在 2 小时内进行报告,发现乙类传染病要在 6 小时内进行报告。疫情信息通过网络进行报告,目前我国 90% 以上的县级以上医院,60% 以上的乡镇医院都实现了网络直报,加快了疫情报告的速度,提高了疫情报告的质量。

除了各医疗机构进行常规报告外,各级卫生行政部门和疾病控制机构都公布了值班电话,收集公众有关传染病信息,扩展了信息来源,对公众提供技术咨询。当怀疑自己或周围有传染病发生时,可以拨打咨询电话或通过电子邮件反映情况,由疾控部门进行核实和处理。

动物源性传染病

我们人类好多传染病的传染源来自动物。如大家熟悉的鼠疫、炭疽、狂犬病、布鲁氏菌病、埃博拉出血热、禽流感、疯牛病、猪链球菌病、SARS 等。这类疾病的病原体能在自然界动物中生存繁殖,当人类进入相关地区时可以被感染患病,所以我们把它们叫做动物源性传染病。

动物源性疾病本来存在于动物中,因为人与动物处于不同的进化阶段,而且人类对这些动物源性病原微生物缺乏免疫力,所以人感染这些动物病后,传染过程、传播方式、临床表现等与动物感染后并不完全相同。尤其新出现的动物源性传染病,如埃博拉出血热、禽流感、疯牛病、SARS、猪链球菌病等,人类对它们还很陌生,我们在治疗和预防上还没有很有效地应对策略。因此,一旦在人间发生则容易蔓延,给社会带来极大的恐慌。

动物源性传染病的治疗原则关键在于了解引起疾病的病原体。一般来说,细菌、螺旋体、立克次体等引起的疾病都有特效治疗。而病毒、朊毒体等病原引起的疾病缺乏特效治疗,对症治疗就显得十分重要。

动物源性疾病在我们人间肆虐,与人类对生态环境的破坏,我们不良的行为方式等许多社会因素有密切关系。如开垦荒地、砍伐森林等,可以造成生态环境的改变,引起传染病的发生和传播;到林区旅游,捕食野生动物等都可能接触某些动物,把一些本来在动物间传播的病原微生物传给人类;不科学地喂养宠物、不健康的生活方式更是传播许多动物源性传染病的罪魁祸首。

因动物源性疾病的发生、流行与环境有密切关系,因此我们应从环境保护入手预防动物源性传染病。大家要提高环保意识,不破坏生态,不危害野生动物,学会与大自然和谐相处,倡导科学、健康、环保的人类生活。

性传播疾病

性病过去多指通过性交而传染的疾病,仅包括梅毒、淋病、软下疳和性病性淋巴肉芽肿和腹股沟肉芽肿5种"经典性病"。1975年,世界卫生组织将与性行为、性接触密切相关的各种传染病,统称为性传播疾病,目前有20余种,人们仍习惯称为"性病"。在我国,常见且危害性较大的性病有淋病、梅毒、艾滋病、非淋菌性尿道(宫颈)炎、尖锐湿疣、生殖器疱疹、软下疳和性病性淋巴肉芽肿等。每一种性病都有自己特定的病原体,它们可通过皮肤黏膜,侵入健康人体内,引起感染发病。

(1)性病的常见传播方式:这些性病是通过哪些方式传播的呢?

① 性接触传播。95%以上的人是通过这种途径被感染的。除性交(阴道性交、肛交、口交)引起生殖器、肛门直肠、口腔等部位的感染外,其他与性有关的行为如亲吻、相互手淫等也可发生口唇、眼、鼻、乳房、手指等生殖器以外部位的感染。

② 血液传播。通过接受污染的血液、血制品、共用注射器、剃须刀等传染。

③ 母婴传播。孕妇患有梅毒时可通过胎盘感染胎儿;分娩时新生儿通过产道可发生淋菌性或衣原体性眼炎、衣原体性肺炎。产妇患有生殖器疱疹、尖锐湿疣,新生儿经产道可受感染。

④ 污染的生活用具传播。通过破损的皮肤黏膜接触污染的生活用品,如马桶圈、浴巾、被褥等传染。但一般日常接触如握手、拥抱、一起吃饭等是不会传染性病的。

(2)性病的危害:性病都有哪些危害呢?性病不仅危害个人健康,也殃及家庭,贻害后代,同时还危害社会。性病对人体健康的损害是多方面的。

感染性病后如果不能及时发现并彻底治疗,不仅损害人的生殖器官,导致不育,有些性病还可损害心脏、脑等人体的重要器官,甚至导致死亡。有相当一部分的性病患者症状较轻或没有任何明显的症状,但却可以通过各种性病传播途径传染其他健康人。性病的流行还给家庭带来严重危害。例如淋病,通常情况是,夫妇中的一方由于某种原因而感染上性病,然后通过性生活传染给对方;家中的孩子或通过母婴途径传播,或通过日常生活的接触而被感染。

(3)感染性病的行为:哪些行为会感染性病?卖淫、嫖娼、性乱(与多个性伴发生性交;自己的性伴有多个性伴)、非婚性行为、同性恋、静脉吸毒等行为都会引起性病。在人们的性活动中,不洁性交、无保护的性交和频繁变换性伴是很容易感染性病的。

(4)性病的预防:如何预防性病呢?每一个人对性病都没有免疫力,迄今为止也没有疫苗可作预防。因此,预防性病最好的方法还是洁身自爱。① 首先要遵守性道德,不要有多性伴,保持性伴专一、一夫一妻的性生活。② 在不能保证单一性伴关系时,要采取有保护的安全性行为。性交时,坚持每次能正确地使用安全套,可有效防止传播性病。③ 防止通过血液传播性病,尽量不输血或使用血制品。必须使用时,要确认该份血或血制品已经过相关疾病检测。避免静脉吸毒,不与他人共用注射器、针头。④ 及时治疗性病。患了性病要尽早到正规医院治疗,绝大多数性病早期经过规范治疗是完全可以治愈的。治疗不及时、不彻底,不但可导致各种并发症、后遗症,还会造成性病进一步的传播和扩散。⑤ 平时注意个人卫生,不与他人共用浴巾、内裤及浴盆等。外出旅游、出差时,公共用具一定要在消毒、清洁后使用。⑥ 家人患性病时,家庭中要做好必要的隔离,患者未治愈前不要与配偶过性生活。患者的生活用具如毛巾、脸盆、浴盆、便器等要分开使用或用后消毒。

传染病预防

传染病是指由病毒、细菌、寄生虫等病原微生物引起的,可以引起疾病传播的疾病。根据疾病的特征不同,可分为呼吸道传染病、肠道传染病等、经血传播疾病、媒介生物传播疾病等多种类型。

传染病传播必须具有传染源。传染源包括传染病患者或虽然感染了病原体但没有临床症状的携带者。传染病传播必须有传播途径，即可以通过空气、食品、水源、血液、蚊虫等传播。传染病传播必须有易感人群，这是因为有些传染病虽然感染了病原但不一定表现临床症状，可以产生抗体，再次感染同类病原时具有保护作用。

预防为主是我国控制传染病的一贯方针，是防患于未然的集中体现。人类进入 21 世纪后，由于科学技术的发展，一些传染病可能被消灭，但新的传染病将会不断出现。加强身体锻炼，提高适应能力，采取主动保护措施，增强抗病能力，是预防疾病的根本方法。

传染病的预防包括常规的预防措施和在传染病发生后所采取的防控措施。

（1）常规预防：常规的预防措施主要包括以下四个方面：

① 改善卫生条件。传染病的预防涉及环境卫生、食品卫生等公共卫生事业。如肠道传染病大多通过水、粪两种途径传播。许多传染病的暴发流行与食品污染有关。因此，必须改善卫生条件，保持饮水卫生，加强食品卫生监督，实施粪便和污物的无害化管理。

② 健康教育。又称卫生宣传教育，是一项通过宣传媒体来提高人民健康知识水平和自我保护能力的活动。健康教育要面向全社会，特别是儿童和青少年，要从学校教育开始，强调行为改变，许多实例说明传染病流行的根本原因之一在于不良的卫生习惯和生活方式。

③ 免疫预防。免疫预防是通过预防接种来提高人群免疫水平的一种特异性预防措施，可以有效预防相应的传染病。

④ 国境卫生检疫。国境卫生检疫是指为了防止传染病由国外传入和国内传出，在一个国家国际通航的港口、机场、陆地边境和国界江河口岸设立国境卫生检疫机关，对进出境人员、交通工具、货物、行李和邮件等实施医学检查和必要的卫生处理。

（2）疫情发生，防止扩散：传染病疫情一旦发生，需要采取相应的防疫措施以防止扩散、尽快平息疫情。防疫措施是针对传染病流行过程的三个基本环节所采取的综合性措施。主要包括以下三个方面。

① 管理传染源：对传染病患者要做到早发现、早诊断、早报告、早隔离、

早治疗,才能控制传染源,防止传染病在人群中的传播蔓延。对病原携带者应做好登记并进行治疗、教育、调整工作岗位和随访观察。对传染病的接触者,应分别按照具体情况采取留验、医学观察、药物预防或预防接种等。对动物性传染源,应采取治疗、消毒、捕杀等措施。

② 切断传播途径:主要是针对传染源污染的环境所采取的措施。不同传染病的病原体在外环境中的传播途径是不同的。如肠道传染病主要是由粪便排出病原体而污染环境,一般采取对污染物品和环境进行消毒措施;呼吸道传染病主要通过空气污染环境,所以通风和空气消毒是重要的措施;而控制虫媒传染病的重点是杀虫措施。消毒、杀虫可以切断传播途径,防治传染病的传播和蔓延。

③ 保护易感人群:包括免疫预防、药物预防、个人防护等措施。

当传染病发生时,通过接种疫苗、免疫球蛋白等使机体获得主动或被动特异性免疫力是保护易感者的有效措施。

在某些传染病流行时可以实行药物预防,如用磺胺类药物预防流行性脑脊髓膜炎、金刚烷胺预防流行性感冒等。

戴口罩、手套、鞋套、应用蚊帐、使用安全套等措施都可以起到个人防护作用。

免疫接种

人类的发展史,也是一部与传染病的斗争史。历史上,鼠疫、霍乱、天花、结核病等多种传染病曾在人间广泛传播,造成了不可估量的人员伤亡和财产损失,甚至影响到一个国家或民族的生死存亡。人类在与传染病进行不屈不挠斗争的同时,也一直在探索预防和消灭传染病的有效手段。预防接种就是人类与疾病长期斗争过程中总结出来的控制和消灭传染病最经济、最有效的手段。

那到底什么是预防接种呢? 预防接种是指利用一定的手段如注射、口服等,使机体预先产生针对某种(或某些)致病物质的免疫力,从而预防和控制相应传染病的发生和流行。通过预防接种提高了人体的抵抗力,就像人体修炼成了"金钟罩"一样,可以有效抵御传染病的侵袭。现在人们不但可以利用预防接种保护自身健康,而且通过有规律的预防接种(即我们所说的计划免疫)还可以消灭传染病。例如全球消灭天花就是预防接种工作最成功的典范,现在脊髓灰质炎(俗称婴儿瘫)已经在一些国家和地区被消灭,在不久的将来,将和天花一样在全球被彻底消灭。随着科学技术的不断发展,今后通过预防接种消灭的传染病将越来越多。

目前,我们国家的预防接种分为纳入国家免疫规划项目的预防接种和未纳入国家免疫规划项目的预防接种两类。纳入国家免疫规划项目的预防接种包括:卡介苗(BCG)、脊髓灰质炎疫苗(OPV)、百白破三联制剂(DPT)、麻疹疫苗(MV)和乙型肝炎疫苗等5种疫苗疫苗的接种,可预防结核病、脊髓灰质炎、百日咳、白喉、破伤风、麻疹、病毒性乙型肝炎等7种传染病,有的省、市还将乙型病毒性脑炎疫苗、流行性脑脊髓膜炎疫苗纳入了国家免疫规划项目。纳入国家免疫规划项目的预防接种主要针对儿童,是免费的。儿童在出生以后都要接受纳入国家免疫规划项目的预防接种。为了预防其他传染病,如狂犬病、流行性感冒、风疹、腮腺炎、水痘、甲型肝炎等就需要接受未纳入国家免疫规划项目的预防接种。

在医务人员的指导下及时接受预防接种服务,练好自己的"金钟罩",可有效远离疾病侵袭、保护身体健康。

病毒性肝炎

在许多人的印象里,肝炎是一种非常严重的疾病。一听到肝炎,人们经常会想到肝硬化、肝癌以及"不治之症"等可怕的字眼。

其实不必谈"肝"色变。药物或化学性毒物、酗酒和病毒感染等都可引发肝炎,其中病毒性肝炎最为常见,危害也最为严重。我们平日说的"肝炎"主要指病毒性肝炎。根据感染病毒种类的不同,病毒性肝炎可分为甲肝、乙肝、丙肝、丁肝和戊肝等,其中甲肝、戊肝为急性发病,预后较好,一般甲肝治疗后 2~4 个月,戊肝 6~8 周就可以痊愈。乙肝和丙肝感染后,可发生急性肝炎,也可出现慢性感染。90% 的乙肝病毒感染为自限性的急性肝炎,一般治疗后 4 个月内,少数 6 个月就可完全恢复;只有约 10% 的乙肝病毒感染者会发生慢性感染。感染时年龄越小,发展成慢性的概率越大。目前尚无药物可清除人体内的乙肝病毒;慢性感染者中仅有少数会发展成肝硬化和肝癌。所以,大部分肝炎病例是可以治愈的,完全没必要过分恐慌。

　　早期诊断和及时治疗对肝炎患者来说是非常重要的。那么,怎样才能早期发现自己是否患了肝炎呢? 一般来讲,患了肝炎后,人们食欲较以前会有所减退,看到油腻食品和闻到油味会感到恶心,呕吐、腹胀,排气增多,身体总感到乏力,爱睡觉;有些还会出现巩膜发黄,小便为浓茶色,大便稀薄等。当出现以上几种不舒服的感觉与症状,特别在近期与肝炎患者有过 1 周以上比较密切的接触时,一定要提高警惕,立即去医院检查,以免病情加重。

　　肝炎是可以预防的。预防肝炎最有效的方法是接种疫苗。我国病毒性肝炎以甲肝和乙肝为主,这两种肝炎可通过接种甲肝疫苗和乙肝疫苗来预防。但目前尚无针对丙肝和戊肝的疫苗,科学家们正在研制,相信不久的将来就可以问世。除了接种疫苗外,我们在日常生活中还需要注意哪些问题呢? ① 严把“病从口入”关。甲肝和戊肝是消化道传染病,主要经口传播,所以我们要注意饮食卫生;饭前便后用流水认真洗手,提倡分餐制,不吃腐败变质和不洁的水果、蔬菜;另外,因为甲肝病毒生存能力很强,在 60℃,10 个小时也不能将它完全灭活,但 100℃,1 分钟就可将甲肝病毒全部杀死,所以要尽量不喝生水、不生吃食物,尤其在食用海产类食物如蚌、蚝之类时,一定要煮熟。② 要注意选择正规的医疗、服务机构。输入被污染的血液或血制品,使用不洁的针具、输液器、内窥镜、手术刀、牙钻、针灸针等医疗器械,或在公共服务场所使用了未经严格消毒的理发、纹身器具,都有可能导致乙肝、丙肝和丁肝病毒的传播。③ 要培养良好的生活习惯和作风。日常生活中要注意锻炼身体,增强机体抵抗力;要避免与他人共用刮胡刀、牙刷等日用品;静脉吸毒、多性伴等不文明行为都是感染肝炎病毒的高危行为,要坚决抵制。

　　总之,肝炎是一种可防可治的疾病;只要我们掌握了科学的方法,完全可以将其拒之门外。

流行性感冒

　　流感是流行性感冒的简称,是由流感病毒引起的一种急性呼吸道传染病。它的特点是突然暴发,迅速蔓延,波及面广,发病率高,并有一定的死亡率,常引起世界性暴发流行。据记载,1890 年、1900 年、1918 年和 1957 年,每次席卷全球的流感,都造成数十万人死亡,医学界公认:流感的危害不亚于艾滋病和战争。

流感病毒可分为甲型、乙型和丙型。其中,甲型流感病毒是导致流感流行的罪魁祸首。流感病毒主要是通过呼吸道空气飞沫传播,也可以通过被病毒污染的手帕或衣物传播。被感染者从接触病毒到第 8 天均有传染性。感染流感病毒后患者多突然发病,出现高热、寒战、全身肌肉酸痛、疲乏无力等症状,甚至出现急性支气管炎和肺炎。发病持续 1 周左右,严重者可出现并发症,如心肌炎、心包炎等。这些并发症是造成流感患者死亡或者留下后遗症的直接原因。

流感的流行具有一定的季节性(我国北方流行一般均发生在冬季,而南方多发生在夏季和冬季)。一般流行 3～4 周后会自然停止(世界性大流行常有 2～3 个流行波),感染率最高的为青少年,大部分患者能在 1 周内痊愈。

有人认为,感冒是一种小病,完全可以不治而愈。其实,它可并发许多疾病,如病毒性心肌炎、病毒性肺炎和病毒性胸膜炎,并能加重潜在的疾病(如心肺疾患)或者引起继发性细菌性肺炎,尤其对老年人和儿童更危险。但是感冒并不可怕,关键在于人们要加深对它的认识和了解。流感之所以会造成危险,原因之一是人们对它不够重视,认为只是小事一桩,因而延误了诊断和治疗的时机。流感是病毒性传染病,没有特效的治疗手段,而且流感流行或局部暴发基本上每年均有发生,因此需要特别注意预防,应有充分准备,在流行高峰到来之前做好预防工作,主要预防措施包括:① 保持良好的个人及环境卫生。② 勤洗手,使用肥皂或洗手液并用流动水洗手,不用污浊的毛巾擦手。双手接触呼吸道分泌物后(如打喷嚏后)应立即洗手。③ 打喷嚏或咳嗽时应用手帕或纸巾掩住口鼻,避免飞沫污染他人。流感患者在家或外出时佩戴口罩,以免传染他人。④ 均衡饮食、适量运动、充足休息,避免过度疲劳。⑤ 每天开窗通风数次(冬天要避免穿堂风),保持室内空气新鲜。⑥ 在流感高发期,尽量不到人多拥挤、空气污浊的场所;不得已必须去时,最好戴口罩。⑦ 每年在流感流行季节前接种流感疫苗也可减少感染的机会或减轻流感症状。

细菌性痢疾

细菌性痢疾(简称菌痢)是由痢疾杆菌引起的肠道传染病,临床表现以发热、腹痛、腹泻、排脓血便及里急后重为主要特征。全年发病,以夏、秋两季最多见。近年来,该病在我国发病率很高,在很多地区居法定传染病第1、2位。特别是在洪涝灾害地区,人们的生活环境变坏,饮水和食物极易受粪便污染,常有菌痢水型或食物型暴发流行,对灾区居民健康危害很大。

菌痢的传播方式主要是粪—口传播。痢疾杆菌随患者或带菌者的粪便排出,通过污染的手、日常生活接触、污染食物或水源或借苍蝇的传播等方式,最终经口入消化道传染给易感者。

痢疾杆菌进入体内后,侵入结肠黏膜上皮细胞,破坏细胞的屏障,使结肠黏膜发生溃疡、脱落、出血。依据发病病程和病情,可将菌痢分为急性期与慢性期,急性期分典型、非典型、中毒型3个类型,慢性期分急性发作型、迁延型、隐匿型3个类型。

典型的急性细菌性痢疾的主要特征是起病急,发热、腹痛、脓血便,并有中度全身中毒症状。腹泻一日10多次或更多。重症患者伴有惊厥、头痛、全身肌肉酸痛,也可引起脱水和电解质紊乱。

非典型的急性细菌性痢疾以婴儿多见,多无全身中毒症状,不发热或低热。腹痛较轻,腹泻一日3～5次。粪便成水样或稀糊状,含少量黏液,但无脓血。左下腹可有压痛。食欲减退,并有恶心、呕吐。

需要注意的是:有些患了菌痢病的儿童,没有腹泻症状,却表现为高热(可达40℃以上)、嗜睡、面色苍白、四肢厥冷、抽搐、血压下降等症状,通过粪便化验才证实是患了菌痢,这便是急性中毒型菌痢。由于中毒型菌痢来势凶猛,在发病初24小时内变化急剧,延误诊治会有生命危险。因此在夏季遇到突发高热、血压下降、呼吸循环衰竭而找不到病因时,即使没有腹泻也要警惕中毒型菌痢,可采用灌肠的方法获取粪便进行化验来确诊。

如人体抵抗力低,神经调节失常及胃肠道原有病变或并发肠寄生虫症等疾病,则急性菌痢较易演变为病情迁延达两个月以上的慢性菌痢。

由于目前痢疾菌苗的应用还有较大困难,管理好传染源、切断传播途径、个人预防和及早诊疗显得十分重要。

急性菌痢的治疗首先要注意休息,进食营养丰富易消化食物,不能进食者,可口服补液。因痢疾杆菌耐药菌株较多,故应根据当时当地菌株耐药水平,适当选用吡哌酸、氟哌酸、庆大霉素、磺胺类、痢特灵、黄连素等药物进行抗菌治疗,有的药物对消化道有刺激和副作用,而保护好消化道的黏膜对痢疾有良好的疗效,同时要注意及时纠正脱水、电解质紊乱及中毒休克等。另外,还可用中医药治疗。

慢性菌痢应注意饮食营养卫生、劳逸结合,提高抵抗力,避免各种诱发因素。急性发作型按急性菌痢处理,并适当处长疗程,慢性迁延型则尽量取得药敏试验结果后,有针对性地选择用药。

感染性腹泻

感染性腹泻(俗称拉肚子)广义是指由病毒、细菌、真菌以及其他寄生虫等多种病原体引起,以腹泻为主要症状的一组急性肠道传染病(简称腹泻病),是一个古老而常见的疾病,广泛存在并流行于世界各地,如霍乱、细菌性痢疾等,是《中华人民共和国传染病防治法》中规定的传染病,发病率居于所有传染病的第1位。

感染性腹泻的传染源是患者及病原携带者,主要通过水、食物、日常生活接触和苍蝇媒介进行传播,不良饮食习惯和个人卫生亦可导致感染发病。人对腹泻病普遍易感,尤其儿童、老人、旅游者和艾滋病患者更易感,一年四季均可发病,一般夏秋季多发。

最常见的感染性腹泻可分为:病毒性腹泻和细菌性腹泻;病毒性腹泻是病毒(轮状病毒等)直接侵袭肠黏膜,使受损的肠绒毛变平变短,使吸收面积减小,吸收功能障碍导致腹泻。轮状病毒感染性腹泻也称为秋季腹泻,多发生在两岁以下的幼儿。细菌性腹泻是细菌(主要由痢疾杆菌、致病性大肠杆菌、金黄色葡萄球菌等)侵犯肠道黏膜,引起局部充血、水肿、渗出、糜烂及溃疡形成,四季均可发病,但以夏季为多见。

腹泻病典型特征是排便次数及数量比平时明显增多;大便性状呈水样稀便、黏液便或脓血便等明显改变,可伴有恶心、呕吐、食欲不振、发热及全身不适等。病情严重者可有中毒症状,因大量丢失水分易脱水、电解质紊乱甚至休克。

腹泻病的治疗原则是:及时就诊,预防脱水,纠正脱水,继续饮食,合理用药。对于一般轻型腹泻和病毒性腹泻,采用胃肠道保护剂及病原清除剂即可治疗。脱水者应合理补液,保持水电解质平衡;有明显细菌感染时,应用相应抗生素治疗。

预防肠道传染病的重点是防止"病从口入",只要大家日常生活中注意下列问题,就会减少腹泻病的发病机会:① 注意饮用水卫生,避免饮用未烧开的生水。② 在日常生活中应特别注意生熟分开,确保熟食和直接入口食品不受污染。③ 隔顿、隔夜的饭菜均应回锅加热,以便杀灭可能存于其中的致病菌。④ 食用水、海产品时一定要煮熟蒸透,杜绝生吃、半生吃或盐腌后直接食用水、海产品等不良饮食习惯。⑤ 减少外出进餐机会,若出外进餐要慎重选菜。购买直接入口的熟食、盒饭时到具备卫生许可证的正规经营点购买。⑥ 注意手的卫生,养成平时、饭前及便后勤洗手的良好卫生习惯。⑦ 要经常清洁环境,灭蚊、灭蝇、灭蟑,减少因其引起的食物污染。⑧ 尽量减少与腹泻患者的接触,尤其吃、喝时不共用餐饮用具;最好实行分餐制。

十一、中医基础知识

中医与疾病的关系

（1）认识方面：中医认为，疾病的发生与发展是体内阴阳失调或正邪交争等一系列矛盾运动所构成。它包含着各种病证变化的全部联系。在疾病的整个过程中，这一矛盾的双方都始终不断地在进行斗争。

"正"即中医的"正气"，指人体的生理机能，是人体能否发病的前提和根据。它的盛衰，常常取决于体质因素、营养状况和身心锻炼等。"邪"即中医的"邪气"，泛指各种致病因素，也是构成疾病的重要条件。"正邪"双方力量消长的对比，是疾病发生的根本原因，也是疾病发展、变化和预后的关键。由于人体本身的正常生理机能紊乱及致病因素对人体的作用，使人体内部各脏腑组织之间，以及人体与外界环境之间这种对立而又统一的相对平衡状态受到破坏，体内阴阳失调，便会发生疾病。

（2）诊断和治疗方面：中医诊治疾病是有坚实的理论基础和实践基础的。其中突出地贯穿了"整体观念"和"辨证论治"这两个具有中医基本特点的内容。

① 整体观。中医学非常重视人体本身的统一性、完整性及其与自然环境的相互关系。这种内外环境的统一性、人体自身的整体性思想，称为整体观念。人体的每个脏腑、器官和组织都有各自不同的生理功能，这些功能又都是整体功能活动的组成部分，同时把局部与整体的关系，把脏腑的生理病理情况以外在的改变反映出来，如从眼可以判断肝的生理和病理情况（肝开窍于目）。另一方面也强调了人与自然的统一性。随着四时温热寒凉的运

动变化,可直接或间接地影响人体产生疾病。所以一定要因时、因地、因人地诊断治疗疾病,决不能千篇一律。

② 辨证论治。中医诊治疾病非常强调辨证论治。辨证论治是中医学的特点和精华,是中医认识疾病和治疗疾病的基本原则。任何疾病的发生、发展,总是要通过症状、体征等疾病现象而表现出来。医生也是通过疾病的现象去认识疾病的本质的。

辨证,即辨别证候,是医生根据望、闻、问、切四诊所收集的材料,通过归纳、分析、辨出证候,并以此作为治疗的依据。所以说辨证是中医认识、诊断疾病的手段和方法。辨证的目的就是为了诊断疾病和治疗疾病。

论治,又叫施治,包括了治则、治法、方剂、药物等方面。辨证和论治是诊疗疾病过程中互相联系、不可分割的两个方面。辨证是确定治疗方法的前提和依据,论治是辨证的目的,通过辨证论治的效果,可以检验辨证论治是否正确。另外,"未病先防"是祖国医学总结的宝贵经验和原则,有两种含义:一是指未病先防,以达到不发病的目的,取"正气内存,邪不可干"之意;二是指既病防变,预防并发症,做到早期发现,早期诊断,早期治疗。

经络学说

经络学说是阐述人体经络系统的循行分布、生理功能、病理变化及其与脏腑相互关系的一门学说。

经络是人体结构的重要组成部分,是沟通人体表里、上下,联系脏腑组织和运行气血的独特系统,是经脉和络脉的总称。经是经络的主干,多分布于人体的深部;络是经脉的分支,如网络一样联系全身。经络把人体五脏六腑、四肢百骸、五官九窍、皮肉筋脉等器官联成一个有机的整体。

经络主要包括十二正经和奇经八脉。十二正经主要包括:三阴经即太阴、少阴、厥阴;三阳经即太阳、少阳、阳明。六经手足各一,合为十二经。奇经八脉指:督、任、冲、带、阴跷、阳跷、阴维、阳维。络脉可分为别络、浮络和孙络。别络较大,共有十五,即十二正经与督、任两脉各分出的一支别络,再加上脾之大络,合称为"十五别络"。络脉浮行于浅表部位的称"浮络",络脉最细小的分支称为"孙络"。此外,还有十二经别、十二经筋等。

经络的作用对人体是非常重要的。在生理方面,经络能沟通表里、运行气血,以保证全身各组织器官的正常活动,使人体营卫气血运行畅达,从而有抵御病邪、保卫机体的功能;还能调节和维持人体机能的相对平衡,使人体内外、上下保持协调统一,构成有机的统一体。在病理方面,经络的传导作用使体表与内脏相互影响:内脏有病可通过经络反映到体表所属的部位,如胸痹、真心痛患者的疼痛常沿手少阴心经放射;另外体表受邪也可通过经络影响内脏,如外感风寒常影响肺脏而出现咳嗽气喘;再一方面也可通过经络把一脏一腑的病变传给其他脏腑,如临床常见的肝病影响脾胃,心移热于小肠等。在诊断方面,由于经络循行有一定的部位和起止点,因此,在临床上可根据疾病所出现的症状,结合经络循行部位和所联系的脏腑作为诊断的依据。如两胁痛多为肝胆疾病;腰痛多为肾病;又如胃病,中脘穴或脾俞穴有压痛;肠痈,阑尾穴有压痛;头痛在前额属阳明经,两侧痛属少阳经,后枕部痛属太阳经,头顶痛属肝经等。

在治疗方面,经络学说是针灸治疗的理论依据。经络上的俞穴是人体气血转输的交会点,又是病邪侵入经络和脏腑的途径,所以可通过针灸穴位治疗脏腑经络疾病。临床上常采用的循经取穴、邻近取穴或局部取穴,如胃病取胃经的足三里、肝病取肝经的太冲穴等。

中医的“四诊”

望、闻、问、切是中医诊断疾病的基本方法,称为“四诊”。“四诊”是从不同的角度来检查病情和收集临床资料,各有其独特的方法与意义,不能互相取代。

(1)望诊:是医生运用视觉观察患者的神色形态、局部表现、舌象、分泌物和排泄物色质的变化来诊察病情的方法。望诊在中医诊断学中占有重要的地位,被列为四诊之首,并有“望而知之谓之神”之说。

人为有机整体,以五脏为中心,与六腑相表里,通过经络与体表、五官、四肢密切相关,在生理和病理上可相互影响,故其外部表现,特别是精神、面色、舌象的变化,与内在脏腑的虚实和气血的盛衰关系密切。人体脏腑、气血、经络、阴阳等发生的病理改变,必然会反映于体表的相关部位,所以观察患者的外部异常表现,可以诊察内在的病变。

望诊应在充足的天然光线下进行,亦可在日光灯下进行,要避开有色光线,并注意诊室内温度适宜。诊察时要充分暴露受检部位,以便能清楚地进行观察。望诊的内容包括全身望诊(望神、色、形体、姿态)、局部望诊(望头面、五官、躯体、四肢、二阴、皮肤)、舌诊(望舌体、舌苔)、望排出物(望痰涎、呕吐物、大便、小便等)、望小儿指纹(望鱼际络脉、爪甲)5个部分。

(2)闻诊:是医生通过听声音和嗅气味来收集病情资料、诊断疾病的方法。听声音是指通过听辨患者言语气息的高低、强弱、清浊、缓急变化以及咳嗽、呕吐等脏腑病理变化所发出的异常声响,来判断疾病寒热虚实性质的诊病方法,包括听患者的声音、语言、呼吸、咳嗽、呕吐、呃逆、嗳气、太息、喷嚏、呵欠、肠鸣等各种声响。嗅气味是指嗅辨与疾病有关的气味,包括病室、病体、分泌物、排出物,如口气、汗、痰、涕、大小便、经、带、恶露、呕吐物等的异常气味。

(3)问诊:即医生通过对患者或陪诊者进行有目的地询问,了解疾病的起始、发展及治疗经过、现在症状和其他与疾病有关的情况,以诊察疾病的方法,是中医诊察疾病的基本方法之一。问诊的内容主要包括问一般情况、主诉、现病史、既往史、个人生活史、家族史等。

(4)切诊:即医生用手按察患者的脉搏及体表某些部位,以了解病情的方法。切诊包括脉诊和按诊两部分,其中脉诊为中医临床不可或缺的诊察步骤和内容。按诊又包括按胸胁、脘腹、肌肤、手足及腧穴等。

望、闻、问、切虽然内容不同,但都是从不同角度或不同的侧面来收集病情资料。中医学理论强调四诊并用、四诊合参。

中医的诊脉、望舌

诊脉和望舌是具有中医特色的两种诊断方法,是通过观察患者脉象和舌象的变化了解内脏病变的情况,从而指导临床。

诊脉,又称脉诊、切脉、候脉等。是医生运用指腹的触觉,在患者的腕关节掌面桡动脉搏动处切按患者的桡动脉,探查脉象以了解病情。从中医角度看,脉由心所主。血的运行又依赖肺气的推动。寸口是手太阴肺经所主。人体十二经脉的气血循环、流注皆起于手太阴肺经。因此,全身脏腑、经脉、气血的情况都可以通过手太阴肺经从寸口脉上反映出来。通过脉诊,可以了解气血的盛衰。因为气血调和则血脉通畅。而"心主血",脉与心息息相关,心又与整体有密切关系。所以身体有疾病,必然影响到脉。另外还可了解脏腑和整体(经络、四肢各器官)的病变。因为水谷精气输布、灌溉四肢百骸、五脏六腑,全赖血脉的正常运行。气血、脏腑发生病变,脉往往先受影响,表现出病理的征象。

桡动脉搏动处亦称为寸口,中医学将它划分为三部分别叫寸、关、尺。其标志以桡骨茎突(古称高骨)部位为"关",其前方为寸,关后为尺。切脉时,患者应坐位或仰卧,手臂与心脏近于同一水平,手掌向上,前臂放平,安静舒适,以便血液通畅。医师应以中指先按关部(即"高骨定关"),后下食指按寸部,无名指按尺部。三部靠拢,指尖应基本成直线,不能参差不齐。下指有轻有重,轻下触知叫浮取,稍加力压为中取,以重力始能触知叫沉取。正常的脉象,即健康人的脉象又称平脉或常脉。切脉时,三部(寸、关、尺)均有脉,不浮不沉,不快不慢,一息四至(呼吸一次,脉搏四次),和缓有力,节律均匀,即前贤所谓的有"胃、神、根"的表现。脉象包括了脉搏的部位(深浅)、速率(快慢)、强度(有力无力)、节律(整齐、不整齐和歇止)、形态(大小)等。中医根据患者脉象的不同,可分辨疾病的原因、变化以及判断预后等。

望舌,又称舌诊。舌象的变化,能客观地反映人体气血的盛衰、病邪的性质、病位的浅深、病情的进退以及判断疾病的转归和预后等。舌诊主要包括望舌质和舌苔两部分。舌质,系指舌的本质,是舌体或舌的肌肉部分;舌苔,是舌体表面上产生的一层苔垢。正常人的舌象应是舌体柔软、活动自如,颜色淡红,舌面铺有一层薄薄的、颗粒均匀、干湿适中的白苔。如果出现舌体的变化或上面覆盖的舌苔有颜色、厚薄、津液等变化,就要从病理方面去考虑了。

望小儿指纹的意义

中医给小儿看病时让患儿伸手指,观察小儿的指纹,也就是观察小儿浮露于食指掌侧前缘浅表脉络的形色变化来诊察病情的方法。此种诊断方法仅适用于3岁以下的小儿,对诊断小儿疾病具有非常重要的意义。食指掌侧前缘的络脉(即指纹)是寸口脉的一个分支(其支从腕别上,循次指内廉,出其端),与寸口脉同属肺经,其形色变化可以反映寸口脉的变化,所以望指纹与切寸口脉有着相同的临床意义,可以用来诊察体内的病变。

由于 3 岁以内的小儿的寸口脉位短且小,切脉时只能"一指定三关",加之诊脉时患儿又每每哭闹不休,切脉不易准确,从而影响诊脉的真实性。而小儿的皮肤比较薄嫩,食指络脉易于暴露,指纹明显。所以对 3 岁以内的小儿,可通过望其指纹色泽的改变,呈现的部位、长短、浮沉等方面的异常变化,来分析病邪的性质;诊察脏腑气血的盛衰、病情的浅深轻重。所以望指纹对于推断病情及预后有重要的意义。但也应注意和其他的诊断方法结合来诊断疾病,以免发生误诊或诊断不全面。

望指纹的方法:诊察时让家属抱小儿向光,医生用左手拇指和食指握住小儿食指末端,再以右手拇指在小儿食指掌侧前缘从指尖向指根部推擦几次,用力要适中,指纹即可显见,然后在三关的部位上观察指纹的形色变化,以诊察机体内在的病变。

中医将小儿食指分为"三关",食指第一节部位(从手掌方向起)为风关,第二节为气关,第三节为命关,通过观察食指络脉的形色来诊病。脉络的正常形象是色泽浅红微黄,红黄相兼,隐隐现于风关之内,既不明显浮露,也不超出风关,其形态多为斜形、单枝,粗细适中。但其粗细与寒热有关,热则变粗变长,寒则变细变短,长短的变化常随年龄而变,1 岁以内多长,后随年龄增长而变短。

医生观察小儿病理指纹,应注意其浮沉、颜色、长短、形状四方面的变化。望小儿病理指纹的要点可简单地概括为:浮沉分表里,纹色辨病性,红紫辨寒热,淡滞定虚实,三关测轻重。即在患病的情况下,若见络脉浮露的多为表证,沉隐不显者多属里证;色深者病重,色浅者病轻,色淡者多虚,色滞者多实,色紫红者为内热,色鲜红者为外感。络脉日渐增长者为病向深入,日渐缩短者为疾病好转,络脉变粗者为热证实证,变细者为虚证寒证;络脉单枝斜形者病轻,变曲、环形、多支者病重。以上所说的是指一般情况而言,还需要与其他症状互参,才不会误诊。

中医的治则

中医的治则是指治疗疾病的法则或总的原则,是在整体观念和辨证论治的基本精神指导下制定的,常用的治则如下。

(1)治病求本:即寻求发病的根本原因,找出疾病的本质进行治疗。

① 正治与反治。一般说来疾病的本质和反映出来的现象是一致的。但在某些情况下也出现症状和疾病本质不一致的情况。如"真寒假热"、"真热假寒"等。正治与反治,是针对这些情况而所用的药物性质的寒、热、补、泻与疾病本质和现象之间相反和一致的关系而言的。具体而言,正治就是指所用药物的寒、热、补、泻的性能与疾病本质相反的一种治法,如寒证用热药,热证用寒凉的药来治疗等,又叫逆治法。反治法,是指所用药物的性能与疾病表现的现象一致的一类治疗方法,但与疾病的本质仍然是相反的,常用于疾病本质与现象不一致的病证,如疾病本质是"寒"而表现是"热"的"真寒假热"证,本质是"热"而表现是"寒"的"真热假寒"证等,是顺从疾病的现象而治,故又叫从治法。

② 标本缓急。标和本是一个相对的概念,是反映疾病过程中矛盾的主次关系。"本"是事物的主要矛盾,"标"是事物的次要矛盾。一般情况应当"先治本,后治标",即"治病必求其本"。其次,"急则治标,缓则治本"。再者,"标本同治"。

(2)扶正祛邪:扶正就是用滋补、强壮的药物以及营养、锻炼的方法来增强体质,扶助正气以提高机体的抗病能力,从而祛除邪气、战胜疾病,使身体恢复健康,适用于正气虚的虚证。祛邪就是使用祛除邪气的药物或其他方法以祛除病邪,达到邪去正安,恢复健康的目的,适用于邪气盛的实证。

(3)调整阴阳:调整阴阳是临床治疗的根本治则之一。阴阳失调常在临床上出现偏胜偏衰。若阴或阳偏盛而其相对的一方并没有构成损伤时,可采用"清泻阳热"、"温散阴寒"的"损其有余"的方法来治疗。如果其相对的一方有偏衰时,则在"损其有余"的情况下,应以"扶阳"或"益阴"之法以顾其不足。

临床上有时也出现阴阳偏衰,这主要指的是阴或阳的虚损不足。阴虚则不能制阳,常表现为阴虚阳亢的虚热证,治宜滋阴清热;阳虚则不能制阴而表现出阳虚阴盛的虚寒证,治宜补(温)阳以祛寒。有时方可根据病情在偏重于补阴的方药中适当配合补阳的药物,"阴中求阳";在偏重于补阳的方药中适当配合一些补阴药,"阳中求阴"。

(4)三因制宜:即因时、因地、因人制宜。根据不同的季节、气候变化的特点来考虑治疗用药叫因时制宜;根据不同地区的地理环境特点来考虑治疗用药叫因地制宜;根据患者年龄、性别、体质、生活习惯等不同的特点来考虑治疗用药叫因人制宜。

中医的治法

治法是在治疗原则的指导下确立的治疗疾病的具体方法,它从属于一定的治疗原则。治疗方法包括基本治法和具体治法两个方面。基本治法又叫治疗大法,包括了常用于临床的"八法";具体治法如辛凉解表法、清胃泻火法等。

中医学上的"八法"包括"汗、吐、下、和、温、清、消、补"八种基本方法,具体如下。

(1)汗法:汗法是运用发汗、解表的方药,通过毛孔的开泄,调节肌表的卫外功能以驱邪外出的一种常用方法,所以又称解表法,适用于一切外感疾病、病邪在表,如常见的外感头痛、身痛、恶寒、发热、苔薄白、脉浮数等。但老年体虚、失血伤津、产后体虚者慎用本法。

(2)吐法:吐法是利用药物涌吐的性能,引导病邪或毒物从口吐出的一种治疗方法,所以又叫催吐法。病情危重,失血、伤津过多或喘促不安,或老、幼、孕妇、产后气血衰弱者不宜使用本法。

(3)下法:下法是运用有泻下作用的方药,通过大便的泻下而攻逐体内的积滞和水液,或解除实热蕴结的一种治疗方法,所以又叫泻下法。适用于各种寒、热、燥、湿等邪结于肠道以及水湿内停,瘀血、宿食、痰积等里实证。年老体虚、脾胃功能不佳的患者,或月经期、妊娠期妇女当慎用本法。

(4)和法:和法是运用具有和解及疏泄作用的方剂以达到祛除病邪、调整机体、扶助正气的一种治疗方法,所以又叫和解法,适用于邪在半表半里的少阳证。临床上常用的和法有舒肝和胃、调和肝脾、调和肠胃等。

(5)温法:温法是运用温热性质的方药以补益机体的阳气、达到祛除寒邪的一种治疗方法,所以又叫温里法或祛寒法,适用于里寒证。对于寒邪侵及脏腑、阴寒内盛的实寒证,或某些阳气虚弱、寒从内生的虚寒证均可选用此法。温法所用的药物,性多燥烈,易伤津耗血,故对于阴虚、血虚或血热炽盛而致出血的患者当慎用或禁用。

(6)清法:清法是运用性质寒凉的方药,通过凉血、泻火、解毒的作用以清除热邪的一种治疗方法,所以又叫清热法,适用于里实热证。凡热性病,里热很盛,但无结实(大便燥结、数日不解)或半表半里的热证,或虚热证均可使用。

(7)消法:消法是运用消食导滞的方药以消除积滞的一种治疗方法,所以又叫消导法,应用于临床常见的因痰、湿、气、血、食滞而引起的痞块、肿瘤、积聚等。

(8)补法:补法是以具有补养作用的方药,改善机体虚弱的一种治疗方法,所以又叫补益法,适用于各种内外等病邪造成的阴阳、气血、脏腑功能虚弱的病证,所以临床使用范围非常广泛。

十二、中药与方剂学

何谓中药

中药是我国医疗卫生领域中独具特色的药物,是我国人民从长期的生产实践和医疗实践中总结出来防治疾病的宝贵财富,有着数千年的发展历史。经历代医家不断地总结、充实,并整理出版了《神农本草》、《新修本草》、《本草纲目》等专著,其内容都非常丰富。目前常用的中草药有 1 000 多种,临床最常用的有 500 多种。所选用的药物大部分是以根、茎、叶、花、果实为主,但也有不少昆虫类、动物类和矿物类。由于我国地大物博,地跨寒、温、热三带,因而各类动植物药有着丰富的资源。但由于地理、气候、环境的影响,在生长各个时期,药用部分所含的有效成分和含量也有所不同,药性的强弱也会出现一些差异。因而药物采集的时机和储存的方法都非常重要。同时对药物的性能,进入人体后的反应也应当熟悉和了解,才能掌握用药的规律,组成合理的方剂应用于临床。中医防治疾病必须以理、法、方、药的有关理论为指导。“理”,就是中医的基本理论指导下的辨证论治;“法、方、药”就是根据辨证的结果以确定治疗的法则以及处方用药。在临床上除了解每味中药的功能、性味以外,还需了解其炮制、药物的配伍处方以及中药的煎熬和服用方法,才能使中药在临床上充分发挥作用,达到防治疾病的目的。

中药品种复杂,命名的方法也各异。这和我国地域的辽阔和历史的变迁有关。总的说来有以下几种:① 以药物的性能命名。如防风能防治外感风邪入侵的风证;决明子常用于治疗眼疾明目而得名。② 以药物的产地命名。如阿胶产于山东省东阿县而得名;河南省怀庆府产的山药称怀山药;四川的贝母谓川贝母;杭州的菊花谓杭菊花等。③ 以生长特性命名。如夏枯草系因夏至后花叶枯萎而得名;忍冬藤因其藤叶寒冬不凋而得名等。④ 以形态、颜色、气味命名。在形态方面如乌头有如乌鸦的头;钩藤有弯曲的钩等;在颜色方面如紫草、黄连、红花等;在气味方面如麝香、丁香、木香等。⑤ 以入药部分命名,如苏梗、桑叶、葛根、桃仁、红花等。⑥ 以发现者命名,如刘寄奴、徐长卿、何首乌、使君子等。⑦ 以外来语命名,如曼陀罗、诃黎勒等。

中药的性能

药物都具有一定的性能。药物的性能归纳起来有四气、五味、升降、浮沉、归经几个方面。只有掌握了药物的性能,才能很好的在临床上运用。

(1)四气:又称四性,就是药物的寒、热、温、凉四种属性。是根据药物作用于人体所产生的反应而得出的结论。凡具有清热、解毒、泻火作用的称寒凉药,其中寒性较凉性要强,临床用于热证、火证;具有温里、助阳、祛寒作用的称为温热药,其中热性比温性强,临床应用于寒证、阴证的治疗。

(2)五味:就是药物的酸、苦、甘、辛、咸五种药味。酸味药有收敛、固涩的作用,适用于久泻、遗精、盗汗等症,如五味子、诃子、金樱子、石榴皮等;苦味药有清热、燥湿、泻下的作用,适用于火热疮毒、湿邪停滞等证,如黄芩、黄连、黄柏、栀子等;甘味药有补阴缓和的作用。适用于虚证、拘急、疼痛,如党参、黄芪、甘草等;辛味药有发散、行气、活血的作用,适用于外感表证如气滞血瘀证,如麻黄、木香、川芎等;咸味药有软坚、润下的作用,适用于痞块、瘰疬、大便燥结等,如海藻、夏枯草、芒硝等。除此外,还有一类属于淡味的中药,具有渗湿利尿的作用,适用于水湿泛滥、小便不利等,如茯苓等。

(3)升降浮沉:升降浮沉是指药物发挥作用的趋向。升是上升,降是下降,浮是发散,沉是质重下沉。凡能升浮的药物,多有上引、向外、升阳、发表、散寒的作用,如麻黄、升麻等,一般入药的花、叶等质地较轻,性温的药物多属此类。沉降的药物多有向下、向内、潜阳、降逆、收敛、渗(利)湿、泻下的作用。如苏子、石决明、泽泻、大黄等,一般入药的籽实等质地较重的味酸、苦、咸、性寒凉的药物多属此类。

(4)归经:归经是指药物对机体各部分的特殊作用,即把药物的作用与脏腑、经络的病变联系起来。人体是一个整体,在病变时,人体各部分出现的证候,可通过经络的联系而反映出来。如肺病有咳嗽、吐痰的症状,故用归肺经的化痰、止咳药物;又如脾胃病变,常见食欲不佳、腹泻,故用归脾、胃二经的消食止泻药物等。这些在临床上都是有实际意义的。

煎煮中药的注意事项

中药煎剂(汤剂)是将一种或一种以上的药物混合,加水煎煮而成。煎煮的正确与否,对发挥药物作用和疗效密切相关。下面从几方面来谈应注意事项。

(1) 煎药器皿的选择:一般说来,用砂锅煎药最好;因砂制器皿受热均匀,也不会与药物中的有效成分发生化学变化,并且价格低廉,缺点是易破损。另外,搪瓷器皿也可选用。忌用铁、铜、铝等金属制品煎药。因为中药所含成分复杂(其中包含有生物碱、苷、鞣酸、蛋白质、挥发油等),绝大多数中药的有效成分是生物碱,生物碱是与鞣酸或有机酸生成盐之后,才能溶解于水。若用金属器皿煎煮中药,则易使中药里的鞣质化合成鞣酸镁或其他物质,影响生物碱的利用,使药物中有效成分的浸出减少,从而降低了效价,影响疗效。甚至还会产生某些有毒物质,有害于人体健康。

(2) 煎煮中药的用水:应用清水,即无杂质的井水、自来水。水量应视药物的质地和药物的多少而定。补养药类,水量宜多,头煎以淹没药物半寸至一寸为好;二煎三煎也应高于药面 1 寸左右(因此类药物要用文火缓煎)。解表或攻下的药物,水量宜少,头煎水量仅浸过药物就行,二煎三煎水量与药面相平即可(因此类药物宜用大火煎煮,时间较短)。一般煎剂的水量头煎高出药面 1～3 厘米,二煎三煎与药面相平就可以了。有些人喜欢在煎药前先用水将药物浸泡半小时后再煎,这样做原则上是正确的,但是不要用热水泡药,因有些药物含有淀粉(如茯苓、苡米仁、芡实、谷芽、麦芽、山药等),若用热水浸泡后再煎,会使药物内淀粉凝结,而不易煎出,影响药效。

(3) 煎药的时间与火候:煎煮中药的火候是非常讲究的,这火候与时间通常是以药物的性质与质地来决定。凡气味芳香和容易挥发的药物(如解表药、芳香化浊药),要用武火(旺火)急煎,煮沸 3～5 分钟,停火,再焖 5～10 分钟,就可以过滤服用了。否则,会使药效降低,若与其他药物同用,应"后下"(即后入)。凡滋腻、质重和不易煎出有效成分的药物(如补益类药、矿石类、贝壳类、根类、种子类等），应用文火（微火）久煎，长达 40～60 分钟，此类药物需"先煎"（即先入），有些药甚至需打碎先煎。此外有些药物需经过高温去毒，也应先煎、久煎，如乌头、附子等。至于有些药物需"包煎"或"烊化"或"冲服"，甚至需另煎（炖）或泡饮等，一般在处方上均予说明，应注意区别。

一般的煎剂，头煎是沸后继续煮 20 分钟左右，二煎三煎是沸后再煎 15 分钟左右。

（4）如何判断药已煎透：煎煮中药的火候、时间是判断是否煎透的前提。应观察药物质地是否变软、颜色是否已变老熟，药味是否煎出，药汁颜色是否变深。为了将药煎透，在煎煮时最好盖着盖煎煮，同时要注意搅拌，以免煎焦。

（5）煎焦了怎么办：中药煎焦了以后，其有效成分已经破坏。有些药物性能也已彻底改变，对健康百害而无一利，故煎焦了的中药无论其价值多大，药材多贵，也不能再用，只有弃之。

何谓方剂

方剂是由药物组成的，是在中医辨证基础上，根据药物的性能、剂量和配伍的原则，有针对性地选择合适的单味或多味药物的组合成方。它是在我国医学长期的实践中逐渐形成、补充、发展起来的。

组方原则最早见于《内经》。药物的功用各有所长，各有所偏，通过合理的配伍，调其偏性，制其毒性，消除或减缓其对人体的不利因素，使各具特性的药物发挥综合作用，才能更好地在疗效上发挥相辅相成的作用。即所谓"药有个性之专长，方有合群之妙用"。历代医家在长期医疗实践中积累了丰富的经验，总结出比较完整的组方理论，现详述如下：

方剂，一般由君药、臣药、佐药与使药等部分组成。① 君药是在方剂中针对主病或主证起主要治疗作用的药物。② 臣药亦称辅药。辅助君药加强治疗主病或主证的药物。另外，针对兼病或兼证其治疗作用的药物。③ 佐药：有三种意义，一是佐助药，二是佐制药，三是反佐药，佐药的药力小于臣药，一般用量较轻。④ 使药：有两种意义，一是引经药，即能引导方中诸药以直达病所，以发挥作用的药物。二是调和药，即具有调和方中诸药作用的药物。使药的药力较小，用量亦轻。

方剂的组成既有严格的原则性，又有极大的灵活性。临证组方时在遵循君、臣、佐、使的原则下，要结合患者的病情、体质、年龄、性别与季节、气候，以及生活习惯等，组成一首精当的方剂。选用成方亦需根据患者的具体情况，予以灵活化裁，加减运用，做到"师其法而不泥其方"。

方剂的剂型与用法

剂型是指方药制剂的形式，药物配伍为方剂，又必须研究方剂的剂型与用量，才能适合病情的需要。临床采用的有关剂型，主要根据病情的需要与药物的不同性质而定。历代医家在长期的临床实践中已创造了汤、散、丸、膏、酒、露、锭、饼、条、线，以及熏烟、熏洗、灌肠、坐药等。最近，相关人员又研制出针剂、片剂、冲剂、糖浆、浸膏颗粒剂、外用橡皮膏等。现将主要的几个剂型介绍如下。

（1）汤剂：把药物配成方剂，加水煎煮一段时间，去渣取汁，滤成汤液，称为汤剂。常用于内服。汤剂服用后吸收快，能较快的发挥疗效。

（2）散剂：是将药物研成细末而成。有内服、外用两种。内服散剂如为细末，可以直接吞服，粗末可用水煮沸取汁服用。外用散剂主要用作撒布疮面或调敷患处。

（3）丸剂：根据配方碾成细末，用水泛或炼蜜、或面糊、酒醋、药汁等为赋形剂制成的药丸。丸剂吸收缓慢，药效持久，宜久服缓治。丸剂体积小，服用、携带、贮存均较方便，是一种常用的剂型，适用于慢性虚弱性疾病。

（4）膏剂：膏剂分为内服、外用两种。内服膏剂又有流浸膏、浸膏及煎膏几种。煎膏是将饮片再三煎熬去渣，再用微火浓缩，加冰糖或蜂蜜收膏，供长期服用。滋补药多采用煎膏剂型。外用膏剂又分软膏药和硬膏药，适于外科痈、疡及关节、软组织疾病。

（5）丹剂：分内服和外用两种。内服丹剂是将药物研成细末冲服或加某些赋型剂服用，常与散剂相混。外用的丹剂多指含汞、硫磺等矿物经加热升华使之成为剂量少而作用力强的一种化合制剂，如红升丹、白降丹等。

（6）酒剂：亦称药酒。一般用白酒或黄酒浸取药材中有效成分，供内服外用。多用于体虚补养、风湿疼痛及跌打扭伤等。

（7）片剂：以一种或多种药物，经加工或提炼，与辅料混合，加压制成圆片状,分剂量的剂型。此型体积小、剂量准确,是常用的剂型之一。

(8)冲剂:是指药材的浓缩浸膏与适量辅料(淀粉、糊精、糖粉等)混合制成的颗粒散剂。是近年来在糖浆剂和汤剂基础上发展起来的一种新剂型。冲剂一般采用密闭防潮的塑料袋包装。冲剂服后吸收快、作用迅速、易于携带、服用方便,适用于多种疾病。

(9)针剂:指中草药经提取、精制、配制等制成的灭菌溶液。供皮下、肌肉、静脉注射的一种制剂。其作用迅速,不受消化液及食物的影响,是在患者不省人事、口服困难的情况下尤宜使用的常用剂型。

(10)其他:除上述而外,还有药露、锭剂、饼剂、条剂、线剂、坐药、导法等,近年来还有新工艺制成的颗粒制剂问世。

常用效验良方

(1)解表、清热、解毒之剂:

① 银翘散(《温病条辨》)

组成:连翘,银花,桔梗,薄荷,竹叶,荆芥穗,淡豆豉,牛蒡子,甘草。

功效:辛凉解表,清热解毒,疏散风热。

主治:温病初起,症见发热无汗或有汗而不多、恶风、头痛、口渴、咳嗽、咽痛等,如流感,急性咽、扁桃体炎,乙型脑炎,腮腺炎,麻疹初起等均可使用。

② 黄连解毒汤(《外台秘要》)

组成:黄连,黄芩,黄柏,栀子。

功效:泻火解毒。

主治:高热,烦扰,热扰心神,错语不眠,血为热逼,随火上逆,则可吐血、衄血,或热伤血络、血溢肌肤等肺炎、痢疾、脓毒血症、败血症、外科痈肿疔毒以及某些血液疾病等属火毒盛者。

③ 五味消毒饮(《医宗金鉴》)

组成:金银花,野菊花,蒲公英,紫花地丁,紫背天葵。

功效:清热解毒,消散疔疮。

主治:各种疔毒,痈疮疖肿。

④ 导赤散(《小儿药证直诀》)

组成:生地黄,木通,甘草梢,竹叶。

功效:清心利湿。

主治:口渴面赤、心胸烦热、渴欲冷饮、口舌生疮、小便短赤涩、尿时刺痛等心热证。常用于尿道炎、膀胱炎、肾盂肾炎以及口腔黏膜病等。

(2)温阳、散寒之剂:

① 理中丸(汤)(《伤寒论》)

组成:党参,干姜,白术,炙甘草。

功效:温中祛寒、补益脾胃。

主治:脾胃虚寒证。症见腹痛、泄泻清稀、呕吐、不渴或腹满食少、舌淡苔白,脉沉细缓等。临床常用于慢性胃肠炎、消化不良、胃肠功能衰弱及某些表现为脾胃虚寒的溃疡病患者。

② 四逆汤(《伤寒论》)

组成:熟附子,干姜,炙甘草。

功效:回阳救逆。

主治:阳气虚衰、阴寒内盛所致的四肢厥逆、恶寒嗜卧、神疲乏力、下利清谷、腹中冷痛、口淡不渴、舌淡苔白、脉沉微等;误汗或大汗所致的亡阳证。临床上,对各种疾病发展至阳虚寒盛的各种休克、虚脱均可使用。

(3)泻下之剂:

① 大承气汤(《伤寒论》)

组成:大黄,厚朴,枳实,芒硝。

功效:峻下热结。

主治:阳明腑实证,表现大便秘结或热结旁流,腹部胀满、硬痛拒按,甚至潮热谵语、苔黄厚而干,脉沉实;某些高热惊厥、抽搐、发狂属里实热证者;临床常用于单纯性肠梗阻、胆囊炎、急性胰腺炎等症见便秘、苔黄、脉实者可加减选用本方。

② 麻子仁丸(《伤寒论》)

组成:麻子仁,大黄,杏仁,枳实,厚朴,芍药。

功效:润肠通便。

主治:肠胃燥热、大便秘结。临床常应用于习惯性便秘、痔疮便秘等。但体虚年老、孕妇以及血少津枯所致的便秘要慎用。

③ 增液承气汤(《温病条辨》)

组成:玄参,麦冬,生地,大黄,芒硝。

功效:滋阴增液、泄热通便。

主治:温热病热结阴亏,症见燥屎不行、下之不通、口干舌绛苔黄者。

(4)和解之剂:

① 小柴胡汤(《伤寒论》)

组成:柴胡,黄芩,党参,制半夏,炙甘草,生姜,大枣。

功效:和解少阳。

主治:寒热往来、胸胁苦满、默默不欲食、心烦喜呕、口苦、咽干、目眩、舌苔薄白、脉弦者。临床常在此方的基础上加减应用于肝胆疾病、疟疾、产后发热等。

② 四逆散(《伤寒论》)

组成:柴胡,炙甘草,枳实,芍药。

功效:透解郁热、调和肝脾。

主治:由传经热邪、陷入于里、阳气内郁,不能外达四肢,表现出手足厥逆、身热、脘腹痛或泄利,脉弦者。临床常应用于消化不良、食滞胃脘、胃炎、溃疡病、肝胆疾病等。

③ 逍遥散(《和剂局方》)

组成:柴胡,当归,白芍,白术,茯苓,炙甘草,薄荷。

功效:疏肝解郁,健脾养血。

主治:因肝郁血虚所致的两胁作痛、头痛目眩、口燥咽干、疲乏少食,或寒热往来、月经不调、乳房作胀等。临床常用于月经不调、肝炎、胆囊炎、乳房肿块、胃肠功能不调等。

(5)祛湿之剂:

① 平胃散(《和剂局方》)

组成:陈皮,厚朴,苍术,甘草。

功效:燥湿运脾,行气导滞。

主治:脾胃湿滞。表现脘腹胀满,口淡食少,恶心呕吐,肢体倦怠,大便溏泄,舌苔白腻而厚等。临床常应用于胃肠虚弱表现出脘腹胀满、纳呆倦怠、消化不良、慢性胃炎、胃神经官能症、溃疡病等。

② 五苓散(《伤寒论》)

组成:猪苓,茯苓,白术,泽泻,桂枝。

功效:化气利水,健脾祛湿。

主治:水湿停内,外感风寒所致的发热头痛、小便不利、渴欲饮水、水入即吐、脉浮、苔白腻等。常用于治疗急、慢性肾炎,加减治疗急性黄疸型肝炎、各种水湿内停、小便不利引起的水肿等。

(6)治风之剂:

① 川芎茶调散(《和剂局方》)

组成:川芎,荆芥,白芷,甘草,羌活,细辛,防风,薄荷。

功效:散风邪,止头痛。

主治:风邪头痛,或偏或正,或巅顶作痛,或见恶寒发热、目眩鼻塞等外感头痛,慢性鼻炎、鼻窦炎所致的头痛、偏头痛等。

② 羚羊钩藤汤(《通俗伤寒论》)

组成:羚羊角,钩藤,桑叶,川贝母,竹茹,生地黄,菊花,白芍,茯神,甘草。

功效:平肝熄风、清热止痉。

主治:肝经热盛、热极生风所致的高热、烦躁不安、手足抽搐,甚至神昏、惊厥等。

③ 天麻钩藤饮(《杂病证治新义》)

组成:天麻,钩藤,石决明,山栀子,黄芩,川牛膝,杜仲,益母草,桑寄生,夜交藤,茯苓。

功效:平肝熄风、滋阴清热。

主治:肝阳上亢、肝风内动所致的头痛眩晕、耳鸣眼花、震颤、失眠,甚至半身不遂。

(7)润燥之剂:

① 清燥救肺汤(《医门法律》)

组成:桑叶,石膏,党参,甘草,胡麻仁,阿胶,麦冬,杏仁,枇杷叶。

功效:清燥润肺。

主治:燥热伤肺。表现头痛身热,干咳无痰、气逆而喘、鼻咽喉干燥,胸满胁痛、心烦口渴、舌干无苔等秋令气候干燥、燥热伤肺而致的气阴两虚之证。

② 百合固金汤(《医方集解》)

组成:生地黄,熟地黄,贝母,百合,麦冬,玄参,当归,炒芍药,甘草,桔梗。

功效:养阴清热,润肺化痰。

主治:肺肾阴亏、虚火上炎。表现咽喉燥痛、咳嗽气喘、痰中带血,手足烦热,舌红少苔、脉细数等阴虚内热之证。

(8) 祛痰之剂:

① 二陈汤(《和剂局方》)

组成:制半夏,陈皮,茯苓,甘草。

功效:燥湿化痰,理气和中。

主治:痰湿咳嗽,表现痰多色白,胸膈胀满,恶心呕吐,或头眩心悸、舌苔白润、临床较广泛应用于各种痰证。如慢性支气管炎、肺气肿、肺心病缓解期咳嗽痰多,气喘胸满;消化不良、胃炎、溃疡病以及某些瘿瘤痰核等。

② 贝母栝楼散(《医学心悟》)

组成:贝母,栝楼,天花粉,茯苓,橘红,桔梗。

功效:清热化痰,润肺止咳。

主治:肺经燥热,咳嗽有痰之证,表现咳痰不利、咽喉干燥、燥痰不化、呛咳频作,临床用于呼吸系统感染而有上述症状者。

(9) 理气之剂:

① 橘核丸(《济生方》)

组成:橘核,海藻,昆布,海带,川楝子,桃仁,厚朴,木通,枳实,延胡索,桂心,木香。

功效:行气止痛,软坚散结。

主治:睾丸肿胀坠痛,痛引脐腹,或坚硬如石,不痛不痒,阴囊肿大,或渗黄水、或痛或痒、或成疮痈、甚则溃烂。

② 苏子降气汤(《和剂局方》)

组成:苏子,前胡,陈皮,制半夏,肉桂,厚朴,当归,生姜,炙甘草。

功效:降气平喘,温化痰湿。

主治:痰涎壅盛、咳喘气短、胸膈满闷。临床常用于慢性支气管炎、喘息性支气管炎、支气管哮喘、肺心病等。

（10）理血之剂：

① 桃仁承气汤（《伤寒论》）

组成：桃仁，大黄，桂枝，甘草，芒硝。

功效：清热祛瘀。

主治：瘀血闭结，或失血后血积未去，或跌打损伤、内有瘀血，或大便闭结或不畅，粪色黯黑，腹中时有刺痛等证。临床常用于血瘀内阻以致月经不调，先期作痛，或胎盘残留子宫、出血不止，属于血瘀实证者，也可用于治疗宫外孕等。

② 血府逐瘀汤（《医林改错》）

组成：当归，生地黄，桃仁，红花，枳壳，赤芍，柴胡，甘草，桔梗，川芎，牛膝。

功效：活血祛瘀，行气止痛。

主治：胸中血瘀、血行不畅所致的头痛、胸痛日久不愈、痛如针刺而有定处，或呃逆日久不止，或内热烦闷、心悸失眠、舌质暗红有瘀点瘀斑，唇暗或两目黯黑、脉涩或弦紧等。

③ 七厘散（《良方集腋》）

组成：血竭，麝香，冰片，乳香，没药，红花，朱砂，儿茶。

功效：活血散瘀、定痛止血。

主治：跌打损伤、骨断筋折、瘀滞作痛，或血流不止、金刀外伤等。

④ 补阳还五汤（《医林改错》）

组成：黄芪，当归尾，赤芍，地龙，川芎，桃仁，红花。

功效：补气，活血，通络。

主治：中风后半身不遂、口眼歪斜，语言蹇涩、口角流涎、大便结燥、小便频数、尿遗不禁等。

（11）补益之剂：

① 四君子汤（《和剂局方》）

组成：党参，炙甘草，茯苓，白术。

功效：甘温益气，健脾养胃。

主治：脾胃气虚，运化力弱，症见面色㿠白，语音轻微、食少便溏、四肢乏力、脉缓弱或细软等。

② 补中益气汤(《脾胃论》)

组成:黄芪,党参,白术,炙甘草,当归,陈皮,升麻,柴胡。

功效:调补脾胃,升阳益气。

主治:脾胃气虚。症见少气懒言、饮食无味、身软乏力、渴喜热饮、头痛恶寒、身热有汗,舌淡脉虚。临床常用于素体气虚,易患感冒,或气虚外感发热不退、身倦多汗;某些慢性疾病所致脾胃虚弱、食欲不振;中气不足、气虚下陷所致的内脏下垂,如胃下垂、肾下垂、子宫脱垂、久痢等症。

③ 六味地黄丸(《小儿药证直诀》)

组成:熟地黄,淮山药,山茱萸,茯苓,泽泻,丹皮。

功效:滋补肝肾。

主治:肝肾阴虚、虚火上炎所致的腰膝酸软、头目眩晕、耳鸣耳聋、盗汗遗精或骨蒸潮热,或手足心热,或消渴(糖尿病),或虚火牙痛、舌燥咽痛、舌红苔少,脉细数等。

④ 肾气丸(《金匮要略》)

组成:干地黄,淮山药,山茱萸,泽泻,茯苓,丹皮,桂枝,炮附子。

功效:温补肾阳。

主治:肾阳不足所致的腰酸脚软,畏寒肢冷、小便不利或小便增多、脉虚弱。

(12)固涩之剂:

① 玉屏风散(《世医得效方》)

组成:黄芪,白术,防风。

功效:益气健脾,固表止汗。

主治:表虚自汗,以及虚人易感风邪者,表现自汗恶风、面色㿠白、舌淡、脉浮缓。

② 牡蛎散(《和剂局方》)

组成:牡蛎,黄芪,麻黄根。

功效:固表敛汗。

主治:体虚自汗、夜卧尤甚,心悸惊惕、气短烦倦。

③ 四神丸(《证治准绳》)

组成:补骨脂,五味子,肉豆蔻,吴茱萸,生姜,红枣。

功效：温肾暖脾，固肠止泻。

主治：脾肾虚寒泄泻，表现黎明前泄泻、不思饮食、食不消化，或腹痛、腰酸肢冷、神疲乏力。用于慢性结肠炎、慢性肠炎、肠结核等脾胃虚寒的泄泻。

（13）安神之剂：

① 酸枣仁汤（《金匮要略》）

组成：酸枣仁，茯苓，知母，川芎，甘草。

功效：养血安神，清热除烦。

主治：肝血不足所致的虚烦不得眠、心悸盗汗、头目眩晕、咽干口燥。用于神经官能症所致的失眠、虚烦等。

② 天王补心丹（《摄生秘剂》）

组成：生地黄，五味子，当归身，天冬，麦冬，柏子仁，酸枣仁，党参，玄参，丹参，远志，桔梗。

功效：滋阴清热，补心安神。

主治：心肾不足、阴亏血少所致的虚烦心悸、睡眠不安、精神疲倦、梦遗健忘、大便干燥，或口舌生疮，或虚热盗汗。用于神经官能症表现的失眠、梦遗、心悸、健忘，属阴虚阳亢之证。

③ 柏子养心丸（《体仁汇编方》）

组成：柏子仁，枸杞子，麦门冬，当归，石菖蒲，茯神，玄参，熟地黄，甘草。

功效：养心安神，补肾滋阴。

主治：营血不足、心肾失调所致的精神恍惚、怔忡惊悸、夜卧失眠、多梦、健忘盗汗等神经官能症或其他慢性病有上述症状者。

十三、中医疗法概述

何谓针刺疗法

针刺疗法又名"针刺"或"针法",属于针灸疗法中的重要组成部分,是用金属制成的特有针具,在传统中医理论的指导下采用不同的手法,刺入一定深度的人体腧穴,以疏通经络、调气活血,达到扶正祛邪、防病治病的目的。

(1)针刺常用的手法:针刺的手法有很多种。常用手法如下。

① 单手进针法。即只用持针之手将针刺入穴位的方法。一是基本单手进针法:即以右手拇、食指挟持针柄,中指指端靠近穴位,指腹抵住针尖和针身下端,当拇、食指向下用力时,中指随之屈曲,针尖迅速刺透皮肤。二是挟持针柄进针法:即以右手拇、食指指腹挟持针柄下段,中指指腹紧紧贴在针身旁,依靠拇、食指指关节的屈曲运动将针刺入穴位。三是挟持针身进针法:即以右手拇、食指指腹挟持针身下端,针尖露出少许,进针时针尖对准穴位快速刺入,其后拇、食指沿针身上移挟持针身上段或针柄,将针刺向深层。

② 双手进针法。即左、右手互相配合将针刺入,常用的方法有 4 种。一是指切进针法:在相应的消毒后,用左手拇指指甲切按在穴位旁,右手持针紧靠指甲缘将针刺入。适用于短针的进针。二是夹持进针法:左手拇、食指以消毒棉球裹于针尖部置于经穴上,右手捻动毫针将针刺入。适用于长针的进针。三是提捏进针法:消毒后左手拇、食二指将针刺部位的皮肤捏起,右手持针从捏起的穴位上刺入,适用于皮肤的浅表部位。四是舒张进针法:此法适用于皮肤松弛或有皱纹部位。具体的方法是用左手拇、食指将针刺部位的皮肤向两侧分开,使之绷紧,右手将针按穴位刺入。

③ 管针进针法。即利用不锈钢、玻璃或塑料等材料制成的针管代替押手进针的方法。

以上几种方法,不论哪一种,当毫针进入皮下一定深度后,可以选择提插、捻转,使患者有酸、麻、胀、重的感觉后再出针;或者采用留针一定时间的方法。

(2)针刺前准备:针刺前应做好以下准备:

① 争取患者的配合。让患者对针刺治疗的意义和步骤有充分的了解,消除其思想顾虑,使患者能积极配合。

② 检查毫针一定要细致。检查毫针有无弯曲、损伤、折断及针尖有无倒钩等,如有发现,即予剔除,以免在针刺时发生疼痛或断针等事故。同时对其他的附属器械如弯盘、镊子等也应检查是否完备、消毒。

③ 注意严格消毒。首先是医生的双手应用 75％ 的酒精涂擦,施术部位在选定穴位后一定要严格消毒,对于毫针,如有条件尽量选用一次性。不然,必须用高压,或煮沸,或用 75％ 酒精浸泡 1 小时以上才能应用。如系传染病患者,其所用针具更应有针对性的特殊处理。

④ 选择正确的体位。体位的正确与否直接影响治疗的效果和操作,甚至对晕针和事故的预防也有重要的意义。一般采用的体位有仰位、伏卧位、侧卧位、仰靠坐位、俯伏坐位、侧伏坐位等。

何谓灸法

灸,即灼烧。灸法是指利用某些燃烧材料,熏灼或温熨体表一定部位,通过调整经络脏腑功能,以达到防治疾病目的的一种方法。施灸的原料很多,但以艾叶为主,其气味芳香,辛温味苦,容易燃烧,火力温和。用作灸料的艾绒是用干燥的艾叶除去杂质捣碎成细软的艾绒,贮藏备用。

(1)灸法的功用:灸法是临床上最常用的方法,其主要作用如下。

① 温经散寒。可以治疗寒湿痹痛和寒邪为患之胃脘痛、腹痛、泄泻、痢疾等。

② 扶阳固脱。阳衰则阴盛,阴盛则为寒、为厥,甚则欲脱,当此之时,就可用艾灸来温补、扶助虚脱之阳气,多用于脱证和中气不足、阳气下陷而引起的遗尿、脱肛、阴挺、崩漏、带下、痰饮等。

③ 消瘀散结。气为血帅，血随气行，气得温则行，气行则血亦行。灸能使气机通调，营卫和畅，故瘀结自散。常用于气血凝滞之疾，如乳痈初起、瘰疬、瘿瘤等。

④ 防病保健。无病施灸，可以激发人体的正气，增强抗病的能力，使人精力充沛，长寿不衰。

（2）常用灸法：灸法种类很多，主要灸法如下。

① 艾炷灸。直接灸：将艾炷直接放在腧穴上烧灼为直接灸，又称明灸。可分为瘢痕灸和无瘢痕灸两种。前者又叫化脓灸，常用于治疗哮喘、肺痨等慢性疾患。但因其很易感染，故不主张家庭使用。后者多用于虚寒性疾患，很适于家庭保健。间接灸也称隔物灸，是用药物将艾炷与施灸腧穴部位的皮肤隔开而施灸的方法，常用隔盐、隔姜、隔蒜和隔附子饼灸。

② 艾卷灸。温和灸：施灸时将艾条对准腧穴部位，使局部有温热感而无灼痛的一种施灸法。一般应灸的病症均可采用，但多用于灸治慢性病。雀啄灸：施灸时将艾条对准腧穴部位，像鸟雀啄食一样，一上一下活动施灸的方法。一般应灸的病证均可采用，但多用于灸治急性病。太乙针灸是在艾卷中加入中药配方的施灸方法。用于治疗风寒湿痹、顽麻、痿弱无力和半身不遂等。雷火针灸同太乙针灸，只是中药配方不同。除治疗风寒湿痹、顽麻、痿弱及半身不遂外，还能治疗扭闪所致的筋骨疼痛等。

③ 温针灸。是一种简便易行的针灸并用的一种疗法，适用于既要留针而又适合用艾灸的病证。

④ 温灸器灸。是将艾卷置于温灸器内而施灸的方法，对需要灸治者均可使用，尤其是小儿、妇女及惧灸者更为适宜。

另外，灸法还有灯草灸和白芥子灸。灯草灸是用麻油浸泡过的灯芯草，点燃后按压腧穴上，使之产生爆裂声后自然熄灭的一种灸法，能疏风解表、行气化痰、清神止搐，多用于治疗小儿脐风和胃痛、腹痛、痧胀等。白芥子灸是将水调的白芥子沫敷于腧穴上，使其自然发泡的一种灸法，多用于治疗关节痹痛、口眼歪斜，或配合其他药物治疗哮喘等。

家庭使用灸法应注意的问题

灸法的操作简单易行，且疗效显著，故在家庭中可经常使用，但仍应注意以下几点。

（1）灸法多用于慢性病和保健防病：后人对施灸之先后顺序要求比较严格，唐代孙思邈在《千金方》中说："凡灸当先阳后阴，……先上后下。"一般是先背部，后胸腹，先头身，后四肢。具体灸哪个部位，须结合病情，如治疗脱肛，就可以先灸长强以收肛，后灸百会以举陷。灸百会还适用于一切内脏下垂之症。

（2）面部穴位不宜直接灸，避免烫伤或形成瘢痕：重要脏器、乳头、大血管、肌腱亦不宜直接灸。家庭艾灸不宜采用化脓灸，因一旦感染，不易愈合。妊娠期小腹部及腰骶部也不宜施灸。

（3）一般空腹、过饱、极度疲劳以及惧灸者不宜施灸：对于体弱患者，灸治时艾炷不可过大，刺激量不可过强。如果发生"晕灸"现象，要立即停止施灸，使患者躺卧，饮热开水，轻的很快就能恢复，重的酌情针刺人中、中冲、足三里等腧穴，以促其苏醒。对肢体麻木不仁及感觉迟钝的患者，注意勿灸过量，避免烧伤。

（4）防烫伤及火灾：在家庭施灸时，如果使用艾炷法，要把艾炷在皮肤上放置平正，防止滚动，并随时注意艾炷燃烧情况。艾条灸时，可以使用雀啄法，不时上下、左右移动，防止过于灼热。患者觉得过热时，应将艾条略为抬起，并时时弹去艾灰，勿使火星下落，避免烫伤或烧坏皮肤及被褥。灸治完成后，要认真处理火源，未燃尽的艾炷置于铁制容器或砂土里，未燃尽的艾条倒置在小口玻璃瓶中，直至完全熄灭。艾制品极易燃着且不易熄灭，在家庭中使用时，千万注意防止火灾的发生。

（5）防感染：瘢痕灸又叫化脓灸，常用于治疗哮喘、肺痨等慢性疾患。但因其很易感染，故不主张家庭使用。无瘢痕灸多用于虚寒性疾患，很适于家庭保健。

（6）灸后的皮肤保护：灸治以后，一般被灸的皮肤局部呈现短时间浅色红晕，无须处理。如红晕色深，或有灼痛感，应涂以少许防治烧的油膏如玉红膏，加以保护。如局部起泡，这就是"灸疮"，应涂消毒油膏如金黄膏，并以灭菌纱布包扎，防止继发感染，一般7天左右即自愈。

（7）施灸时注意通风：施用灸法要注意通风，及时排除艾烟。据报道，目前常用的艾条，燃点后产生的物质，有碍于人体健康，此问题有待进一步实验证实。另有实验表明,艾烟对大肠杆菌、金黄色葡萄球菌、乙型链球菌、绿脓杆菌均有抑制作用,只是抑菌时间不同。

（8）及时处理针刺事故:家庭针刺过程中如果出现针刺事故,应迅速请急救车将患者送到医院处理。

何谓推拿疗法

"推拿"又称"按摩",是一种物理疗法,它通过手法作用于人体体表的特定部位(主要指经络、腧穴、某些神经线和神经点),以调节机体的生理病理状况,从而达到治疗目的,是我国人民在长期同疾病作斗争的过程中总结出来的一种治疗方法,也是在中医脏腑经络、阴阳气血等辨证基础上发展起来的一种独具中国特色的治疗方法。因而要求医者对中医的基本理论有所了解和掌握,并要有较丰富的临床实践经验,才能获得较正确的诊断;同时还要有较熟练的手法和手的力度,才能获得较满意的疗效。

推拿疗法的作用有:① 在皮肤上运用摩擦手法,可以消除衰亡的上皮细胞,改善皮肤呼吸,有利于汗腺和皮脂腺的分泌,增强皮肤光泽和弹性。② 推拿可使周围血管阻力降低,从而使血压下降,减少心脏负担,手法的机械能转为热能的综合作用,促使毛细血管扩张,促进受损组织的恢复。③ 对神经系统可调节其兴奋和抑制,维持其相对平衡。和缓轻柔的手法,对神经有镇静作用;急速用力的手法对神经有兴奋作用。④ 对消化系统推拿使胃肠道分泌增多,大约在推拿5分钟后即可出现。推拿腹部、捏脊可使胃肠蠕动和消化腺的分泌加快,改善胃肠功能。⑤ 对呼吸系统可使呼吸加深,改善肺功能。⑥ 对泌尿系统,通过对全身或腹部推拿,使尿量增加。有人在下肢大腿内侧进行推拿,可引起膀胱收缩而排尿,因此,可治疗尿潴留,改善肾功能。

推拿疗法的注意事项有以下几点:① 对待患者要有高度的同情心,态度要和蔼可亲,要让患者了解治疗过程中的某些反应和注意事项,解除不必要的顾虑,避免精神紧张。力求患者密切配合和合作。② 医者治疗前应当剪短指甲,以免划伤皮肤,同时应洗手。在冬天,还应当把手先温暖后再接触患者皮肤。③ 治疗前患者应宽松衣带、肌肉放松、排出大小便。体位应当以舒适、肌肉放松、呼吸平和为度。④ 要严格掌握禁忌证,如皮肤病患者,急性感染或传染病患者,有出血倾向的血液病患者,恶性肿瘤已转移的全身恶病质患者,或某些不宜于推拿的其他全身、局部病变的患者。⑤ 根据患者全身情况和病情、定位的需要而决定手法的压力。一般先轻后重再轻,决不可用力过度,造成关节肌肉损伤或皮肤擦伤。⑥ 治疗结束后的暴露区宜用被单、毛巾覆盖,因局部皮肤扩张微汗,容易受凉。冬天在室内宜有保温的设备。⑦ 治疗一般宜在空腹或停止剧烈活动后半小时进行。治疗前 1～2 小时不宜进食,治疗前后半小时至 1 小时,不应喝水。⑧ 治疗过程中应禁食辛辣食物和不易消化的食物,尤其不要进食某些如核桃、花生仁等较硬的食物。⑨ 治疗后应根据患者情况做力所能及的运动以恢复气血。

何谓拔罐疗法

拔罐疗法是以罐为工具,利用燃烧排除罐内空气,造成负压,使之吸附于腧穴或应拔部位的体表,产生刺激,使被拔部位的皮肤充血、淤血,以达到防治疾病的目的,常用于治疗头痛、高血压、感冒、咳嗽、风湿痛、腰背痛、胃痛、腹痛、消化不良、痛经、目赤肿痛、毒蛇咬伤、疮疡初起未溃及急性扭伤等病证。

(1) 拔罐疗法的特点:拔罐疗法是临床常用的一种治病方法,也是在民间广泛流传并被诸多的人们所掌握的一种治病方法。临床和民间最常用的拔罐法是闪火法。该疗法的优点如下:

① 设备简单,可谓随处可取。罐的大小可用一般的罐头瓶或鸡蛋大小的瓶,瓶底不宜过深,以圆形为好。点火燃烧瓶内的空气,简单的可用一根火柴,燃着后迅速伸入罐内,绕 1～2 圈抽出后进行拔罐。如果要拔的部位较多,可以找一根铁丝,一头做成一个握把的形状,另一头裹上纱布或棉花,做成一个小火把的样子。再准备一点酒精,当需要拔罐时,将小火把在酒精里浸一下,点燃,即可用。待完毕后,将小火把吹灭,以备下次再用。

② 操作简便易掌握。准备好后,让患者保持适当的姿势,即可操作。如上述点燃小火把,将其伸入罐底部。不可燃烧罐口,以免烧烫罐口,在吸附于患者皮肤上时,灼伤皮肤。将小火把在罐内绕 2～3 圈退出,迅速将罐扣在应拔的部位,即可吸附于皮肤上。

③ 不需要特殊的环境。在自己家中亦可,只要避免患者受寒。

④ 患者痛苦小。拔罐时，患者可感到所拔部位有热胀感，但除罐后，有一种舒适感。若不是拔的力量特别大，一般没有特殊不适等。

⑤ 见效快。对于拔罐的适应证，一般见效较快。尤其对于风寒感冒、咳嗽等。

⑥ 经济实惠。成本低，花费少。

（2）注意事项：拔罐时的注意事项有以下几点：① 拔罐时要选择适当体位和肌肉丰满的部位。若体位不当、移动、骨骼凸凹不平、毛发较多的部位均不适用。② 拔罐时要根据所拔部位的面积大小而选择大小适宜的罐。操作时必须迅速，才能使罐拔紧，吸附有力。③ 起罐时手法要轻柔，用手按压罐边皮肤，便可自行脱落。不要硬拉或旋动，以免擦伤皮肤。④ 用火罐时，应注意勿灼伤或烫伤皮肤。若烫伤或留罐时间太长而皮肤起泡时，小的无需处理，仅敷以消毒纱布，防止擦破即可。水泡较大时，用消毒针将水放出，涂以龙胆紫药水，或用消毒纱布包敷，以防感染。⑤ 皮肤有过敏、溃疡、水肿及大血管分布部位，不宜拔罐。高热抽搐者及孕妇的腹部、腰骶部位，也不宜拔罐。

十四、中药药膳

何谓药膳

药膳是以传统中药为原料,按一定组方,通过炮制加工,与某些食物配合烹饪而成的一种美味佳肴。它是取药物之性,用食物之味相互协调,既是药物、又是食物,服后能充分地发挥食物营养作用和药物治疗强身作用的一种特殊的食品。因而能防病治病、强身健体、延年益寿。

我国药膳的历史非常悠久。从殷商时期伊尹创始汤液开始,就出现了药膳学的起源。2000多年前问世的《内经》,对"食养"、"食疗",尤其是饮食五味与人体健康、疾病防治以及对饮食的宜忌等原则都做了详细的记载。随着本草学的发展和专著的问世,食物与药物逐渐结合起来。历代医家又不断地充实、完善、修订,逐步形成了独立的药膳学。

我国独具的药膳有其鲜明的特点,属于我国古代"食疗"的范畴,数千年来、长久不衰。药膳是以中医基础理论为指导,具有中医辨证论治的特色。在药膳的配伍及应用中,中医基础理论如阴阳五行、脏腑经络、病因、病机、辨证施治、拟方用药的基础理论得到了充分的体现。某些体属阳虚或阴寒盛而表现出畏寒怕冷的患者可选用附子羊肉汤等药膳;有些表现为心烦、口干、手足心发热、盗汗、失眠等症的阴虚阳胜的患者则可选用银耳鸽蛋汤等;气血皆虚的人可选用十全大补汤等药膳,这些都具体地体现了中医"寒者热之,热者寒之,虚则补之"的治疗原则。在正常或病理过程中都要注意食物的选择与自然气候相适应。阳气生发的春天,宜选用清淡而不宜过食油腻温燥之物;炎热夏季,切忌过食生冷、油腻之品,宜选用甘寒、利湿、清暑、少油类食物。选择食物也应适应季节。这样才能适应天人合一的养生之道。

另外,药膳在配伍制作方面,有其鲜明的特色。药膳的烹饪,关键在于操作前必须熟悉中药的药性。掌握传统的炮制和烹调技术的基本操作并达到熟练程度,才能保持食物的性味和药物的性味密切结合而成为美味食品。

药膳对人体的作用

药膳属古代"食疗"的范畴。战国时的名医扁鹊曾说:"……君子有疾,期先命食以疗之,食疗不愈,然后命药。"用饮食来防治疾病有其独特的优点,用清代医学家王孟英的话说就是,以食物作药用"极简易,性最平和,味不恶劣,易办易服"。将中医理论和现代医学观点综合起来看,食疗的作用大致可归纳为如下几个方面。

(1)补充人体营养物质的不足:人体生命活动所需的营养物质,中医统称之为"五谷精微"。关于食物各种功用,《素问·脏气法时论》中早有论述:"五谷为养,五果为助,五畜为益,五菜为充。"这实际是根据每一类食物的营养特点确定了它们对人体的作用。只有这样配合,才能保证人体的营养平衡。

针对营养缺乏的具体情况来选择和补给食品,是食疗的重要原则之一。如蛋白质缺乏,可增加豆类、蛋类、瘦肉;矿物质缺乏可增加水果和蔬菜等,具体地说,如谷皮、麦麸防治脚气病,海带防治甲状腺肿等。

(2)改善人体的机能状态:人体各器官的机能低下是导致疾病的原因,中医把这种情况称为"虚"。有些食物可增强机体的功能,如动物的脏器可针对性地加强相应器官的功能,所以中医有"以脏补脏"的治疗方法,如猪肺用于肺痨,羊肝用于贫血,牛胰用于糖尿病,猪肾用于肾虚腰痛等。

中医主张体质虚弱或慢性虚弱疾患可以用血肉有情之品来滋补,如当归羊肉汤可治疗产后血虚,胎盘粉可增强人体抵抗能力,猪骨髓可补脑益智。

米面果菜等也有改善人体机能的作用,如粳米可补脾、和胃、清肺;荔枝"甘温益血,益人颜色",身体虚弱,病后津弱,都可用它们来补养调摄;黑芝麻有补血、生津、润肠、乌发等作用;龙眼可"补气养血",又能增强神经系统的功能;黑豆除营养和解毒作用外,还可增强泌尿系统功能,用于肾炎、水肿、病后调理等。

（3）维持机体的生理平衡：人体的生理机能只有在协调的情况下，才能充分发挥，从而保持健康，免受病邪的侵害。饮食得当则可起到维持生理平衡的作用，同时对已经失去的平衡状态给予调节。如中医根据食品的性质，把它们划分成酸、苦、甘、辛、咸五味，寒、热、温、凉四气，然后再根据人体体质和疾病的偏寒、偏热等情况，安排合理的饮食。这样就可防治疾病。

偏热的体质、或热性疾病，可选用性属寒的瓜果、蔬菜类食品，如梨汁、藕汁等皆可清热、止渴、生津，赤小豆、白扁豆可清热祛湿。而一切虚寒之体及肠胃疾病等，则宜选用性热的食品，以调节机体的平衡。如胡椒面、姜糖汤可温中发汗，辣椒、生姜能通阳健胃等。

（4）调整人体的功能紊乱：如果人体生理功能发生紊乱或亢进，中医就把这种病症称为"实"或"虚实错杂"。此时，切忌生痰动火、辛温及大补的食物，以防止加重病情，而宜用清淡、酸甘、平和的食品加以调理。此外，还应适当忌猪头肉、荞面、芥菜、海物等中医认为容易"发"的食品。

鸡蛋除营养作用外，还有调节自主神经功能的作用。蛋黄油还可以用于肺结核引起的盗汗等。小麦除了含有糖、蛋白质、酶、维生素 B、E 等营养成分外，还有调节中枢神经功能的作用，可用以治疗精神恍惚、烦躁不安等病症。《药物图考》中认为，小麦含有一种生活素，有缓解神经紧张的功效。

有些食品似乎具有"双向调节"的作用，如鳝鱼中可提取出"黄鳝鱼素A"与"黄鳝鱼素B"，这两种物质有显著的降血糖和使调节血糖机能恢复正常的作用。二者同用，血糖高的可以降糖，血糖低的可以升糖。中医认为又有"补五脏，疗虚损"的功效。

常用药膳处方

（1）益气、养血、健脾：

① 白茯苓粥

配方：白茯苓粉 15 克，粳米 100 克，胡椒、食盐、味精少许。

功效：健脾利湿。适于虚性水肿、肥胖症，小便不利、腹泻等症。

制作方法：将粳米淘洗干净连同白茯苓粉放入铝锅内，先用武火烧沸，后用文火煎至米烂成粥；放入味精、食盐、胡椒粉即成。

② 红枣粥

配方:红枣 10 个,粳米 100 克,冰糖少许。

功效:健脾益气。适于脾胃虚弱,血小板减少、贫血、营养不良等。

制作方法:粳米淘洗净与红枣同放入铝锅中,先用武火煮沸,后用文火煎至米烂成粥;加入冰糖,搅匀即成。

③ 茯苓包子

配方:茯苓 50 克,面粉 1 000 克,鲜猪肉 500 克,生姜 15 克,胡椒面5克,芝麻油 10 克,绍酒 10 克,食盐 20 克,酱油 100 克,大葱 25 克,骨头汤 250 克。

功效:健脾开胃、除湿化痰。适于脾胃虚弱、小便不利、痰饮咳逆、心悸失眠等。

制作方法:茯苓净皮水浸透,蒸软切片,每次加水约 250 克,加热煮熬提汁共 3 次,3 次药汁合并滤净;面粉加酵面约 300 克用温热茯苓水 500 克合成酵面团。亦可将茯苓碾成细末直接加入面粉中。猪肉绞碎加酱油拌匀,再加姜汁、食盐、芝麻油、绍酒、葱花、胡椒粉及骨头汤搅匀成馅。待面团发成后,加食用碱水适量,然后作成面皮,包馅则成生胚;置武火中蒸约 15 分钟即成。

④ 山药扁豆糕

配方:山药 200 克,陈皮 3 克,红枣 500 克,鲜扁豆 50 克。

功效:健脾止泻。适于脾虚便溏、泄泻、面黄肌瘦、乏力等。

制作方法:将鲜山药切成薄片,再将枣肉切碎、鲜扁豆切碎,陈皮切丝,共同合匀,做成糕;将糕上笼,用武火蒸 15～20 分钟即成。

⑤ 莲子猪肚

配方:莲子 40 粒,猪肚 1 个,芝麻油、食盐、味精、生姜、葱、蒜适量。

功效:健脾益胃,补虚损。适于食少、消瘦、泄泻、水肿等。

制作方法:将猪肚内外洗净,装入莲子用线缝合,放入砂锅内,加清水适量,煮沸后文火炖熟;捞起猪肚,待冷,切成丝条,与莲子共置盘中,加芝麻油、食盐、葱、生姜、蒜拌匀加味精少许即成。

⑥ 蚕豆炖牛肉

配方:鲜蚕豆 250 克,瘦牛肉 500 克,生姜、葱、食盐少量。

功效:健脾利湿。适于体虚、水肿、不思饮食等。

制作方法:将鲜蚕豆去皮,牛肉切成长约 2.5 厘米、厚 2 厘米的块,加食盐、生姜、葱,放入砂锅内,加水适量,置武火上煮沸,再文火炖熟即成。

⑦ 红枣炖兔肉

配方:红枣 15 枚,兔肉 400 克,味精、生姜、葱、食盐、绍酒适量。

功效:补中益气。适于病后体弱、面黄肌瘦等。

制作方法:将红枣洗净,兔肉洗净并切成长 2 厘米、宽 1 厘米块放入锅内,加葱、生姜、食盐、绍酒、清水适量,隔水炖熟即成。食用时加味精少许。

(2) 气血双补:

① 黄芪炖母鸡

配方:黄芪 120 克,母鸡 1 只,生姜、八角、绍酒、食盐适量。

功效:益气补血。

制作方法:母鸡去内脏洗净;黄芪洗净,切成约 3 厘米长的小段装入鸡腹内用线缝合,再将鸡放入铝锅内,加生姜、葱、八角、绍酒、食盐和适量的水置武火上煮沸,再用文火炖熟。

② 黄雌鸡

配方:黄母鸡 1 只,草果 6 克,赤小豆 30 克,食盐、味精、生姜、葱适量。

功效:益气、健脾、治虚肿。

制作方法:黄母鸡去内脏洗净;将草果、赤小豆、鸡放入锅内,加水适量,然后置入生姜、食盐、葱煮沸,再用文火炖熟,加少许味精即成。

③ 十全大补汤

配方:党参 30 克,炙黄芪 30 克,肉桂 30 克,熟地黄 30 克,炒白术 30 克,炒川芎 30 克,当归 30 克,醋白芍 30 克,茯苓 30 克,炙甘草 30 克,猪肉 1 000 克,猪肚 1 000 克,墨鱼 150 克,生姜 100 克,杂骨、鸡、鸭爪、翅、猪皮适量。

功效:温补气血。适用于肾阳虚衰、精血亏损,久病体虚,面色萎黄等。

制作方法:将党参、黄芪等 10 味药物用纱布袋装好扎口;墨鱼用水发透;猪肉、猪肚、墨鱼、杂骨、鸡、鸭爪、翅、猪皮分别洗净,棒子骨打碎;生姜洗净拍扁。将以上备好的药物和食物同时放入锅中,加清水适量,用武火煮沸、移入文火上炖约 2 小时,将猪肉、墨鱼、鸡鸭爪翅捞起、晾干,切成合适的片、丝、块,分别取各种食物混合装碗(100 份),注入药汤即成。

④ 八宝鸡汤

配方:党参 10 克,茯苓 10 克,炒白术 10 克,炙甘草 6 克,熟地黄 15 克,白芍 10 克,当归 15 克,川芎 7.5 克,肥母鸡肉 5 000 克,猪肉 1 500 克,杂骨 1 500 克,葱 100 克,生姜 100 克,食盐少许。

功效:调补气血。适于气血两虚、面色萎黄、食欲不振、四肢乏力等。

制作方法:将党参等 8 味药用纱布袋装好扎口,先用清水浸洗片刻;将猪肉、鸡肉洗净;杂骨打碎;生姜洗净拍破;葱洗净,拴成小把;将猪肉、鸡肉、药袋和杂骨放入锅中,加水适量,用旺火煮沸,去浮沫,加姜、葱,用文火炖至鸡肉烂熟。将汤中药物、姜、葱捞出,再捞出鸡肉和猪肉稍晾,猪肉切成条,鸡肉切成小方块,分装在(50 份)碗内,掺入药汤,加食盐少许调味即成。

⑤ 归芪蒸鸡

配方:炙黄芪 100 克,当归 20 克,仔母鸡 1 只,绍酒 30 克,味精 3 克,胡椒粉 3 克,食盐 3 克,生姜、葱适量。

功效:补气生血。适于气血亏虚、面色萎黄,精神不振,产后失血等。

制作方法:将母鸡宰杀后,剖腹去内脏洗净,剁去爪,沸水中煮片刻捞出洗净;当归洗净切粗块;姜葱洗净,姜切大片、葱切为长段;将当归、黄芪放入鸡腹内,然后腹部向上放入容器中,摆上姜片、葱段,注入清汤,加入食盐、绍酒、胡椒粉,上封口,上笼,旺火蒸约 2 小时取出;去姜葱,加味精调味即可。

⑥ 归参山药猪腰

配方:当归 10 克,党参 10 克,山药 10 克,猪腰 500 克,酱油、生姜、葱、蒜、醋、芝麻油、食盐、味精适量。

功效:养血、益气、补肾。适于气血亏损、心悸、气短、腰酸痛、失眠、自汗等。

制作方法:猪腰剖开,去臊、筋膜,洗净,放在铝锅内;当归、党参、山药装入纱布袋内扎口,置锅内,加清水适量;将锅置旺火上煮沸,移文火上炖至熟,捞出猪腰,待冷,切成薄片,放入盘中,加入酱油、醋、姜丝、蒜末、芝麻油即成。

(3)益肺、养肝、补肾:

① 冰糖蒸莲子

配方:干莲子 300 克,冰糖 250 克,蜂蜜 100 克,猪网油适量,绵纸 1 张。

功效:养心益肾,补脾固肠。适于脾虚久泻、心烦不寐等。

223

制作方法:锅内注入热水,加碱约 12 克,置火上,下入莲子、反复搓刷,待红衣脱尽后迅速离火,用温热水冲洗干净,切去两头,捅出莲心待用;将加工后的莲子放入容器中、注入适量清水,旺火蒸烂取出;另用一碗铺上猪网油,将莲子整齐地码在网油上,冰糖捣碎,洒在上面,用湿绵纸封口,再上蒸笼至极烂;取出盛莲子容器,揭去绵纸,倒出莲子,蘸上汁即成。

② 银耳羹

配方:干银耳 50 克,冰糖 600 克,鸡蛋 1 个。

功效:养阴润肺、益气生津。适于肺虚久咳、久病体弱等。

制作方法:将银耳加入温水中浸泡 20 分钟,待发透后,摘去蒂头、杂质,盛入铝锅加水适量,置武火烧沸后,用文火将银耳炖烂黏稠;将冰糖加清水适量,置火上溶化成汁,缓慢混于银耳液中即成。

③ 白芨冰糖燕窝

配方:白芨 15 克,燕窝 10 克,冰糖少许。

功效:补肺养阴、止嗽止血。适于肺结核咯血、老年慢性支气管炎、肺气肿、哮喘等。

制作方法:将燕窝去毛渣,装入瓦锅内;白及洗净,切薄片,放入锅内,加水适量;将瓦锅置盛有水的锅内,隔水蒸炖至熟,滤去药渣;加冰糖入燕窝液内即成。

④ 川贝雪梨炖猪肺

配方:川贝母 15 克,雪梨 2 个,猪肺 40 克,冰糖少许。

功效:除痰、润肺、镇咳。适于肺结核咳嗽,咯血,阴虚咳嗽等。

制作方法:将川贝母洗净,雪梨去皮,切成 1 厘米方块;猪肺洗净、挤去泡沫、切成长 2 厘米,宽 1 厘米小块;将川贝母、猪肺、雪梨共置炒锅内,加入冰糖、水适量,置武火上煮沸,用文火炖 3 小时即成。

⑤ 附片羊肉汤

配方:附片 30 克,羊肉 2 000 克,生姜 50 克,葱 50 克,胡椒 6 克,食盐 10 克。

功效:温肾壮阳、补中益气。适于气血两亏、四肢厥冷、体弱面黄等。

制作方法:附片用纱布袋装好缝口;羊肉用清水洗净,放入沸水锅内,加生姜、葱各 25 克,煮至断红色,将羊肉捞出,剔去骨,切成小方块,再放入清水中,漂去血水;骨头拍松,姜拍破,葱缠成团;将砂锅内加入清水,置于火上,加羊肉、生姜、葱、胡椒,再把附片药包放入汤内,先用武火煮沸,再用文火炖至羊肉熟烂,即可将附片捞出,分盛在碗内,再装入羊肉,掺入原汤即成。

⑥ 羊肉羹

配方:羊肉 250 克,萝卜 1 个,草果 3 克,陈皮 3 克,良姜 3 克,荜拨 3 克,胡椒 3 克,葱白 3 根,生姜少许。

功效:补肾益气,散寒止痛。适于肾阳虚衰、腰膝无力、脘腹冷痛等。

制作方法:将羊肉洗净,于沸水中去血水,捞出用凉水漂洗,切成小块;萝卜洗净切成小片;草果、陈皮、良姜、荜拨用纱布袋包好扎口;将羊肉小块和以上药物同置炒锅中,加清水适量,并加葱、生姜,先用武火煮沸,去浮沫,再用文火炖煮熟烂,捞去药包,去葱、生姜,加胡椒调味即成。

(4)养心安神:

① 竹参心子

配方:玉竹 100 克,猪心 1 000 克,生姜 15 克,葱 15 克,食盐 15 克,花椒 3 克,白糖 3 克,味精 3 克,芝麻油 3 克,卤汁适量。

功效:宁心安神,养阴生津。适于热病伤阴、心烦不眠、心血不足、惊悸怔忡、干咳烦渴等。

制作方法:将玉竹去杂质,切成半节,用水稍闷,放在锅内,加清水适量、煎煮 2 次,收取药液 3 000 毫升;将猪心剖开,洗净水血;生姜、葱洗净,切成姜片、葱节;将药液放入锅内,加猪心、生姜、花椒、葱,在旺火上煮到六成熟时,捞起稍晾;将猪心放入卤汁锅内,在文火上煮熟捞起去浮沫,装入盘内;将锅内加卤汁适量,放入食盐、白糖、味精、芝麻油,加热收成浓汁,均匀地涂在猪心内外即成。

② 清脑羹

配方:干银耳 50 克,炙杜仲 50 克,冰糖 250 克。

功效:滋补肝肾、补养气血。适于失眠头昏、头痛、耳鸣、腰膝酸软等。

制作方法:将炙杜仲煎熬 3 次,收取药液 5 000 毫升备用;将干银耳用温热水发透,去杂质、揉碎、洗净;冰糖用水溶化后,在文火上熬至色微黄,过滤去渣;在铝锅内放入杜仲药汁,下入银耳,置旺火煮沸、文火久熬,至银耳熟烂,经 3～4 个小时,再冲入冰糖即成。

③ 川芎白芷炖鱼头

配方：川芎 15 克，白芷 15 克，鱼头 1 个，生姜、葱、食盐、绍酒适量。

功效：镇静、止痛、活血、行气、祛风、温补。适用于头风作痛、四肢拘挛痹痛等。

制作方法：将川芎洗净，切片，白芷洗净、切片；鱼头去鳃、洗将药物、鱼头放入铝锅内，加姜、葱、食盐、绍酒、水适量置旺火上煮沸，再用文火炖熟即成，食用时加味精少许。

④ 百合杏仁粥

配方：鲜百合 50 克，杏仁 10 克，粳米 50 克，白糖适量。

功效：温胃和中、润肺止咳。适于肺胃阴伤、干咳无痰，气逆作喘，虚烦少眠等。

制作方法：将粳米淘洗干净，放入锅内，置旺火上煮沸，用文火煮至半熟；百合去皮，杏仁去皮去心，放入锅内同煮至熟，加入白糖即成。

图书在版编目(CIP)数据

长寿之道/王天瑞主编. —济南:山东科学技术出版社,2013.10(2020.10重印)
(简明自然科学向导丛书)
ISBN 978-7-5331-7022-6

Ⅰ.①长… Ⅱ.①王… Ⅲ.①长寿－保健－青年读物 ②长寿－保健－少年读物 Ⅳ.①R161.7-49

中国版本图书馆 CIP 数据核字(2013)第 205762 号

简明自然科学向导丛书

长寿之道
CHANGSHOU ZHI DAO

责任编辑:冯　悦
装帧设计:魏　然

主管单位:山东出版传媒股份有限公司
出　版　者:山东科学技术出版社
　　　　　地址:济南市市中区英雄山路 189 号
　　　　　邮编:250002　电话:(0531)82098088
　　　　　网址:www.lkj.com.cn
　　　　　电子邮件:sdkj@sdcbcm.com
发　行　者:山东科学技术出版社
　　　　　地址:济南市市中区英雄山路 189 号
　　　　　邮编:250002　电话:(0531)82098071
印　刷　者:天津行知印刷有限公司
　　　　　地址:天津市宝坻区牛道口镇产业园区一号路 1 号
　　　　　邮编:301800　电话:(022)22453180

规格:小 16 开(170mm×230mm)
印张:15
版次:2013 年 10 月第 1 版　2020 年 10 月第 2 次印刷
定价:28.80 元